U0721431

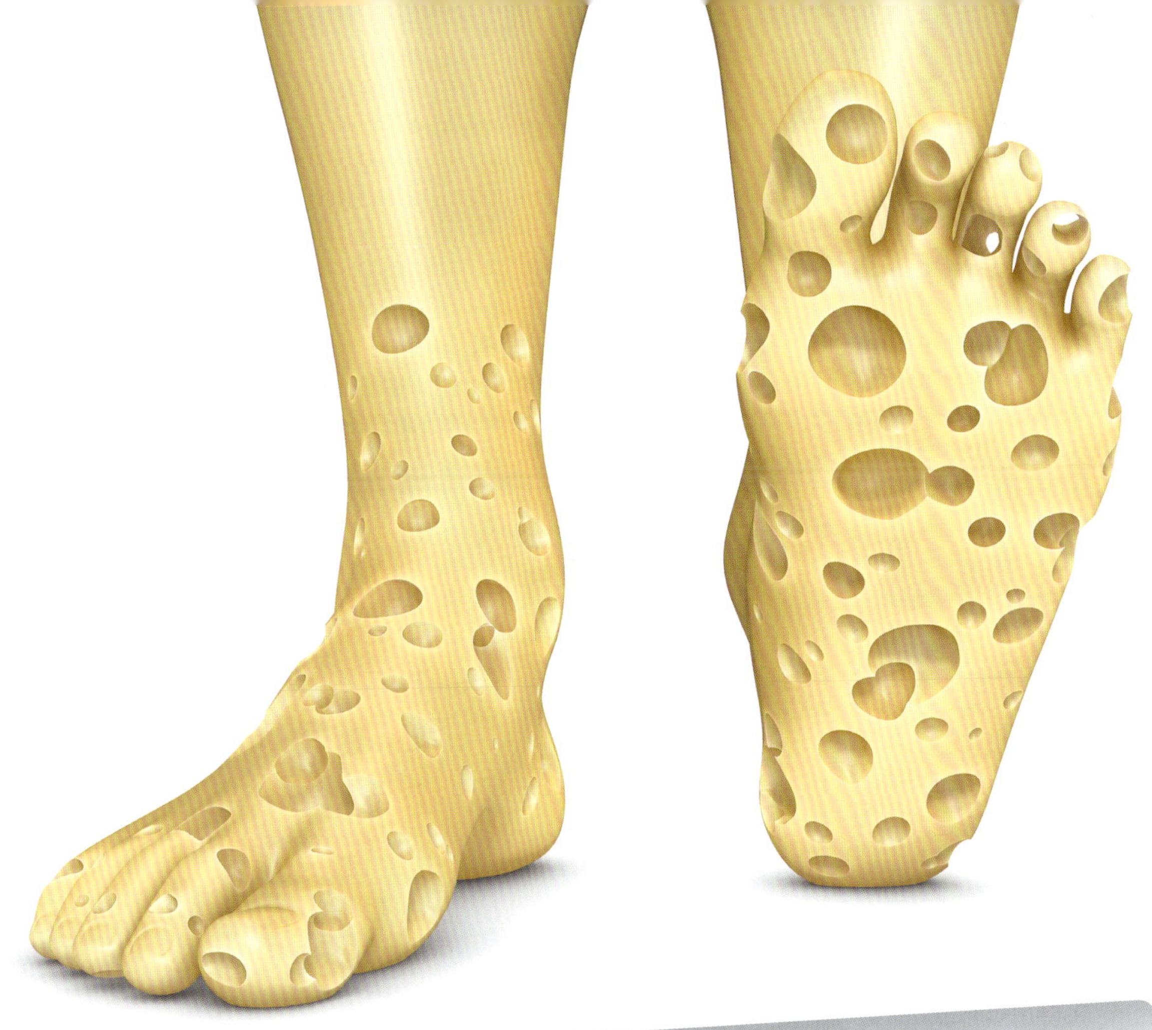

DK 这不可能是真的

# 你的身体简直是工程学奇迹

朱景梅　译

中国大百科全书出版社

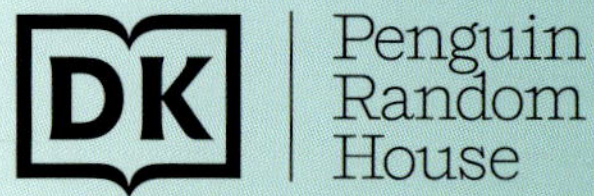

Original Title: It Can't Be True! Human Body!: 1,000 Amazing Facts About You


北京市版权登记号：图字01-2024-2077
审图号：京审字（2024）G第2075号

**图书在版编目（CIP）数据**

你的身体简直是工程学奇迹 / 英国DK公司编；朱景梅译. — 北京：中国大百科全书出版社, 2024. 12.
(DK这不可能是真的). — ISBN 978-7-5202-1636-4
Ⅰ. R32-49
中国国家版本馆CIP数据核字第2024DS8587号

译　　者：朱景梅
专业审定：范　军

策 划 人：杨　振
责任编辑：吴　宁
责任校对：杜　倩
封面设计：孙　怡

DK这不可能是真的 你的身体简直是工程学奇迹
中国大百科全书出版社出版发行
（北京阜成门北大街17号　邮编 100037）
http://www.ecph.com.cn
新华书店经销
佛山市南海兴发印务实业有限公司印制
开本：889毫米×1194毫米　1/16　印张：11
2024年12月第1版　2024年12月第1次印刷
ISBN 978-7-5202-1636-4
定价：128.00元

**www.dk.com**

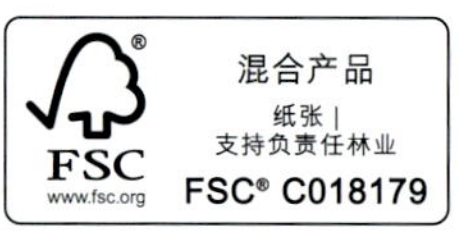


本书插图系原文插图

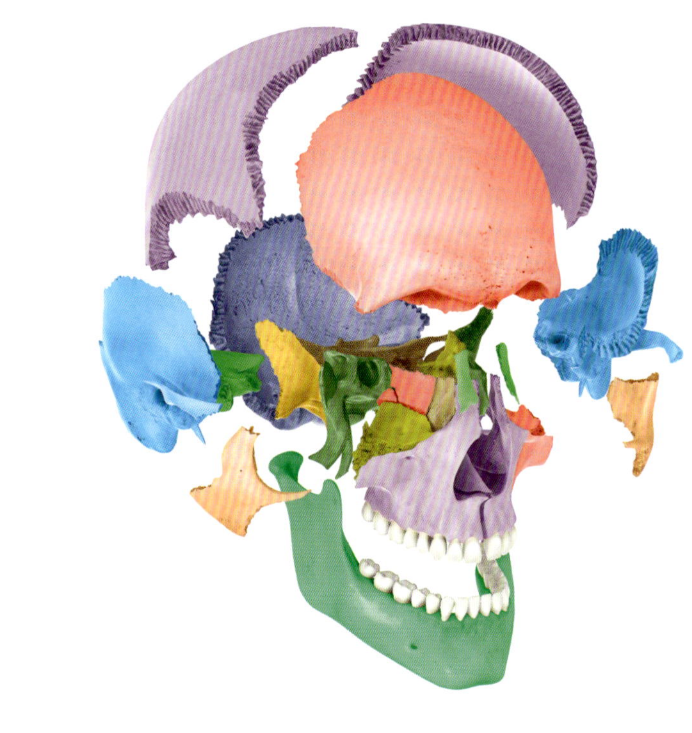

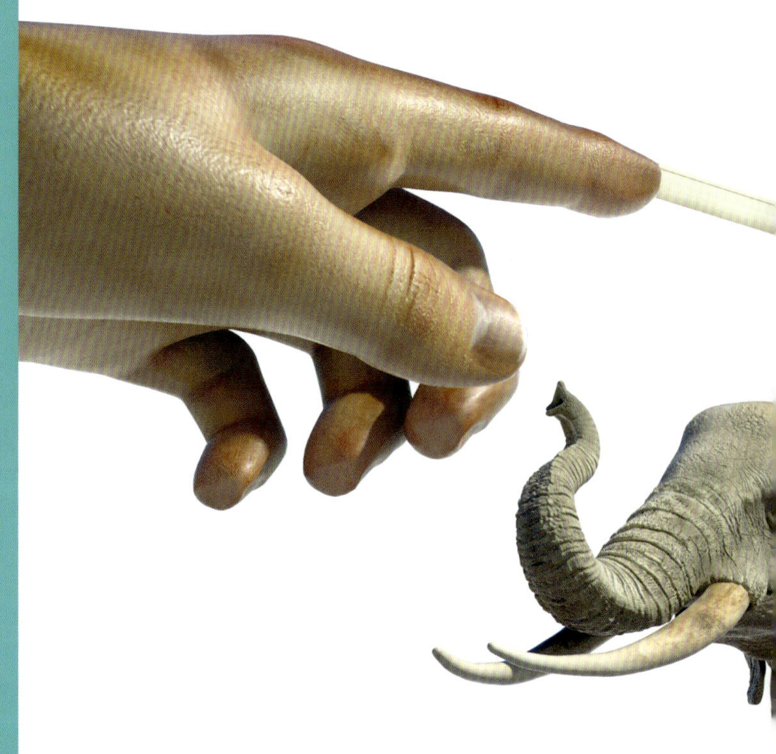

DK

这不可能是真的

# 你的身体简直是工程学奇迹

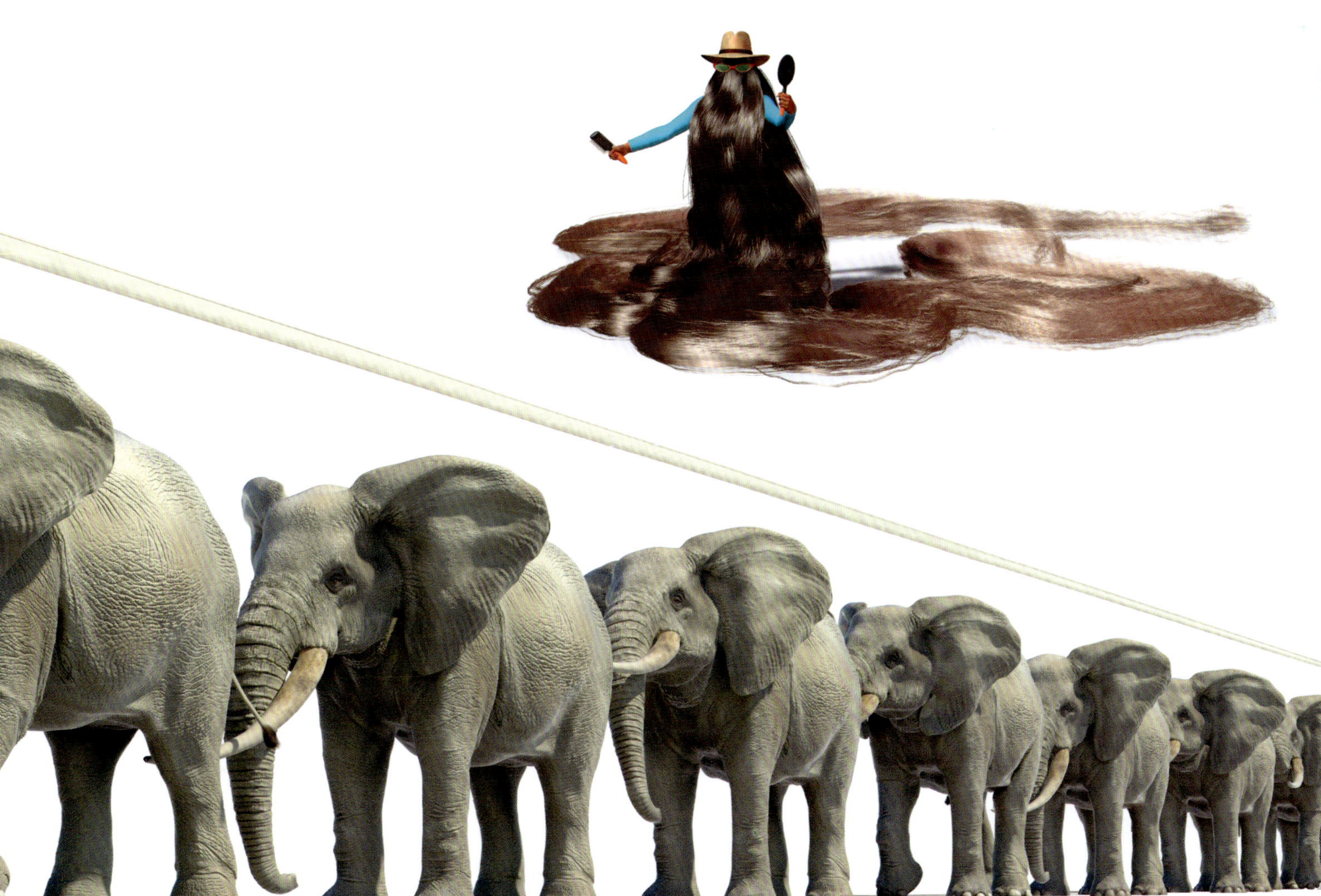

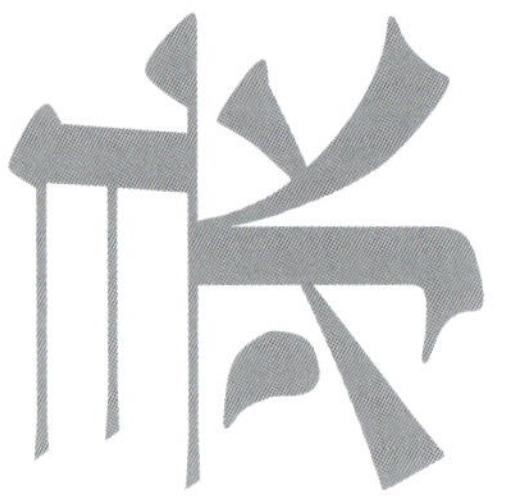

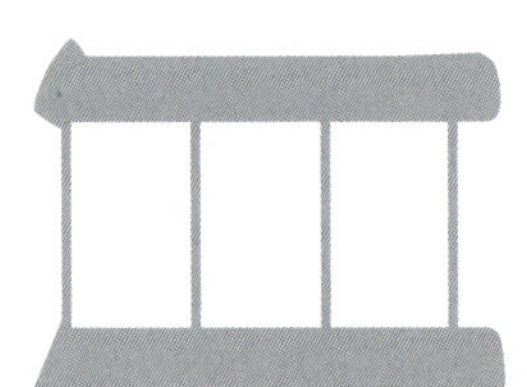

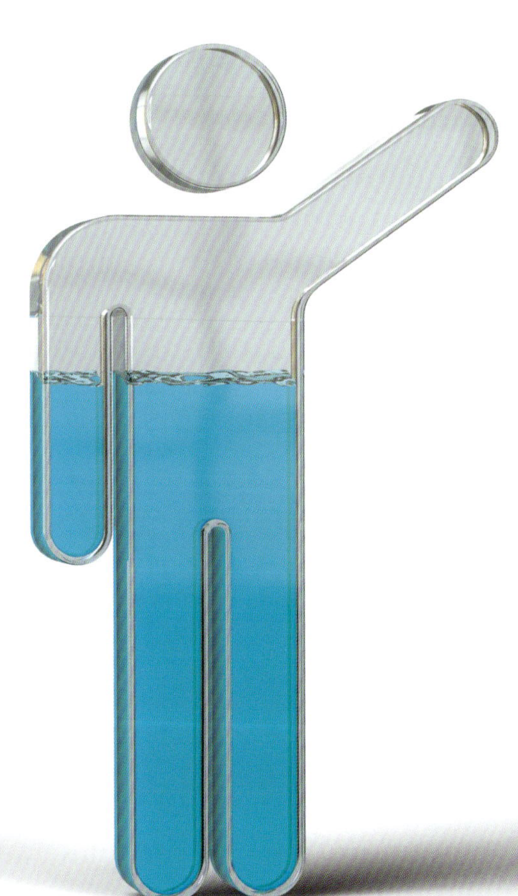

## 1 人体基本知识



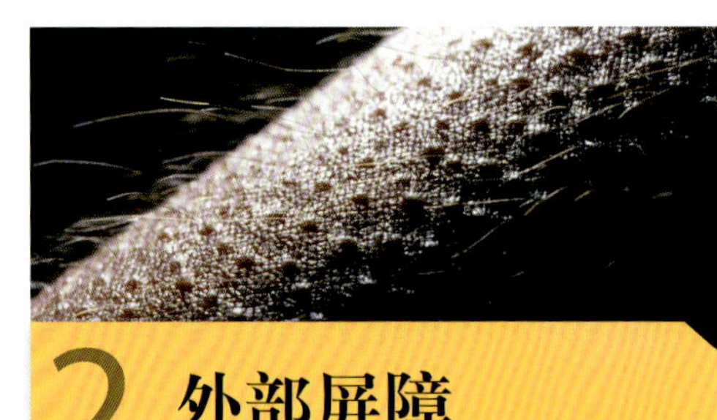

## 2 外部屏障



## 3 运动系统



## 4 运输网络

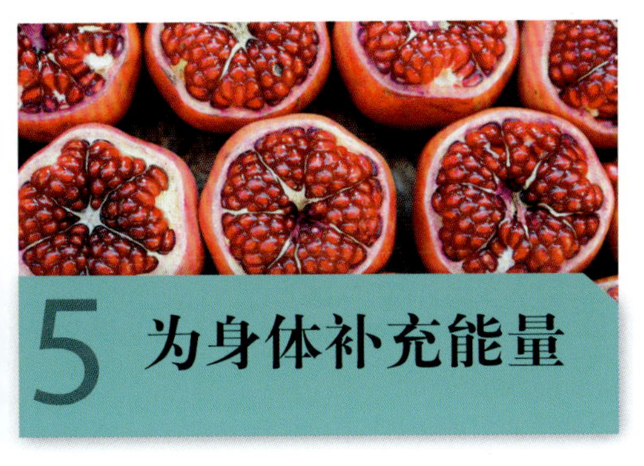

## 5 为身体补充能量



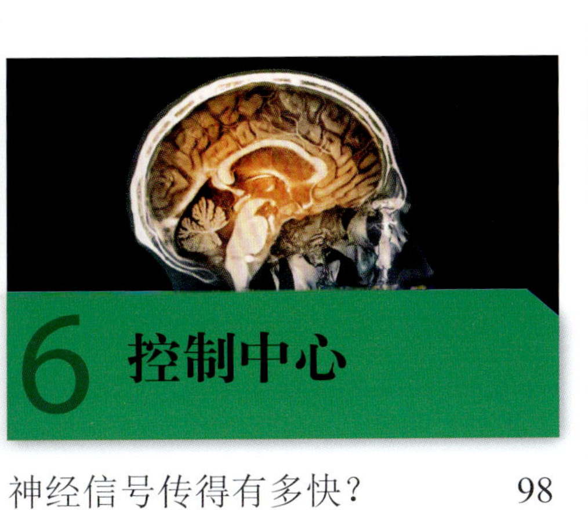

## 6 控制中心



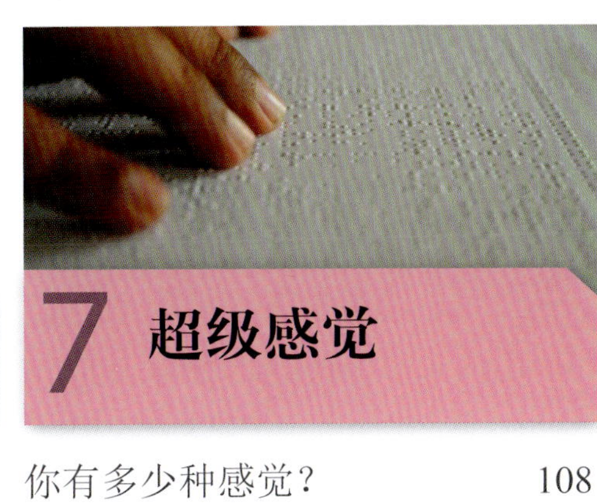

## 7 超级感觉



## 8 自我防御



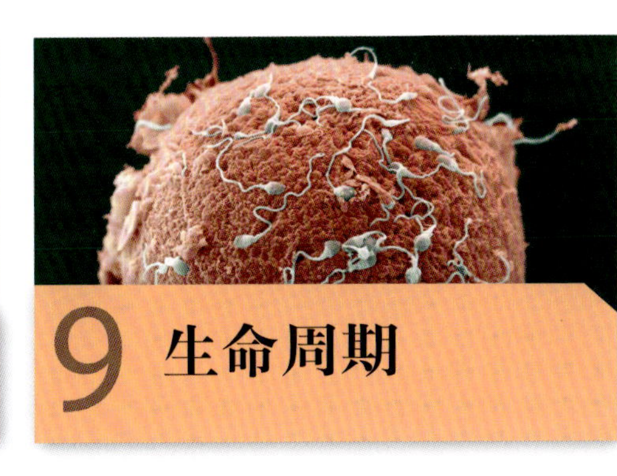

## 9 生命周期



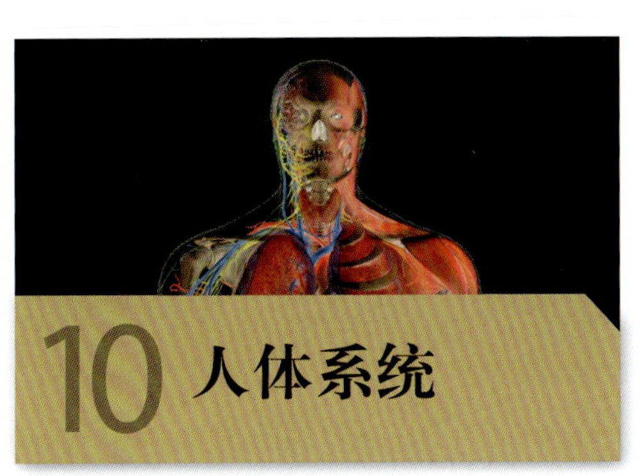

## 10 人体系统

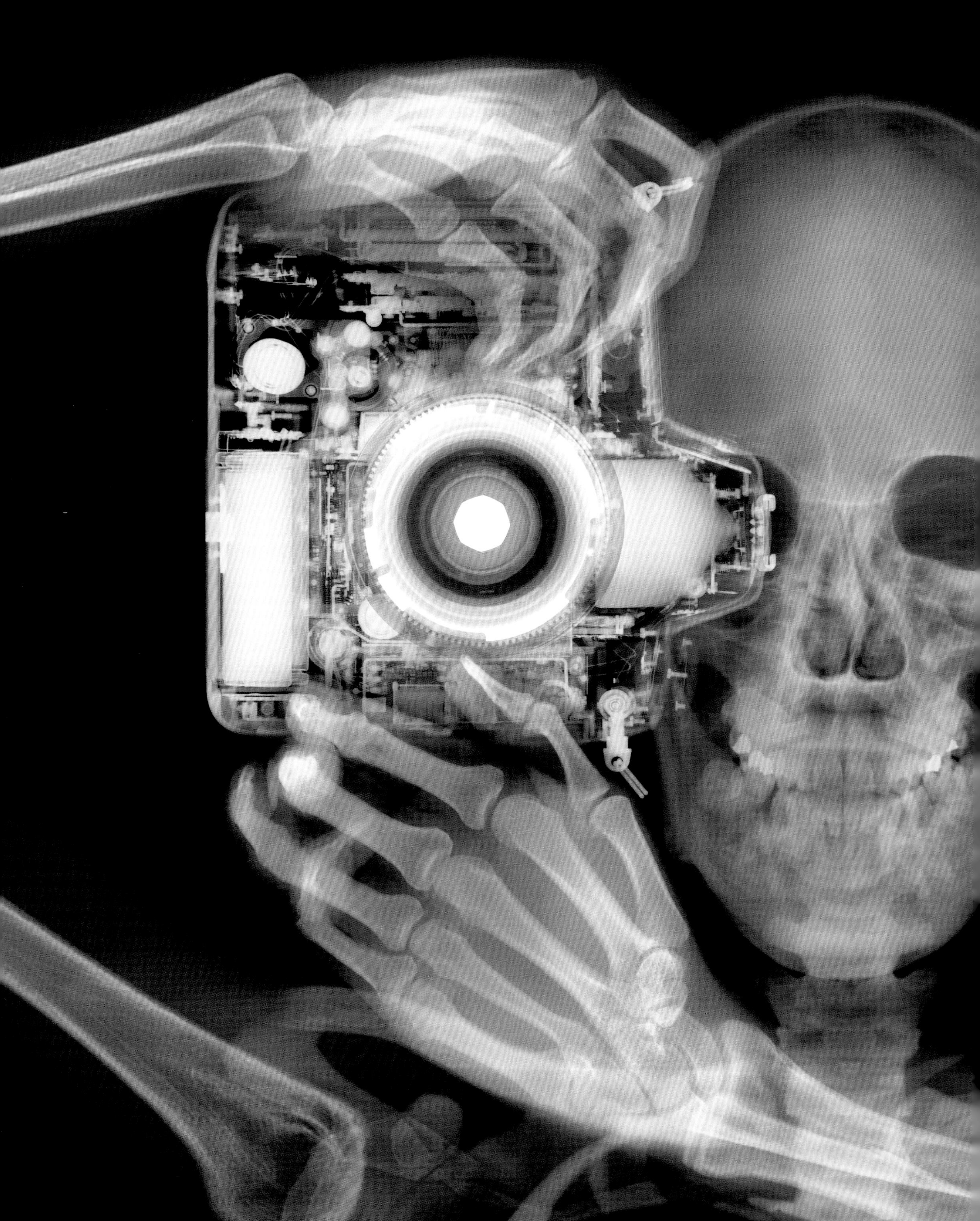

# 人体基本知识

你的身体是由大约30万亿个微小碎片组成的拼图。这些碎片就是细胞，它们有序地组合，形成组织和器官。细胞日夜不停地工作，保证身体的各个部分正常运作。

**你的身体**内部通常是看不见的，但 X 射线机可以透过皮肤，拍摄骨骼和牙齿的影像。

# 你的**身体**由什么元素**组成**？

构成**人体**的化学物质，与构成跳蚤、鲸等其他生物的化学物质完全一致。任何物质都是由元素组成的，而元素则由具有相同核电荷数的原子组成。目前人类一共发现了 118 种元素，其中的 6 种组成了你身体的 99%。含量最高的是氧元素，占你体重的 65%；位居第二的是碳元素，占你体重的 18.5%。

**你体内所含的碳元素足够制造一个足球大的钻石。**

知识快读

**你的身体**中含有微量的金元素。4 万人体内的金才够打出一枚金戒指。

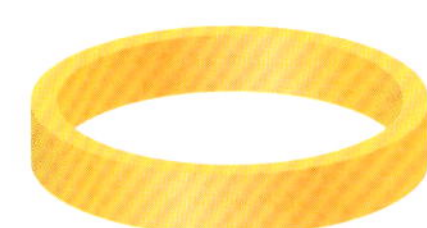

你体内的**铁元素足以**制作一根长 7 厘米的钉子。人体需要铁元素来保持血液健康，输送氧。

你身体中的**大部分元素**都形成于垂死恒星的核心。

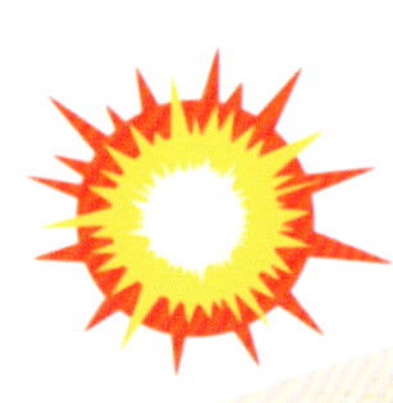

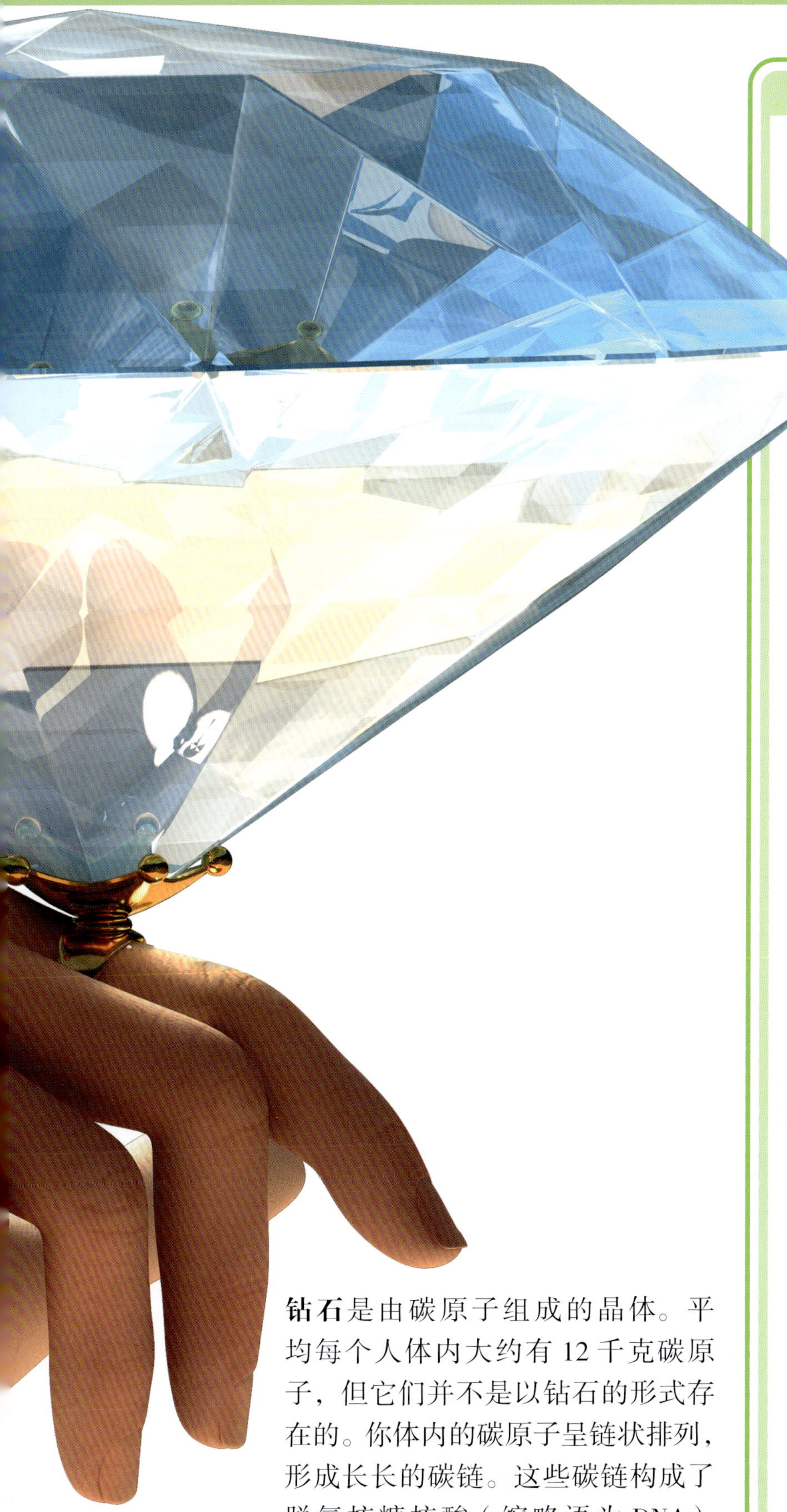

## 运作原理

人体内**含量最高的 4 种**元素分别是氧、碳、氢、氮，其中氧元素的含量最高，因为它是水（分子式为 $H_2O$）的组成元素，而水占人类体重的一半以上。

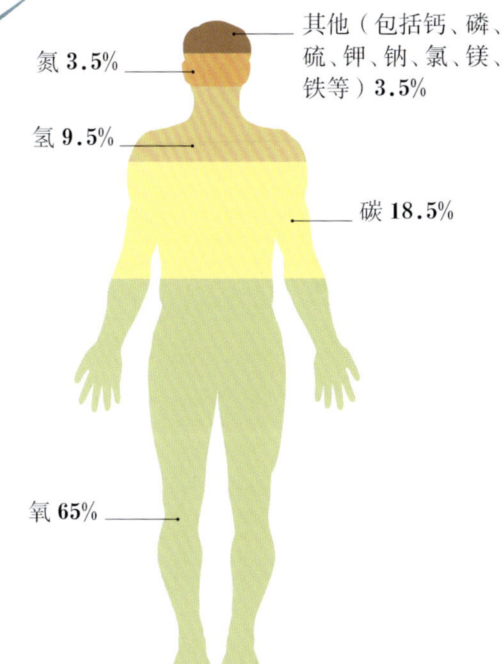

**氧**帮助细胞获得能量。空气中大约含有 21%（体积百分比）的氧气。

钻石和铅笔芯都是由**碳**元素组成的。

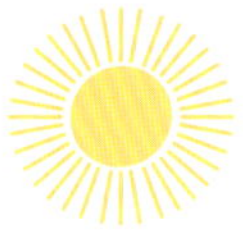

**氢**是宇宙中最常见的元素。太阳的主要化学成分就是氢。

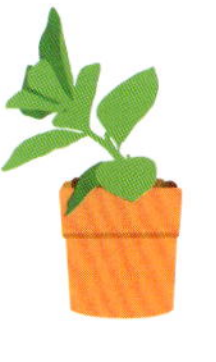

**氮**是肌肉和其他组织必需的元素，对于植物生长也至关重要。

**钻石**是由碳原子组成的晶体。平均每个人体内大约有 12 千克碳原子，但它们并不是以钻石的形式存在的。你体内的碳原子呈链状排列，形成长长的碳链。这些碳链构成了脱氧核糖核酸（缩略语为 DNA）、蛋白质、脂肪和糖类等有机分子的基本“骨架”。事实上，所有的生命形式都以碳元素为基础。

**假如你的细胞变得和大米一样大，那么你的身体就会和美国纽约的帝国大厦一样高大。**

知识快读

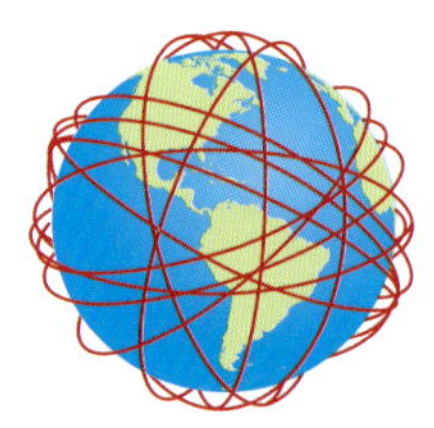

如果将你身体的 30 万亿个细胞**首尾相连**，那么它们能绕地球 13 圈以上。

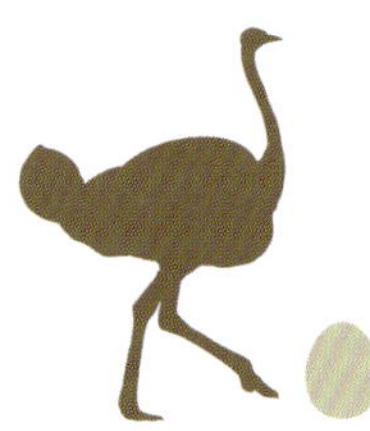

生物界**最大的细胞**是鸵鸟蛋，大约有 15 厘米长。

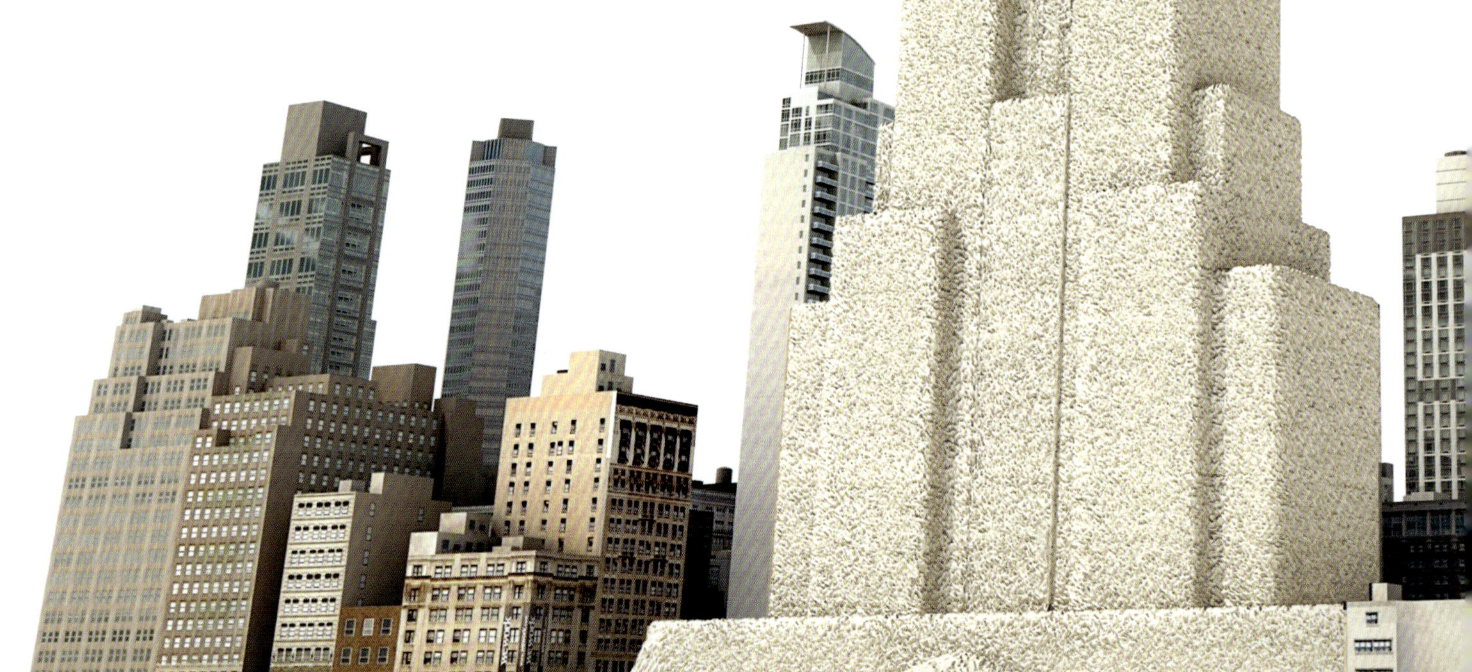

# 你有多少个细胞？

**你的身体由**大约 30 万亿个细胞**组成**。细胞非常微小，典型的体细胞只有 0.1 毫米宽，还不到头发平均直径的一半，而许多细胞比这还要小得多。有些细胞，如脑细胞，可以伴随你一生，但其他细胞几周就会死亡。为了替换死细胞，你的身体每秒都会制造数百万个新细胞。

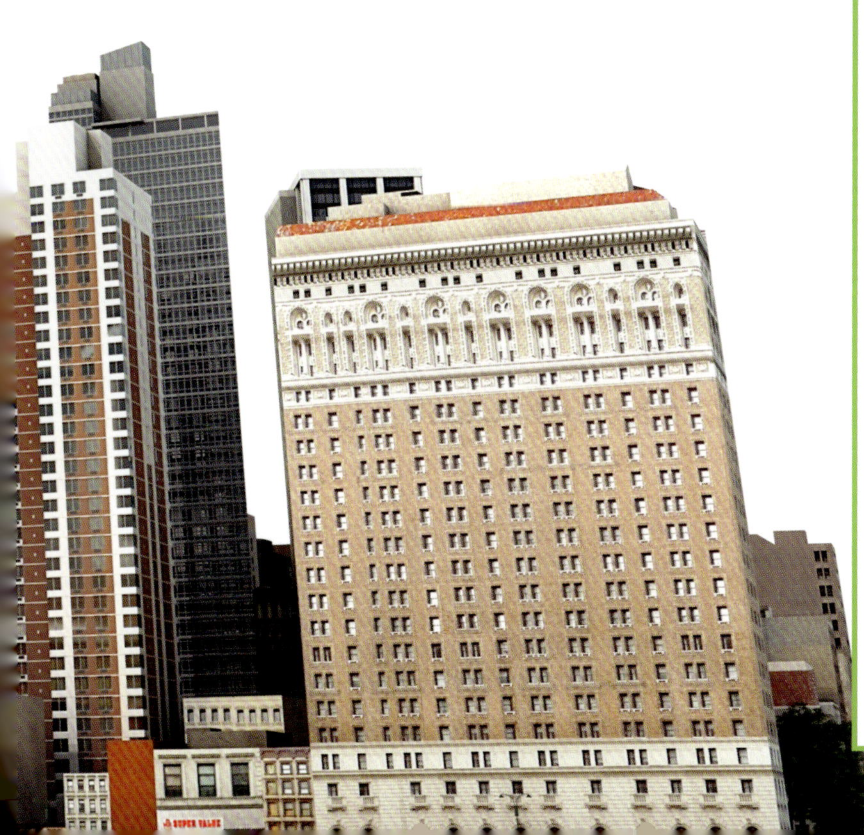

## 运作原理

**每一个活细胞**就像一座微型工厂，每秒执行数百项不同的任务。细胞内存在被称为细胞器的微小结构，它们负责执行每一项任务。

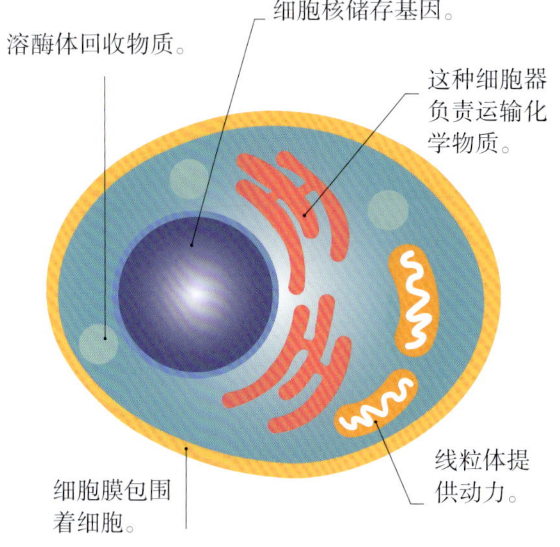


人体细胞的横截面

你的身体里有**数百种**不同的细胞，它们大多数专门负责某一特定工作。

**红细胞**在肺部携带上氧，并将氧输送给身体各处细胞，也是红细胞让血液呈红色。

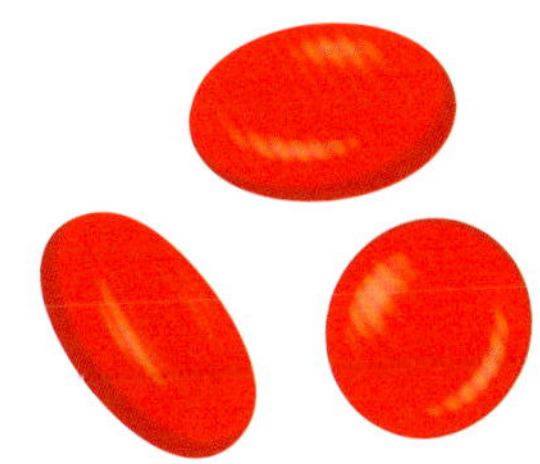

**神经元**，又称神经细胞，负责传递电信号。你的脑由数十亿个神经元组成。

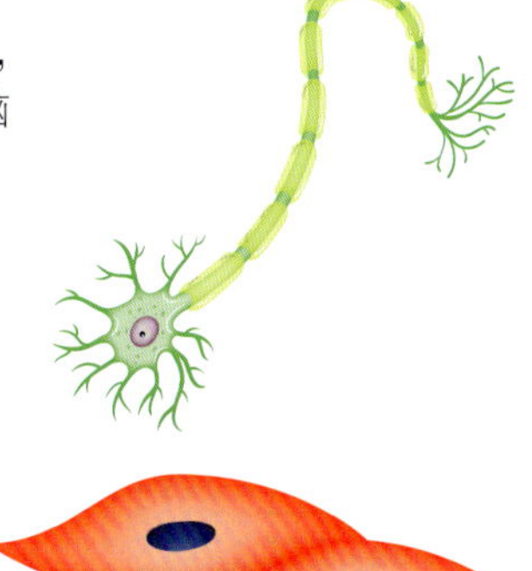

**肌细胞**可以快速收缩，以便完成人体各种形式的运动。

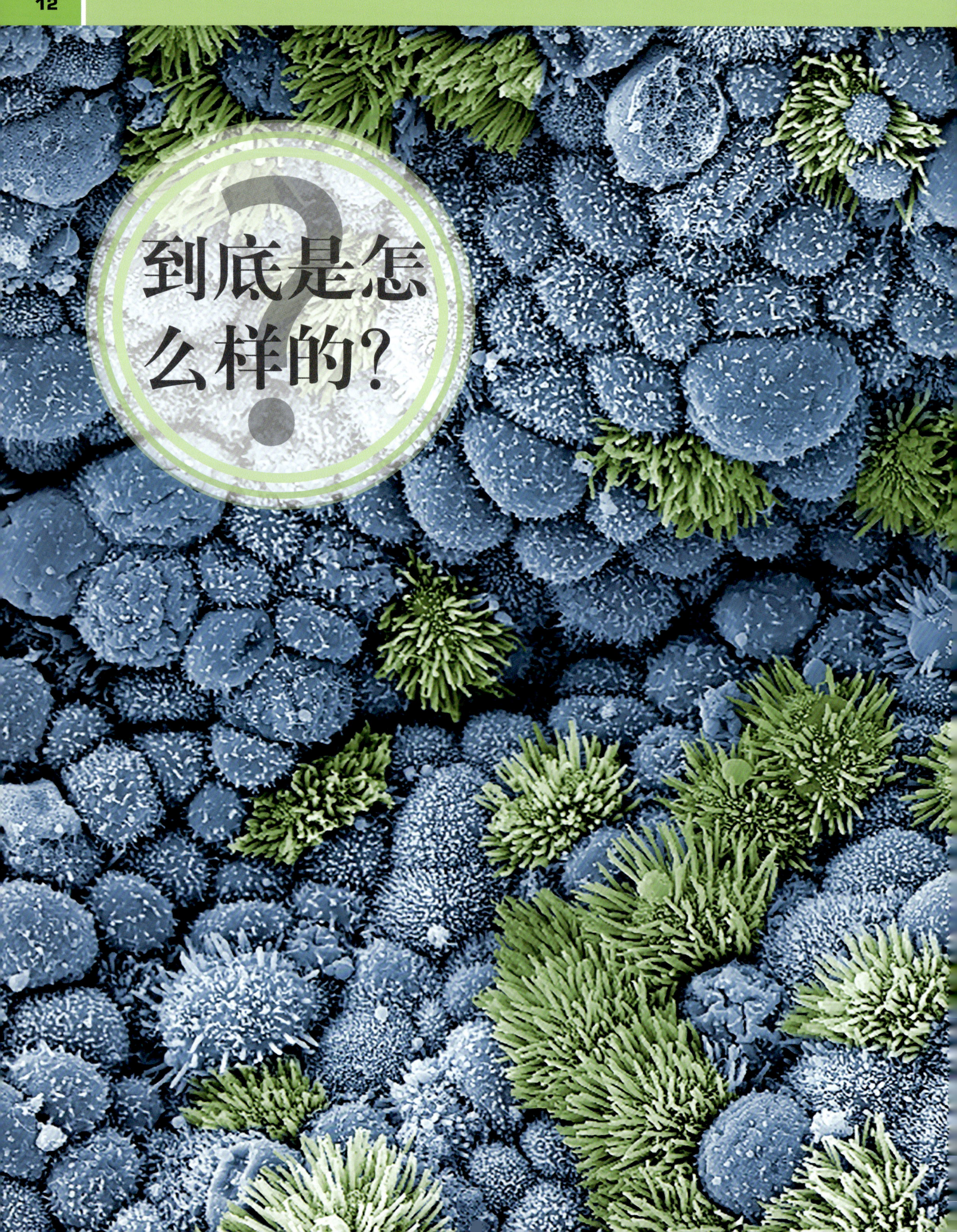

# 到底是怎么样的?

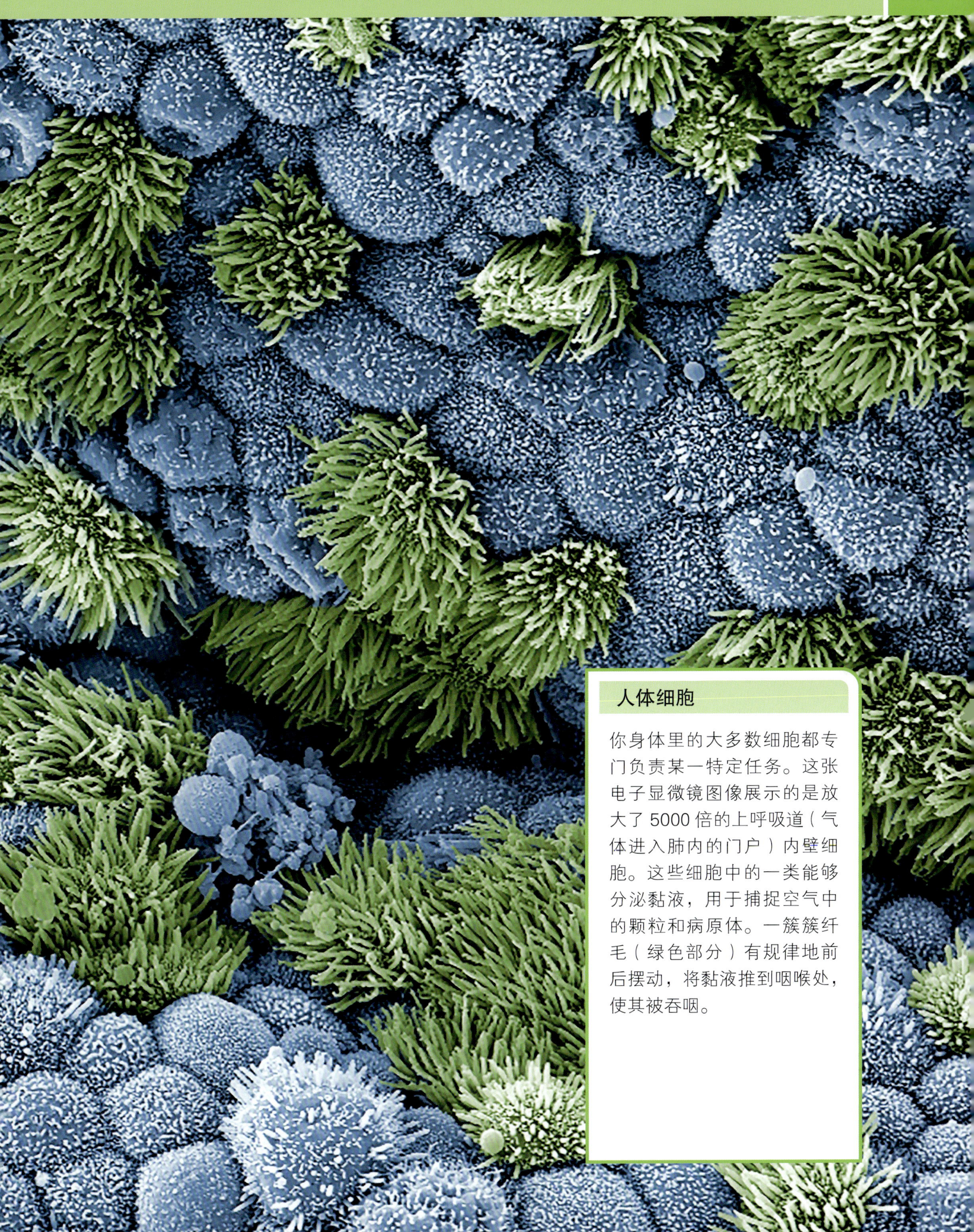

## 人体细胞

你身体里的大多数细胞都专门负责某一特定任务。这张电子显微镜图像展示的是放大了 5000 倍的上呼吸道（气体进入肺内的门户）内壁细胞。这些细胞中的一类能够分泌黏液，用于捕捉空气中的颗粒和病原体。一簇簇纤毛（绿色部分）有规律地前后摆动，将黏液推到咽喉处，使其被吞咽。

# 你有多少个器官？

**你的心、胃、眼和脑**都是器官，负责执行特定任务，如泵血或消化食物等。至于人体到底有多少个器官，目前还没有定论，一些专家认为有 79 个，另一些认为有上百个。你的大多数重要的大型器官都挤在你的胸腔和腹腔里。

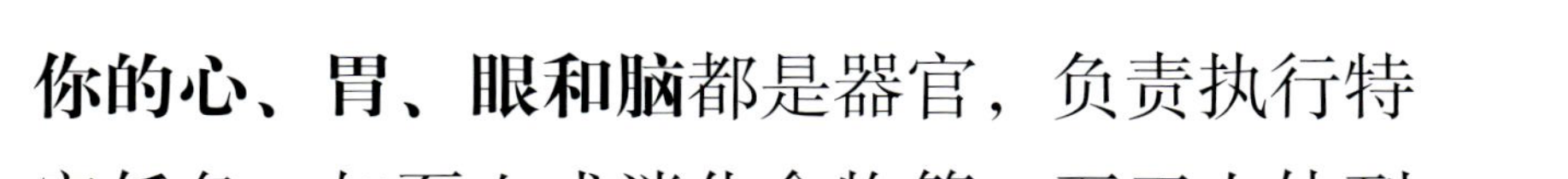

**知识快读**

**皮肤**是你最大的器官，大约占体重的 16%。

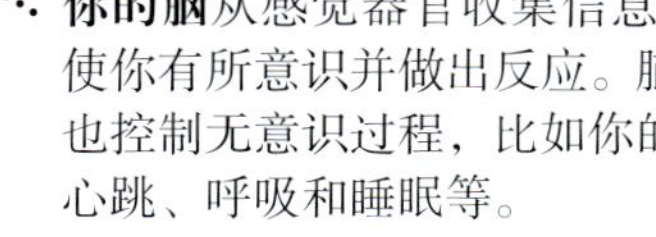

**你的脑**从感觉器官收集信息，使你有所意识并做出反应。脑也控制无意识过程，比如你的心跳、呼吸和睡眠等。

你通过**肺**呼吸空气，使血液吸收氧并排出二氧化碳。

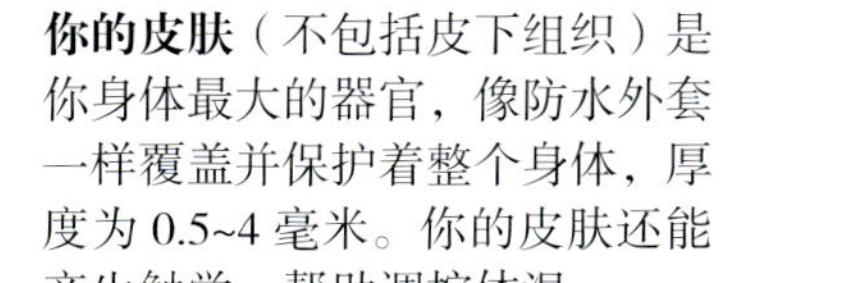

**你的皮肤**（不包括皮下组织）是你身体最大的器官，像防水外套一样覆盖并保护着整个身体，厚度为 0.5~4 毫米。你的皮肤还能产生触觉，帮助调控体温。

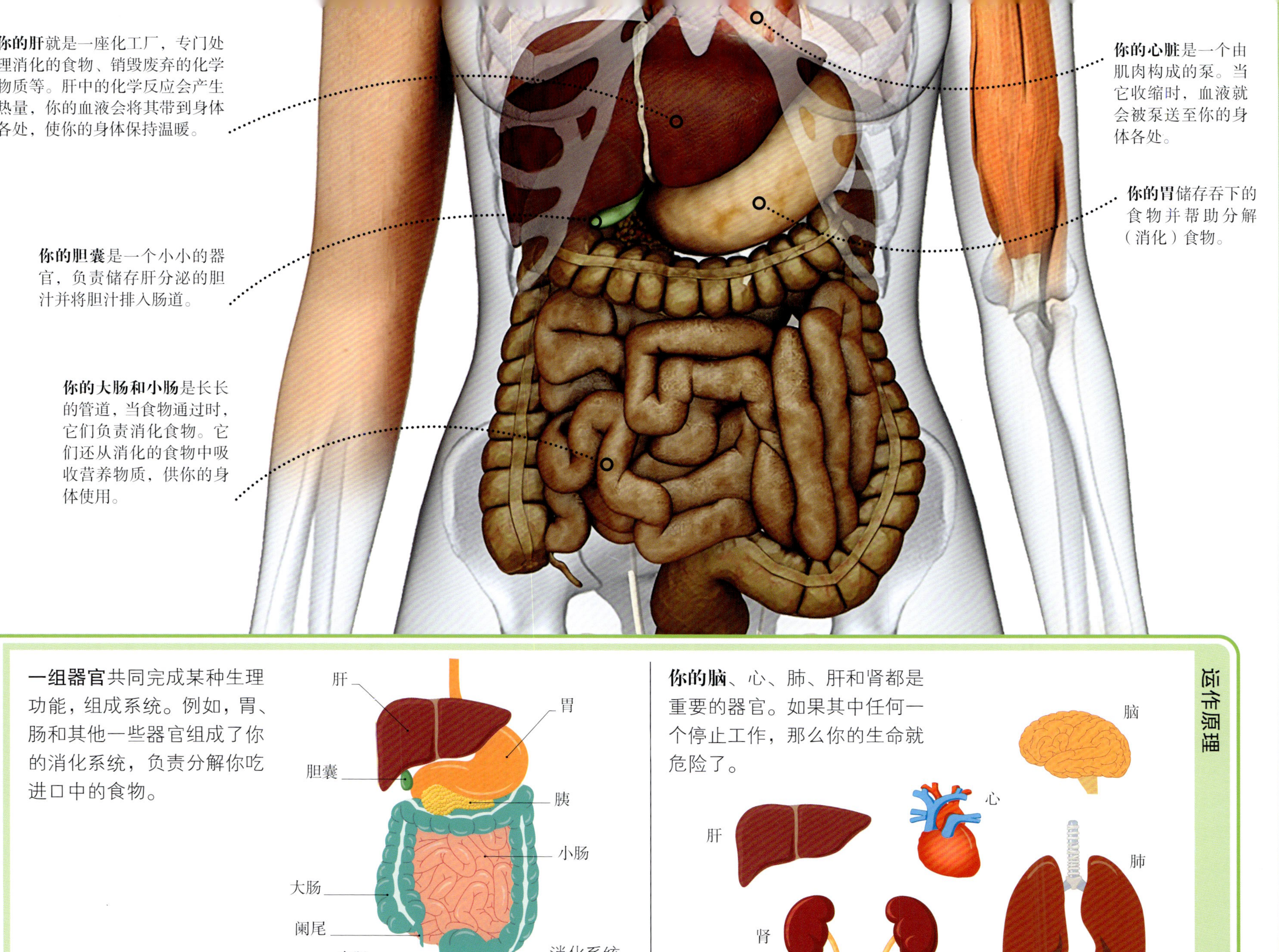

**你的肝**就是一座化工厂，专门处理消化的食物、销毁废弃的化学物质等。肝中的化学反应会产生热量，你的血液会将其带到身体各处，使你的身体保持温暖。

**你的心脏**是一个由肌肉构成的泵。当它收缩时，血液就会被泵送至你的身体各处。

**你的胃**储存吞下的食物并帮助分解（消化）食物。

**你的胆囊**是一个小小的器官，负责储存肝分泌的胆汁并将胆汁排入肠道。

**你的大肠和小肠**是长长的管道，当食物通过时，它们负责消化食物。它们还从消化的食物中吸收营养物质，供你的身体使用。

## 运作原理

**一组器官**共同完成某种生理功能，组成系统。例如，胃、肠和其他一些器官组成了你的消化系统，负责分解你吃进口中的食物。



消化系统的一部分

**你的脑**、心、肺、肝和肾都是重要的器官。如果其中任何一个停止工作，那么你的生命就危险了。

# 人体的相关事实

## 越 来 越 小

**人体**的结构层次**由宏观到微观**依次是**人体、系统、器官、组织、细胞**。从不同的**结构层次**进行研究，有助于我们更好地了解自己的身体。

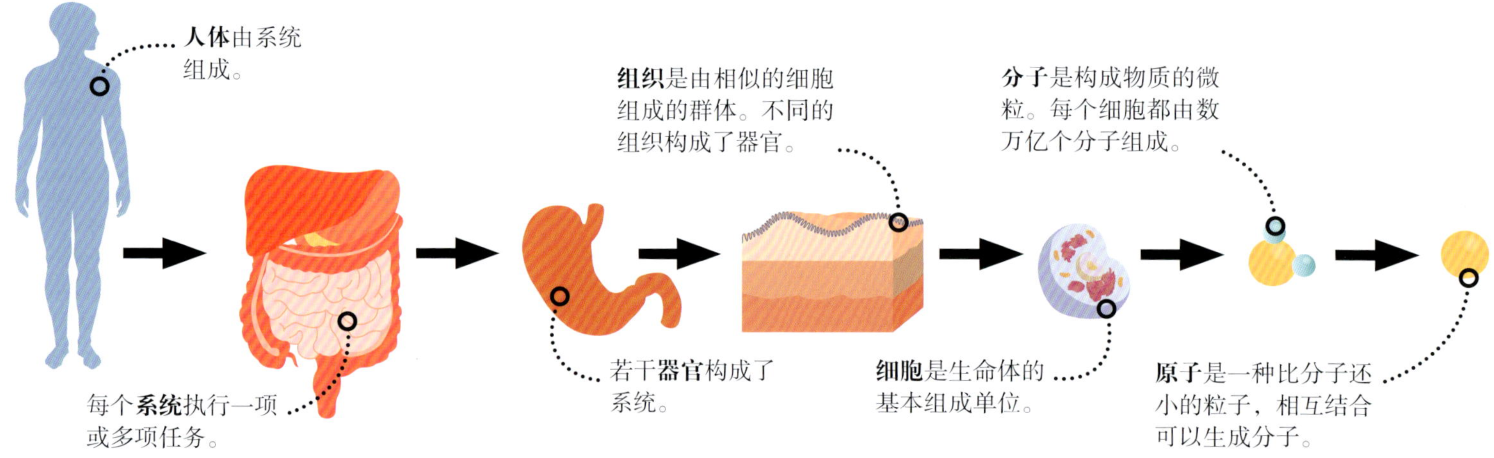


## 数以万亿计的细胞

**你的身体**由数百种不同类型的细胞组成，其中**绝大多数**是血细胞。**血细胞**负责向身体各处运送重要“物资”、修复伤口、帮助抵御病菌。

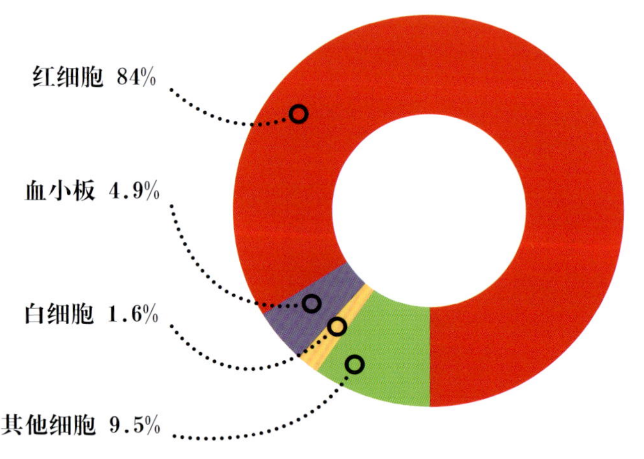


## 细胞可以活多久？

一些细胞的寿命和**人的寿命**一样长，另一些细胞却仅能存活几天，而后就会被**替换**掉。在我们体内，**工作繁重**的细胞**寿命最短**，如肠细胞。

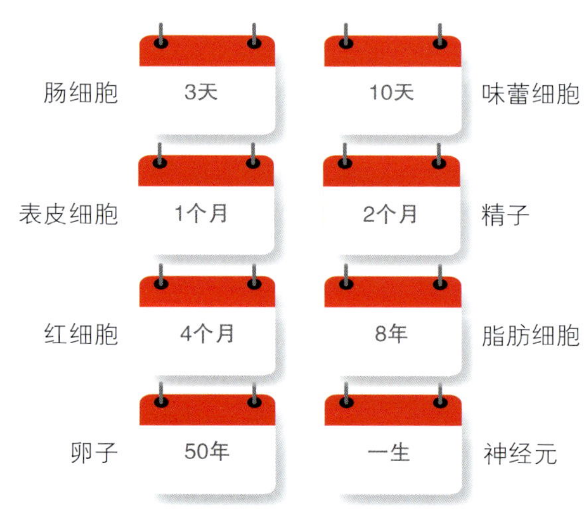

## 器官移植

不出意外的话，你的**器官**可以使用一生，但**疾病或受伤**可能会使器官坏死，这时就必须做**器官移植手术**。世界首例成功的器官移植手术发生在**1954年**，当时一名美国男子给他的**双胞胎兄弟**捐了一个肾。

2010 年，首例成功的全脸移植手术

2003 年，首例成功的舌移植手术

1983 年，首例成功的肺移植手术

1967 年，首例成功的心脏移植手术

1967 年，首例成功的肝移植手术

1954 年，首例成功的肾移植手术

1998 年，首例成功的手移植手术

2008 年，由移植卵巢孕育的首个宝宝降生。

## 观察人体内部

过去，**医生**必须切开皮肤才能**看到人体内部的情况**，但现在他们使用各种不同的**成像技术**就能看到。这些**技术**使疾病的诊断和治疗变得更加容易。

每年
**拍摄大约36亿张**
医用X射线图像。

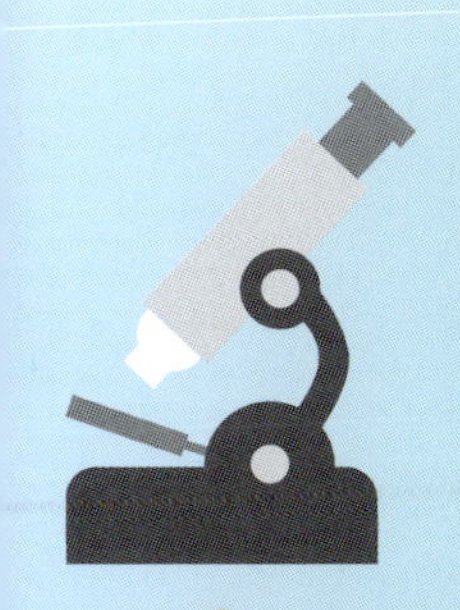

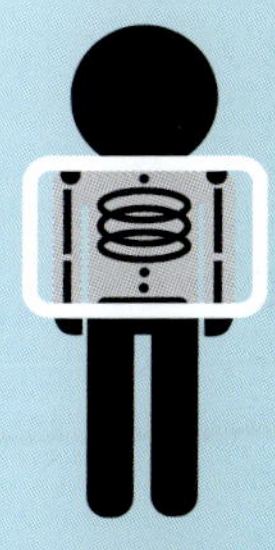

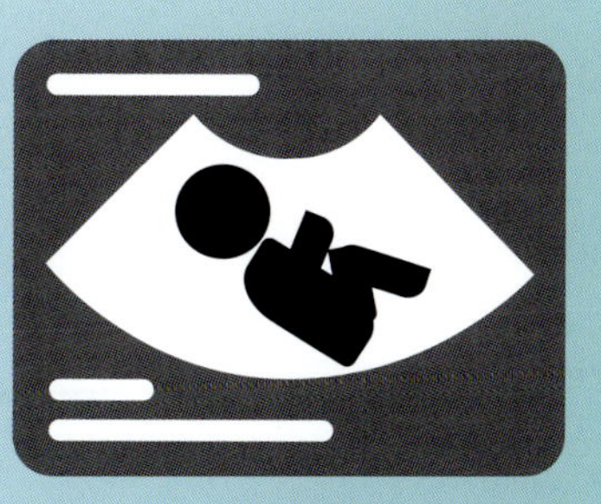

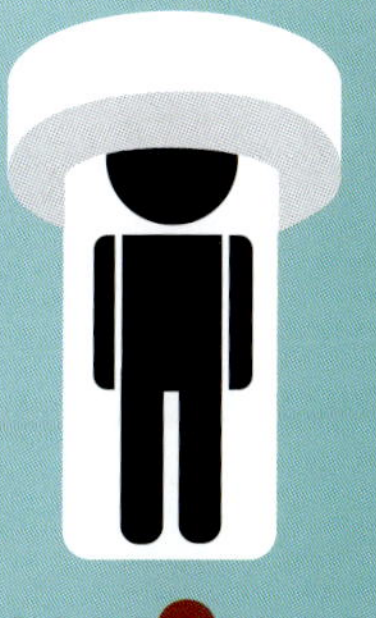

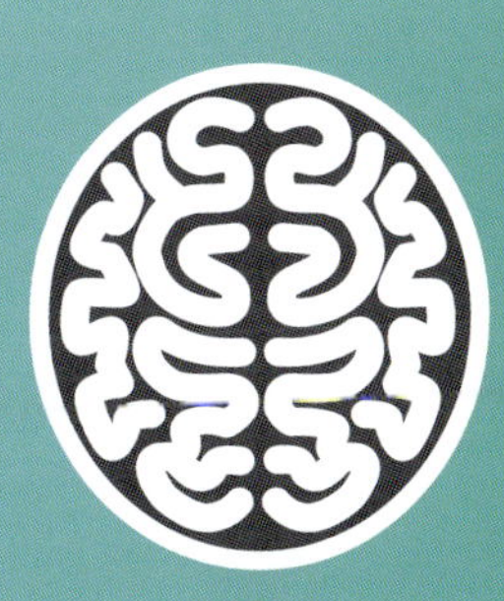

16 世纪末
第一台显微镜

1895 年
X 射线的发现

1956 年
第一台医用超声机

1971 年
第一次 CT 扫描

1977 年
第一次 MRI 扫描

**显微镜**使人们可以观察单个细胞，以便发现**癌症**或识别**传染性微生物**（病菌）。

**X 射线**是一种看不见的电磁波。它们在穿过身体时会被骨骼和牙齿阻挡，用于检查**蛀牙和骨折**。

**超声机**利用声波回声来生成**胎儿**或体内**器官**的图像。

**计算机层析成像**（缩略语为 CT）是在计算机上将大量 **X 射线图像**组合在一起，生成身体任一角度断层层面的图像。

**磁共振成像**（缩略语为 MRI）从人体内的**氢原子**处收集无线电波，生成软组织（如**脑组织**）的图像。

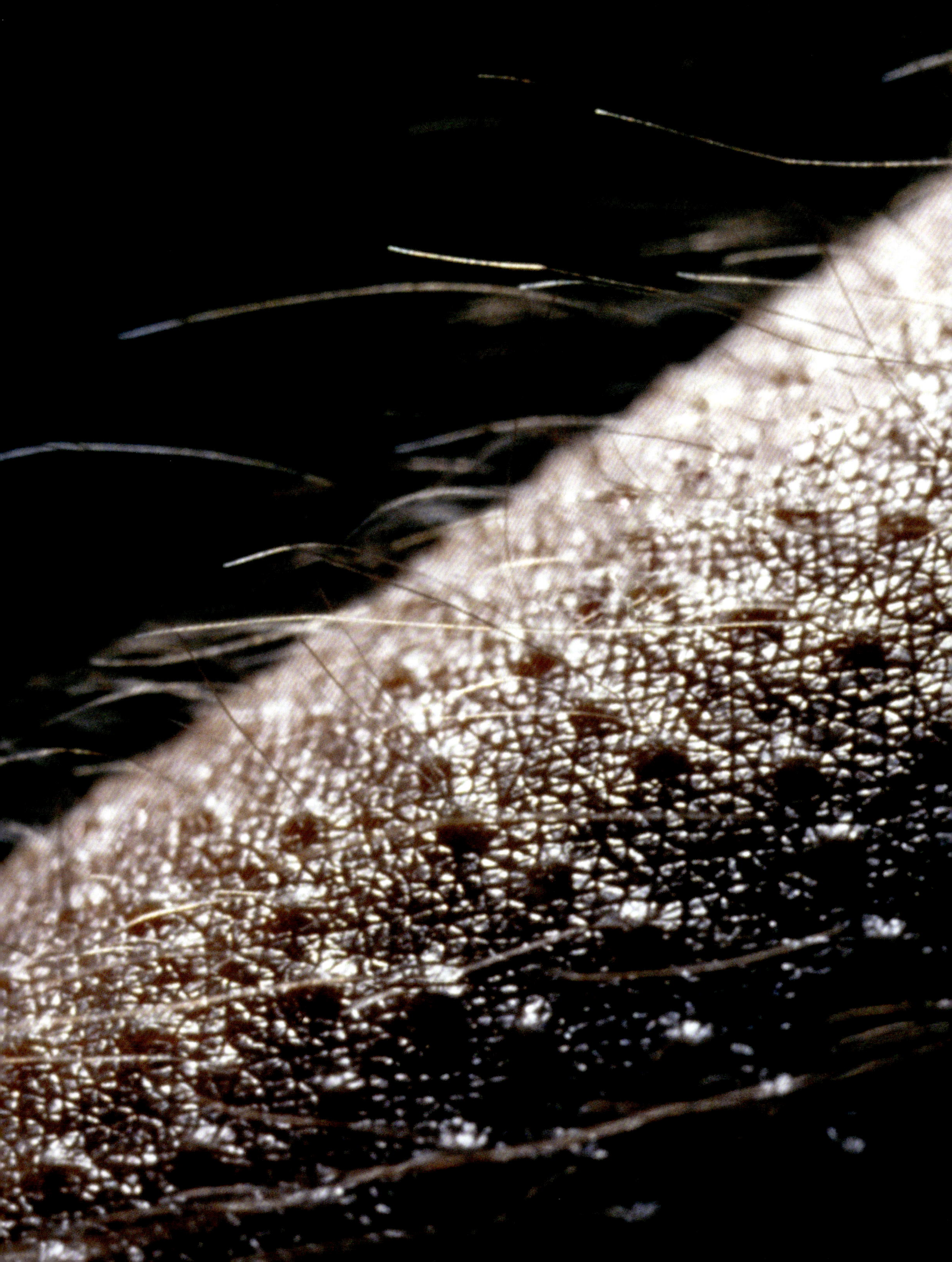

# 外部屏障

你的皮肤像保护性外衣一样包裹着你的身体，在你的身体内部和外部世界之间形成一道屏障。你的皮肤是防水的，可以抵御病菌，并不断地自我修复和更新。

**鸡皮疙瘩**不只在你害怕的时候出现，它们是你身体温度控制系统的一部分。每一个小疙瘩都是由肌肉收缩形成的，毛发竖起可以帮助身体保暖。

# 你有多少皮肤？

**你的皮肤必须经受得住**频繁拉扯和磨损，所以为了使它保持良好的状态，你的身体就得不断地更新它。每秒大约有 3 万个死皮细胞从你身上脱落，但同时也有 3 万个新生皮肤细胞被制造出来。只需大约一个月的时间，你的整个表皮就会更新一次。皮肤不仅是一件保护性的“外衣”，还能调节体温，使你产生触觉，有助于抓握东西。

**在你的一生中，表皮大约会再生 700 次。**

知识快读

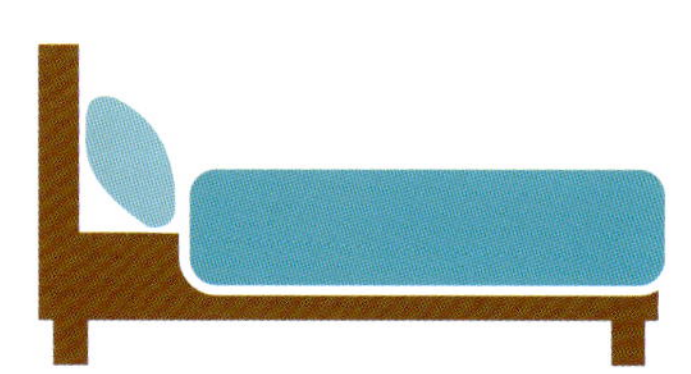

**平均每个人**的皮肤面积大约为 1.8 平方米——相当于一张单人床的大小。

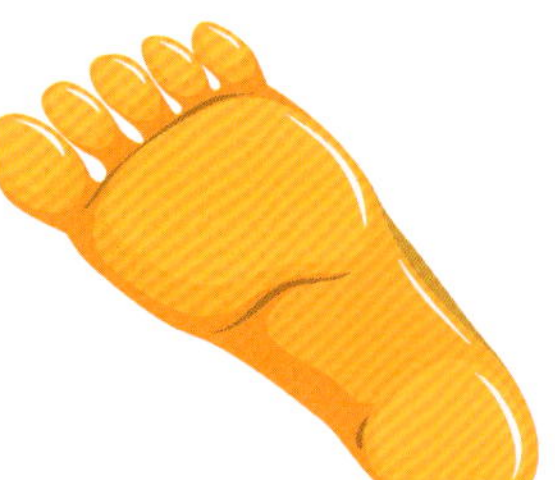

**你最薄的皮肤**在眼睑，厚度仅为 0.5 毫米；你最厚的皮肤在脚底，厚度达 5 毫米。

## 运作原理

皮肤的**最外层**称为表皮，厚度不足 1 毫米。表皮最外层会不断脱落，底层持续生长新细胞。新细胞死亡后会变平、变硬，形成一层保护墙。

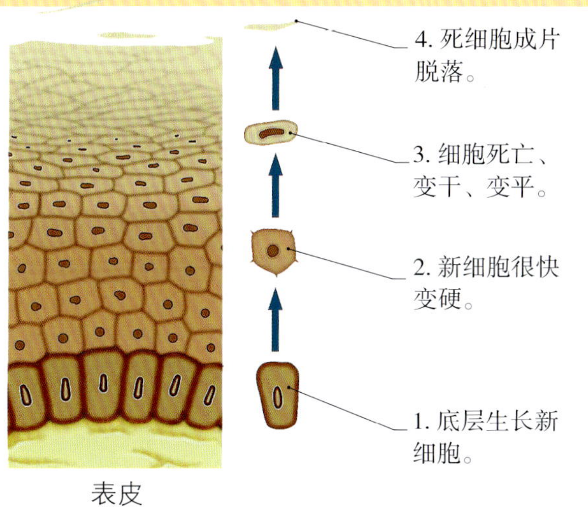


表皮

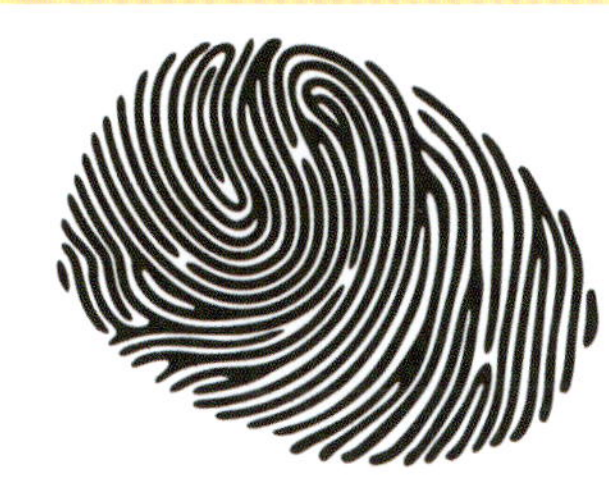

**指纹**由细小的纹路组成，就像轮胎上的花纹一样，它们有助于手指抓紧东西。你的指纹是独一无二的。

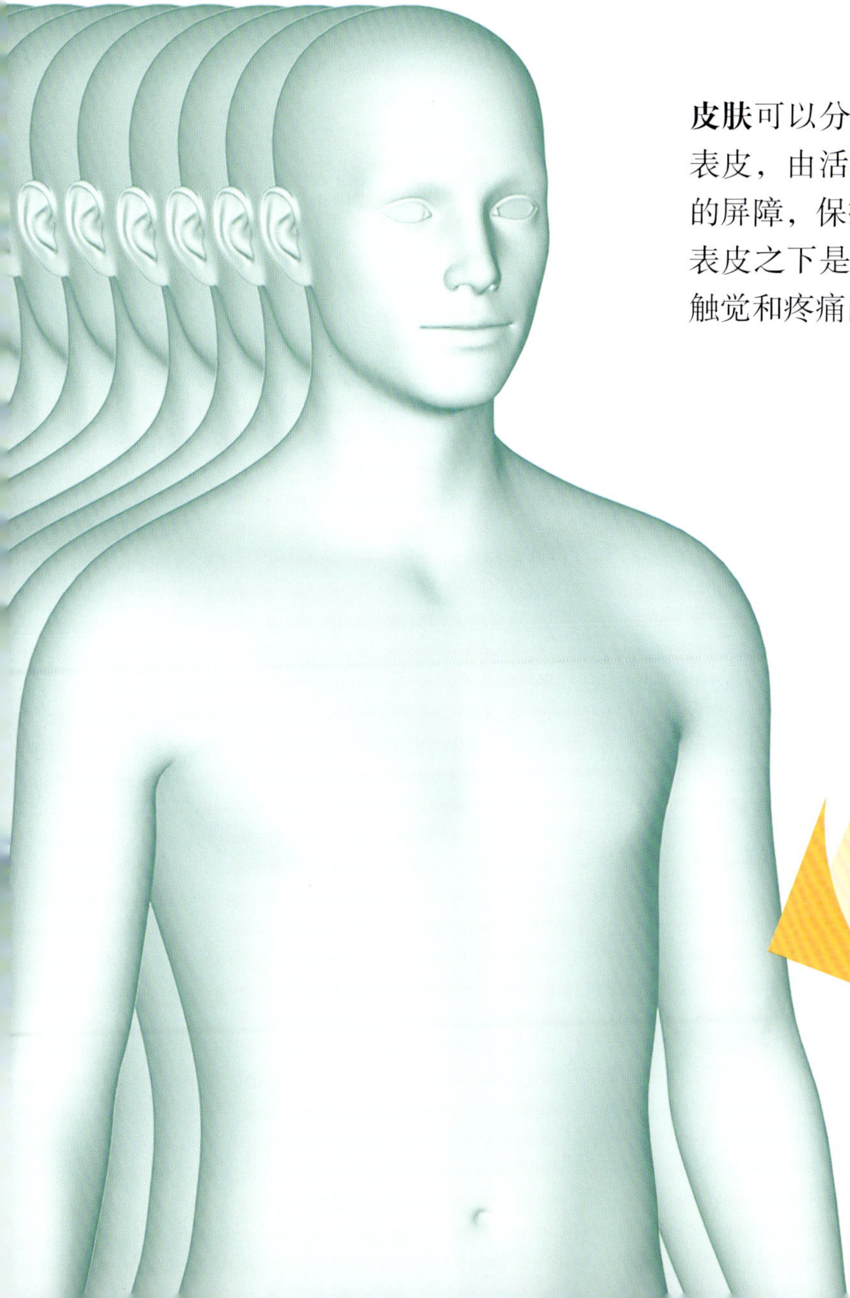

**皮肤**可以分为两层：活细胞层和死细胞层。最外层为表皮，由活细胞和死细胞构成，形成一层坚韧、防水的屏障，保护内层组织不受伤害，并且不被病菌入侵。表皮之下是真皮，包含毛囊、汗腺、血管，以及感知触觉和疼痛的神经元。

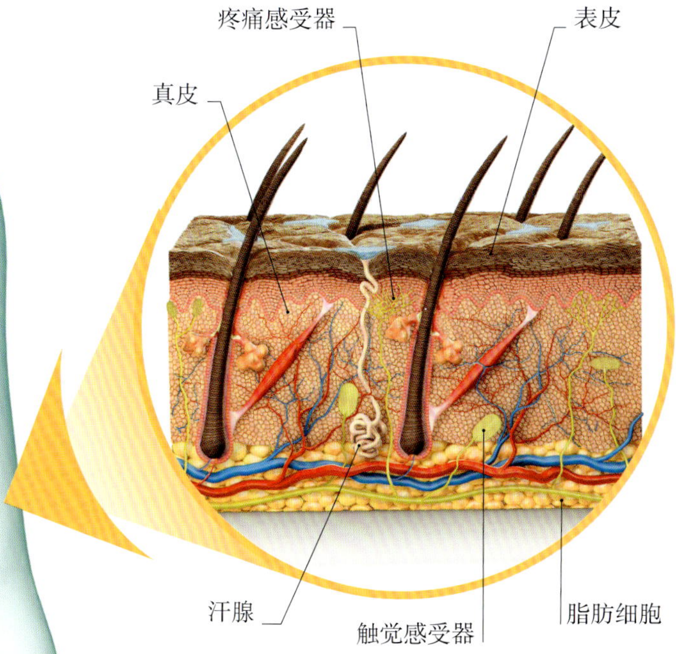

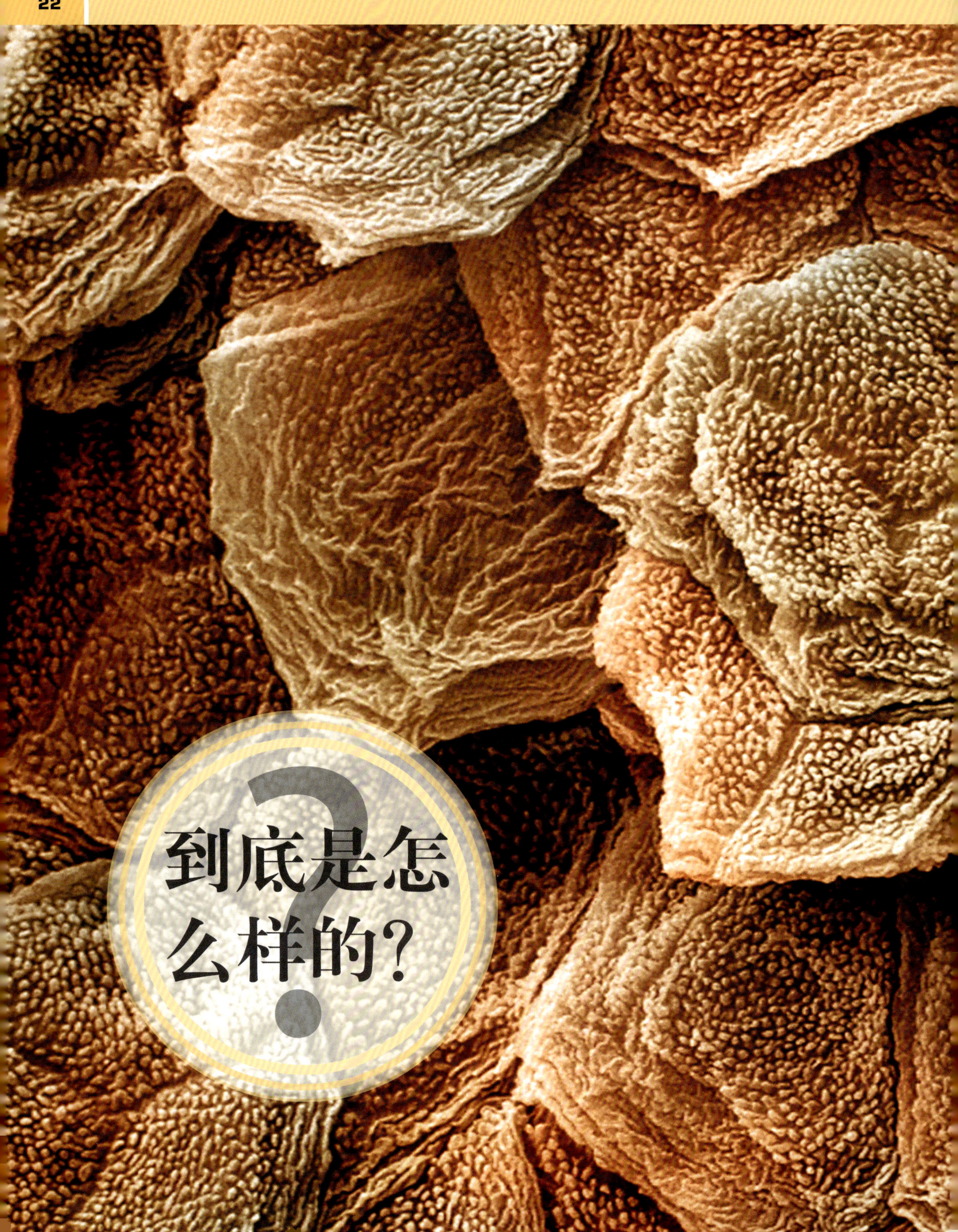
到底是怎
么样的？

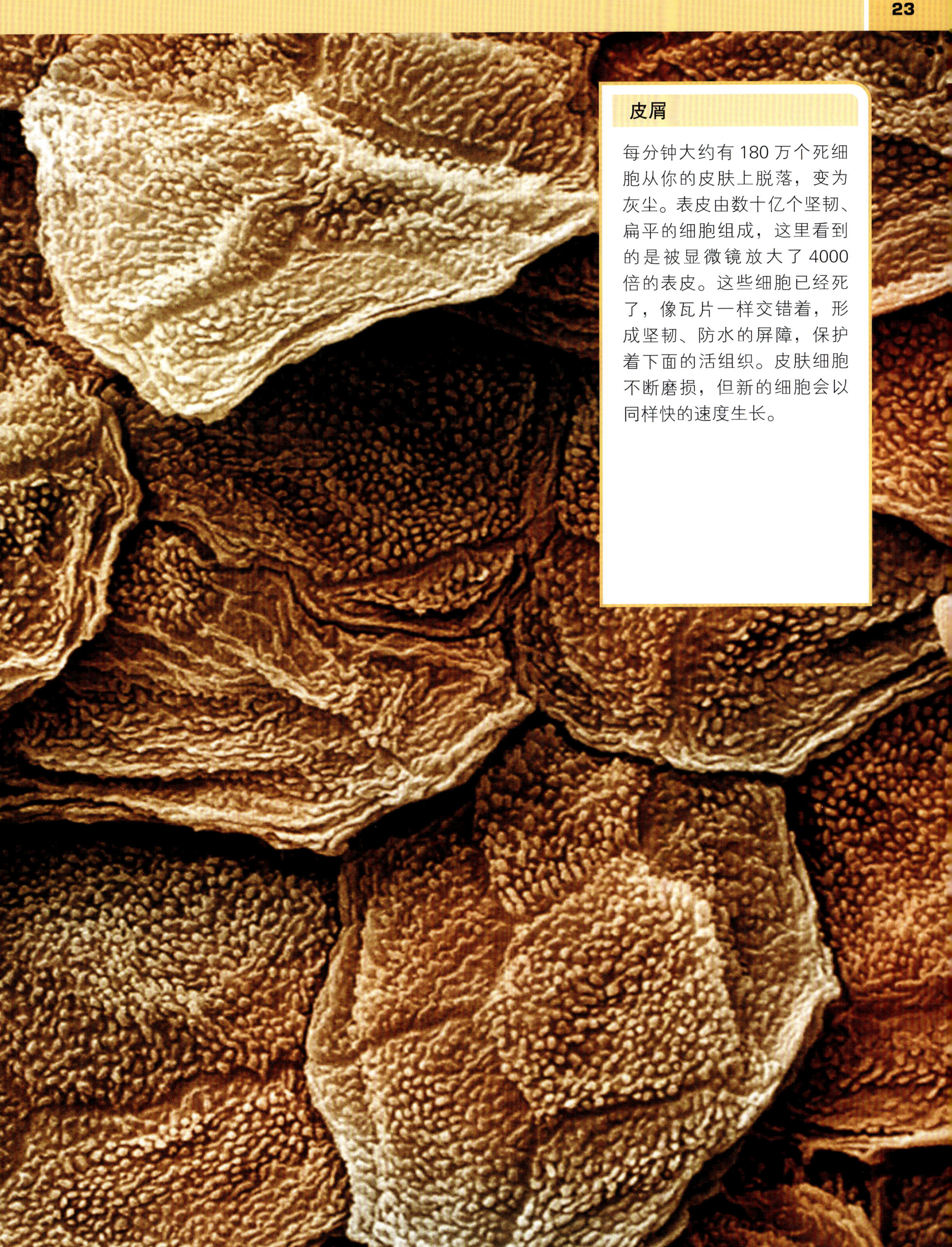

## 皮屑

每分钟大约有 180 万个死细胞从你的皮肤上脱落，变为灰尘。表皮由数十亿个坚韧、扁平的细胞组成，这里看到的是被显微镜放大了 4000 倍的表皮。这些细胞已经死了，像瓦片一样交错着，形成坚韧、防水的屏障，保护着下面的活组织。皮肤细胞不断磨损，但新的细胞会以同样快的速度生长。

**指（趾）甲生长的速度**因人而异，也因指（趾）头而异。指甲生长的速度能达到趾甲的 4 倍，指（趾）头越长，指（趾）甲长得越快。锻炼、饮食、性别甚至季节都会影响指（趾）甲生长的快慢。

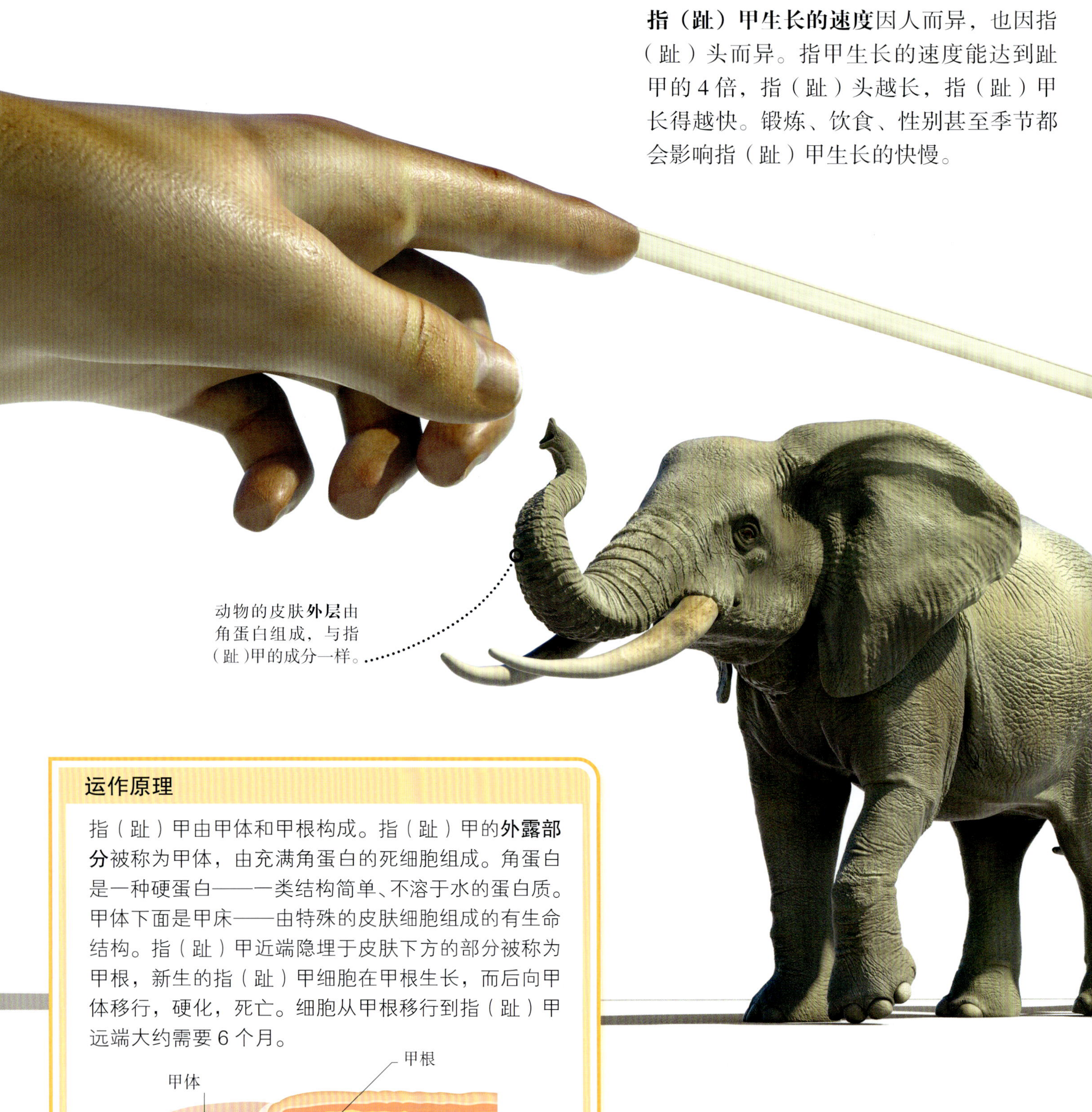

动物的皮肤**外层**由角蛋白组成，与指（趾）甲的成分一样。

## 运作原理

指（趾）甲由甲体和甲根构成。指（趾）甲的**外露部分**被称为甲体，由充满角蛋白的死细胞组成。角蛋白是一种硬蛋白——一类结构简单、不溶于水的蛋白质。甲体下面是甲床——由特殊的皮肤细胞组成的有生命结构。指（趾）甲近端隐埋于皮肤下方的部分被称为甲根，新生的指（趾）甲细胞在甲根生长，而后向甲体移行，硬化，死亡。细胞从甲根移行到指（趾）甲远端大约需要 6 个月。

甲根
甲体
甲床
指骨

# 指（趾）甲生长得有多快？

你的 10 个指甲一辈子生长的长度总和可达 34 米，相当于 7 头大象站成一队的长度。

**你的指甲平均每月长** 3.5 毫米，因此如果你从不剪指甲或咬指甲，那么到你寿终正寝时，你的每个指甲都能长到大约 3.4 米长！指甲是精密的工具，可以撬、切、抓、扣、刮。想一下，如果没有指甲，你要怎么挠痒痒！指（趾）甲还可以保护你的指尖和脚尖，提升触觉。

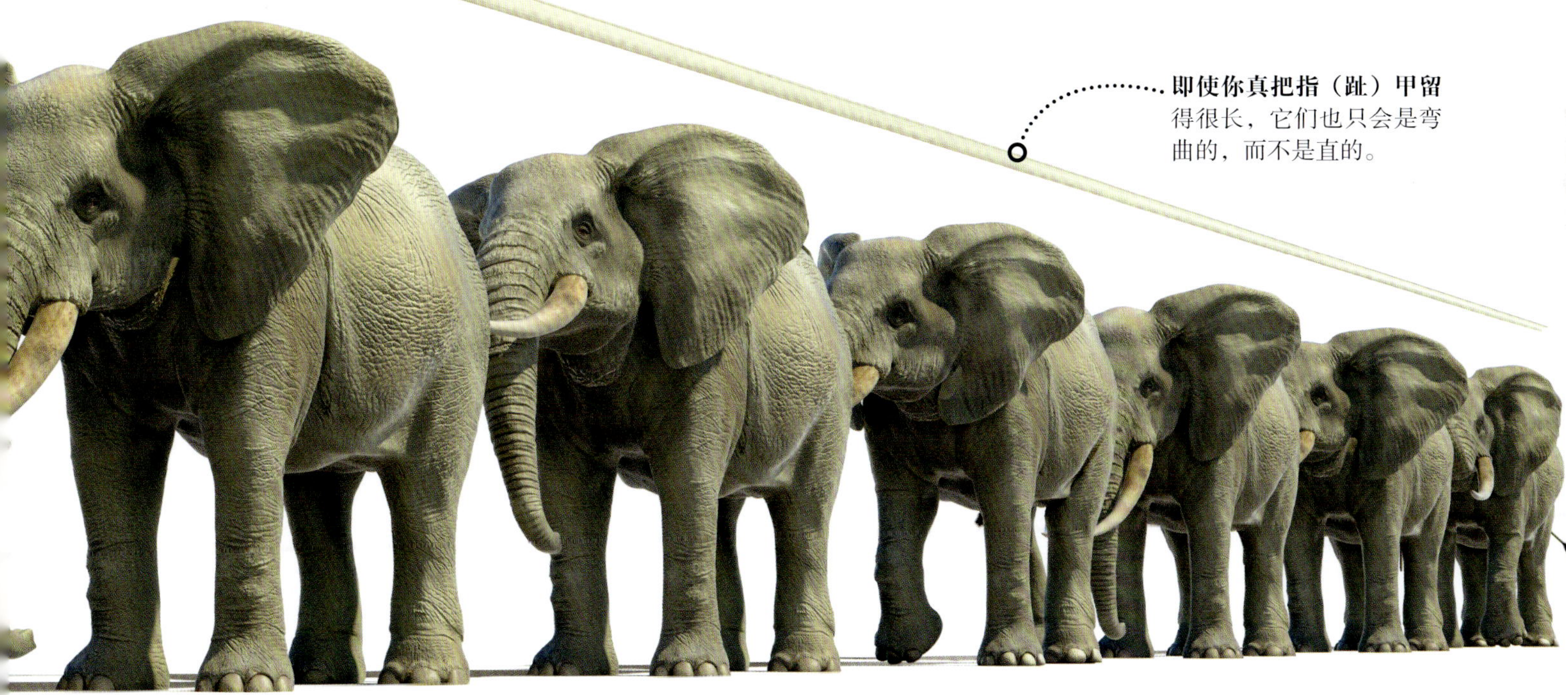

**即使你真把指（趾）甲留**得很长，它们也只会是弯曲的，而不是直的。

知识快读

**指（趾）甲生长**的速度和大陆在地球表面漂移的速度相当。

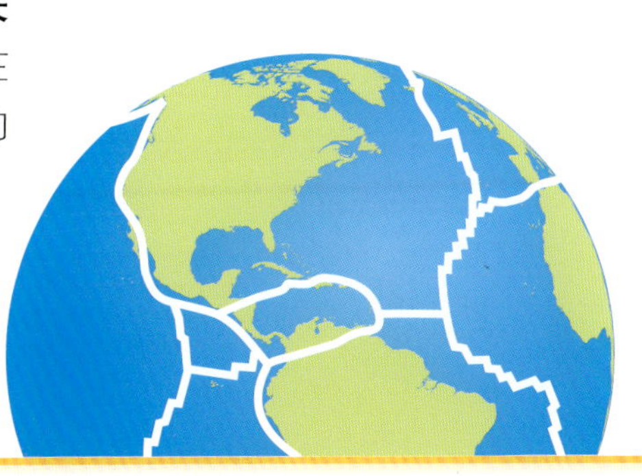

来自美国的戴安娜·阿姆斯特朗因超长的指甲，入选 2023 年吉尼斯**世界纪录**。她的指甲长度总和达到了 13 米。

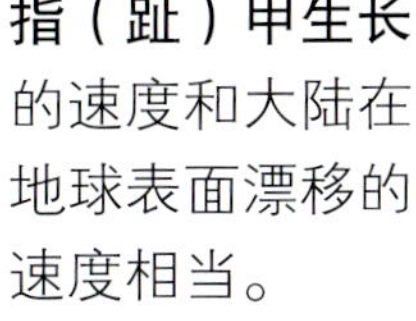

# 你有多少毛发？

**不要去数了！**你的头上大约长了10万根头发，而你身体的其他部位还有大约500万根毛。毛发几乎覆盖了你的全身：浓密的“终毛”覆盖你的头皮，为头皮保温并保护它不被晒伤；除了眼睛、嘴唇、手掌和脚掌以外，你的其他部位都长着细小的“毫毛”。

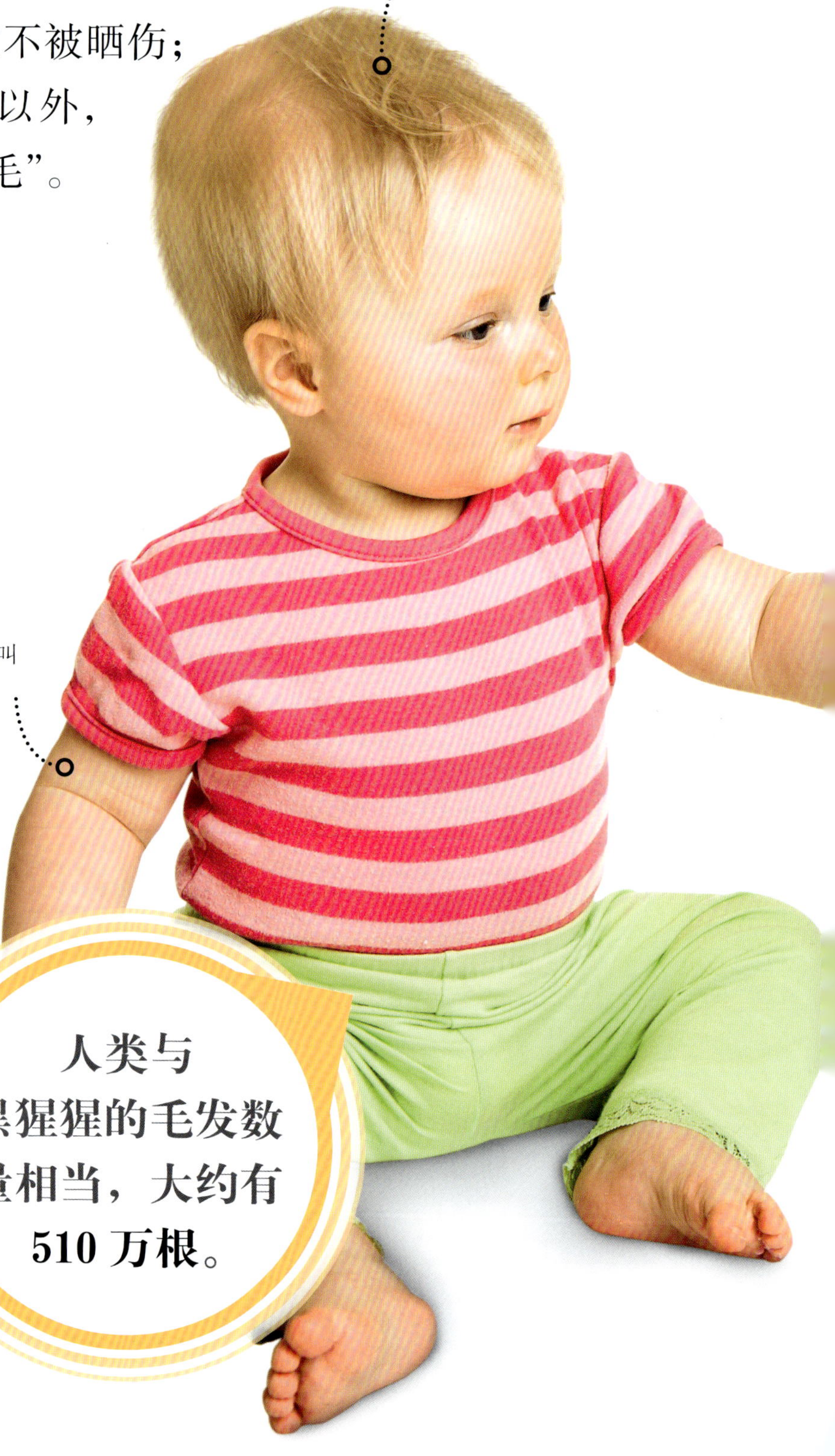

**头发**属于终毛。

**细软的毛**叫作毫毛。

## 知识快读

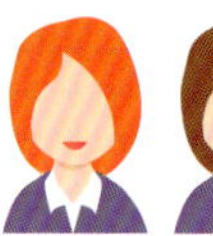
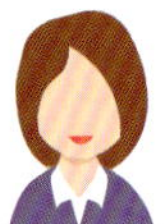
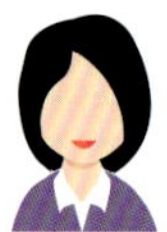

**红色是最罕见**的发色，红发的人数不足全球总人口的2%。不过，红色在爱尔兰和苏格兰却是最常见的发色。

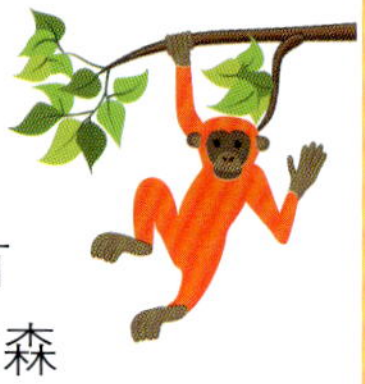

**像人类一样**，猴和猿的手掌和脚掌上也完全没有毛，这使得它们在森林栖息地移动时，更容易抓紧树枝。

成年人平均每天产生约1升**汗液**，一年能装满两个浴缸。

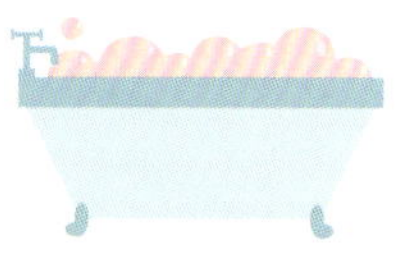

**人类与黑猩猩的毛发数量相当，大约有510万根。**

## 运作原理

**毛发和皮肤**在保持体温方面起着关键作用。当你很冷时，身上就会起鸡皮疙瘩，帮你保温；当你很热时，身上就会出汗，帮你降温。

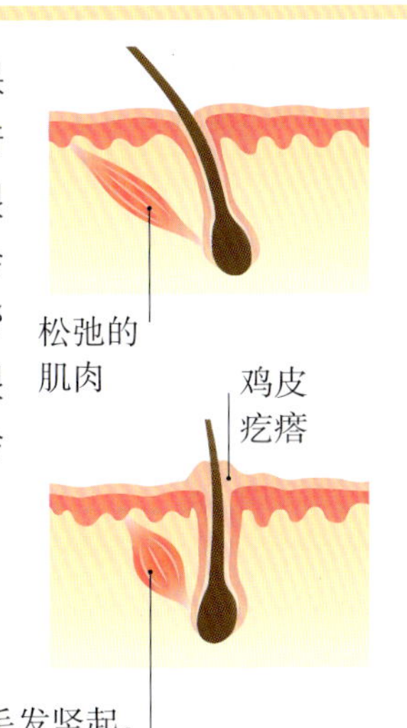


肌肉收缩，使毛发竖起。

你身上**每根毛发**的毛囊底部都连接着一块微小的肌肉，当你感到寒冷或害怕时，肌肉收缩，使毛发竖起，同时你的皮肤上会形成鸡皮疙瘩。竖起的毛发可以限制空气流动，在皮肤表面形成更厚的保温层，减少热量散失。

**汗液**从皮肤表面的数百万个小孔中**渗出**，蒸发时会带走大量热量，帮助你降温。成人在害怕或紧张时，皮肤表面会分泌一种有气味的浓稠汗液。

小汗腺

大汗腺

黑猩猩等哺乳动物的身上都长有**浓密蓬松的毛**。

**大多数哺乳动物**身上都长有浓密的毛，帮助它们保暖，但人类却是例外。我们身上的毛很细小，以至于我们的身体看上去光秃秃的。人类在进化过程中褪去了大部分粗毛，这是因为浓密的粗毛会影响我们身体的冷却系统。大多数哺乳动物都通过喘息来散热，而人类却通过排汗来散热，汗水蒸发时会从皮肤带走热量。

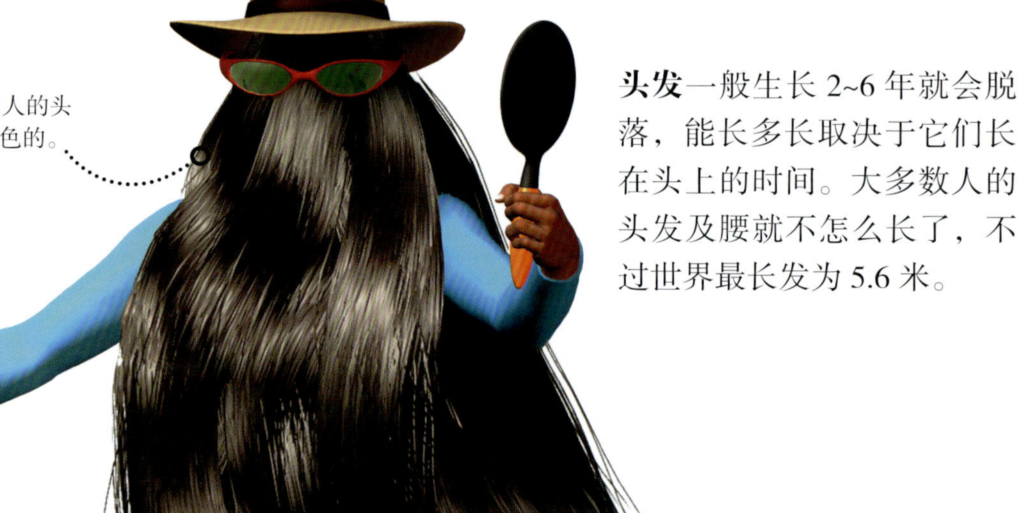

世界上**约 80%** 的人的头发是深棕色或黑色的。

**头发**一般生长 2~6 年就会脱落，能长多长取决于它们长在头上的时间。大多数人的头发及腰就不怎么长了，不过世界最长发为 5.6 米。

## 知识快读

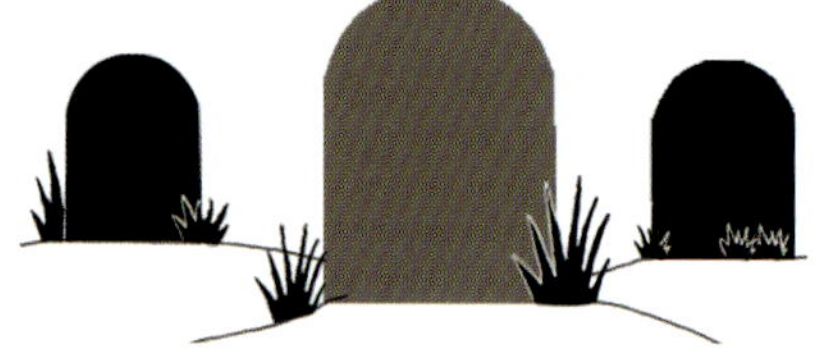

你身体上**所有**看得见的**毛发**都是没有生命的，有生命的细胞仅存在于表皮之下。

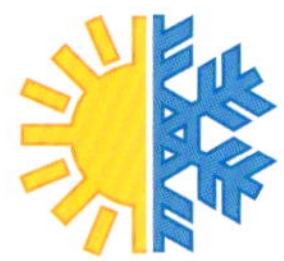

**毛发**在夏天比在冬天长得更快一些。

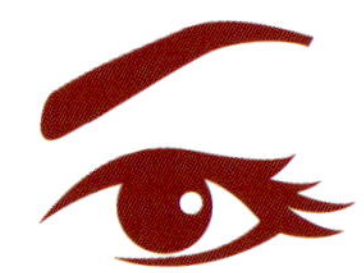

**眉毛**的生长周期仅为 4 个月，所以它们不需要修剪。

**如果头发不掉也不剪，那么一辈子人的头发能长到身高的 5 倍以上。**

**头发由**角蛋白**组成**。角蛋白也是构成指（趾）甲和皮肤最外层的主要物质。

# 你有多少**头发**？

**你也许没有注意过**，你的每根头发每个月会生长大约 1 厘米。你大约有 10 万根头发，这意味着你每个月头发生长的总长度长达 1 千米，而你一生头发生长的总长度将达到 1000 千米，相当于从英国伦敦到德国柏林的直线距离。

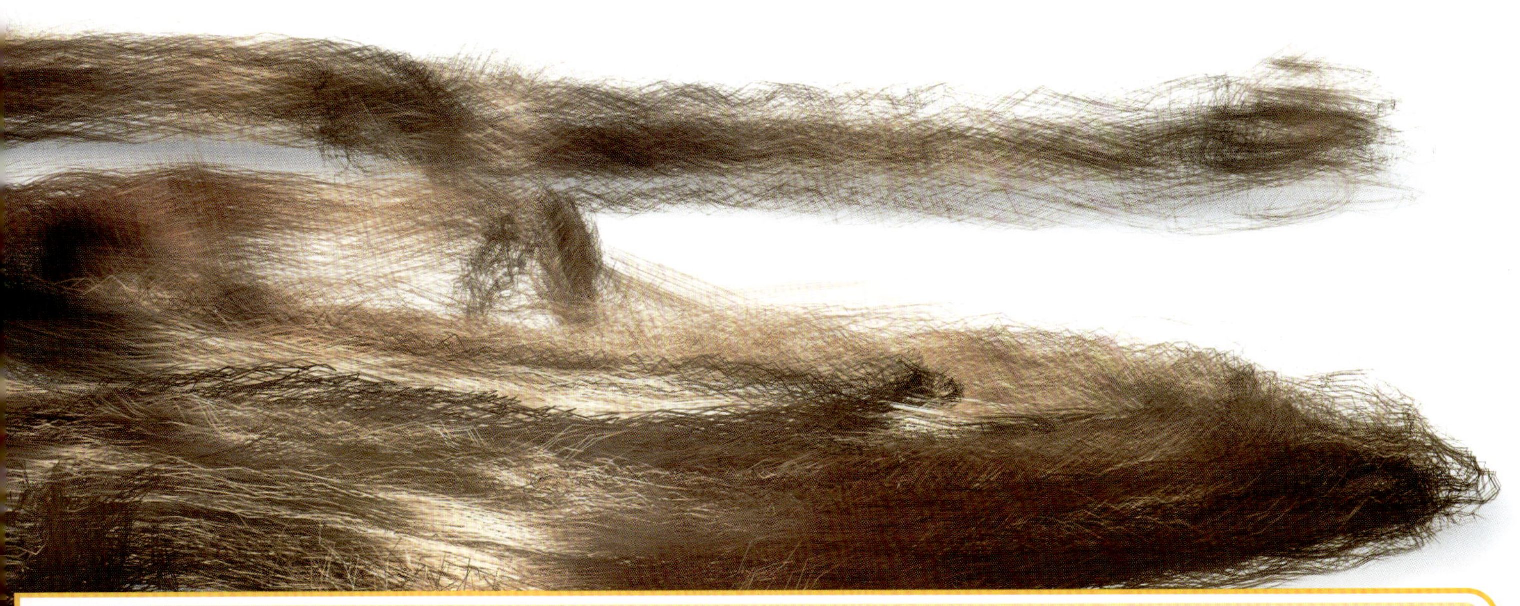

## 运作原理

**毛发是从**皮肤上称为“毛囊”的**鞘状结构中生长**出来的。这些毛囊并不一直生长毛发，它们偶尔也会休息一下。新的毛发形成，旧的就会脱落。大多数头发只能长几年，因此通常长度不会超过 1 米。

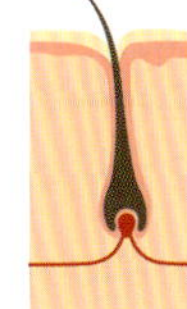

**毛囊**根部分裂出新细胞。这些细胞会变硬、死亡，然后被向上推到皮肤表面。

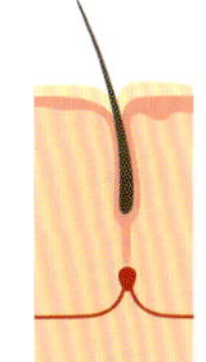

**随着时间的推移**，毛囊变窄，最终使发根脱离血液供应，毛发停止生长。

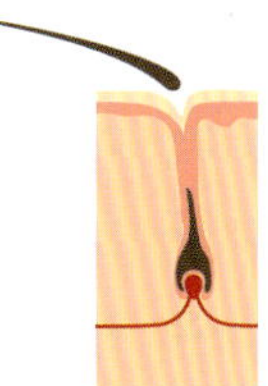

**一根新的毛发**开始在毛囊底部生长，旧的毛发被挤出毛囊后脱落。

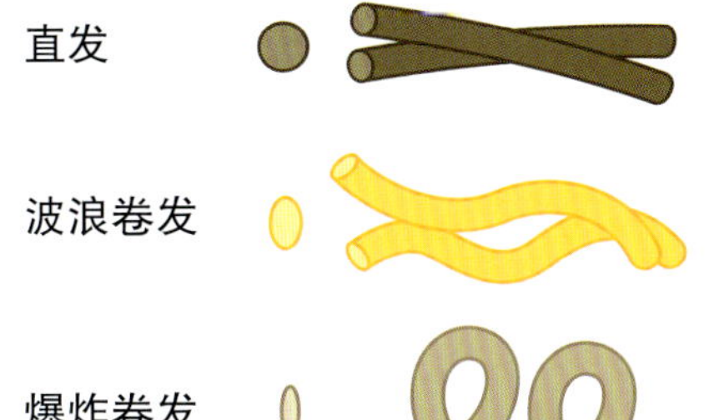


**头发的生长方式**取决于毛囊的形状。圆形毛囊生长直发，椭圆形毛囊生长波浪卷发，而扁平的毛囊生长爆炸卷发。

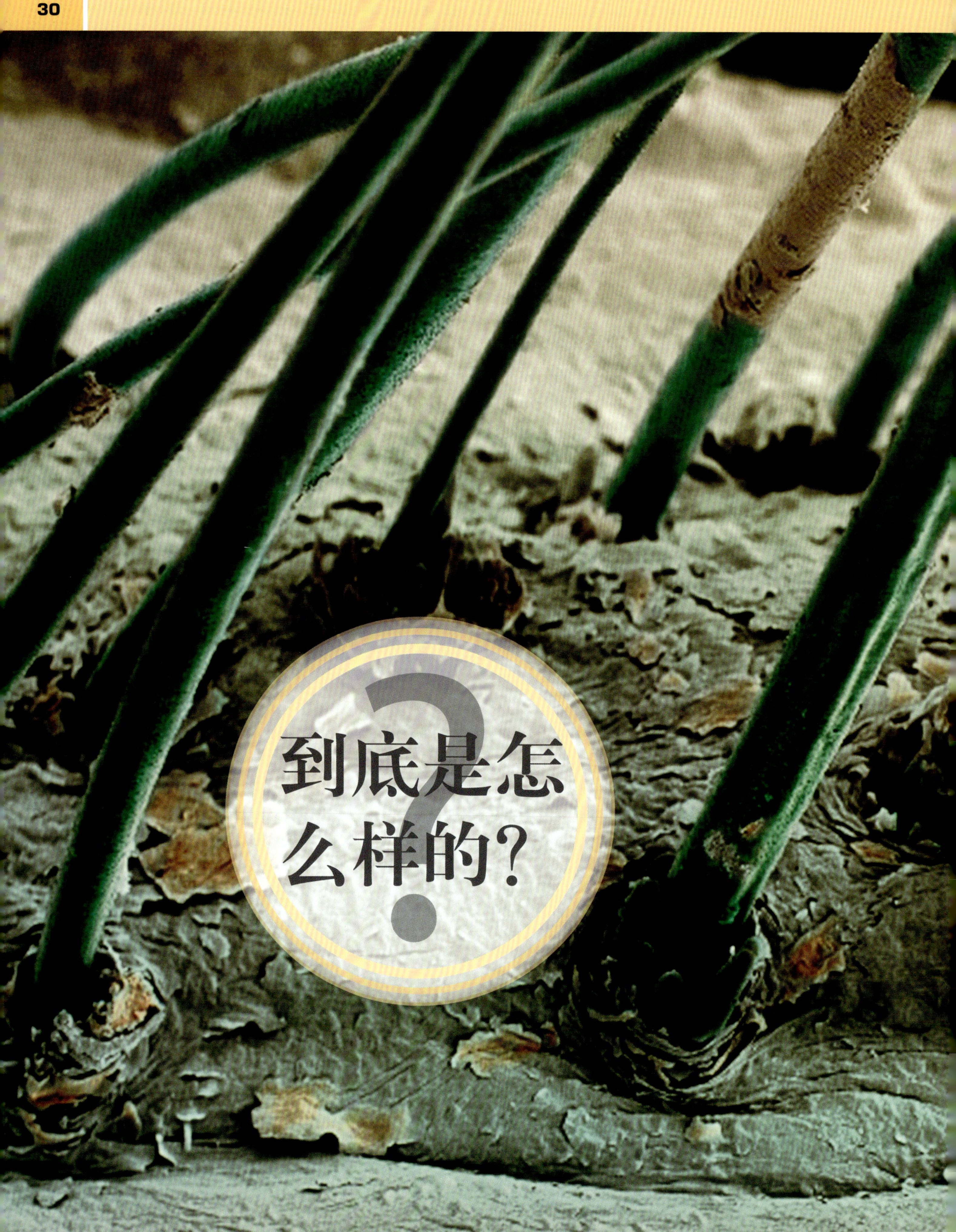
到底是怎
么样的？

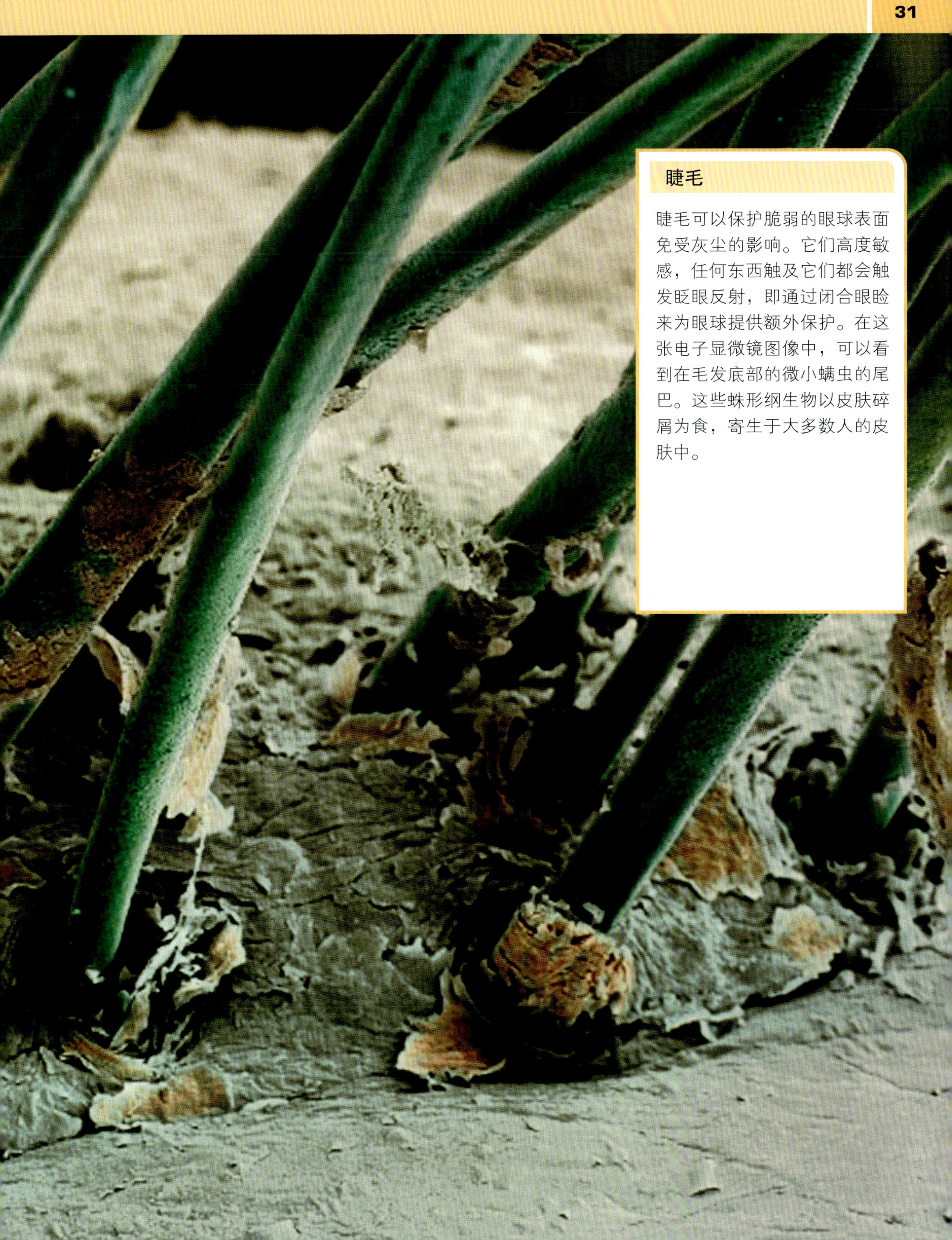

## 睫毛

睫毛可以保护脆弱的眼球表面免受灰尘的影响。它们高度敏感，任何东西触及它们都会触发眨眼反射，即通过闭合眼睑来为眼球提供额外保护。在这张电子显微镜图像中，可以看到在毛发底部的微小螨虫的尾巴。这些蛛形纲生物以皮肤碎屑为食，寄生于大多数人的皮肤中。

# 皮肤、指（趾）甲和毛发的相关事实

## 角蛋白王国

除了组成**毛发和指（趾）甲**、帮助**皮肤变得坚韧**之外，**角蛋白**还存在于其他许多**动物的身体部位**之中。

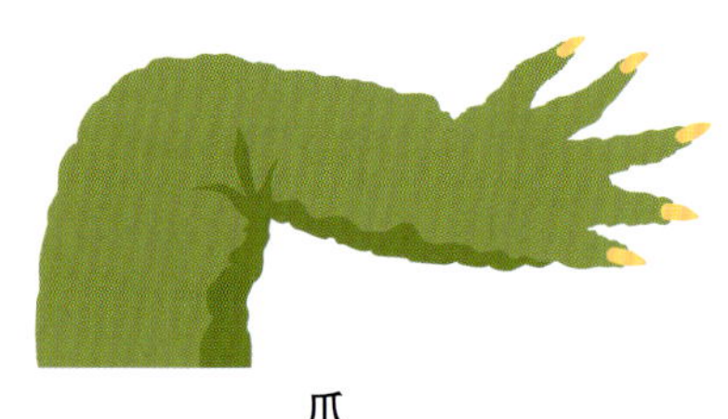
爪

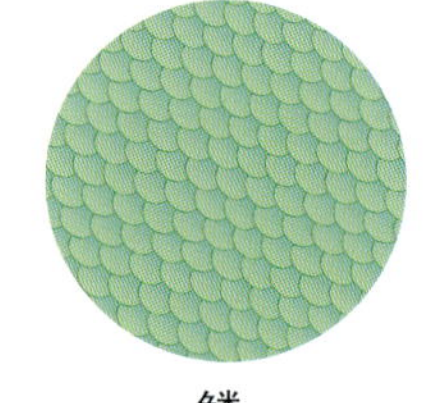
鳞

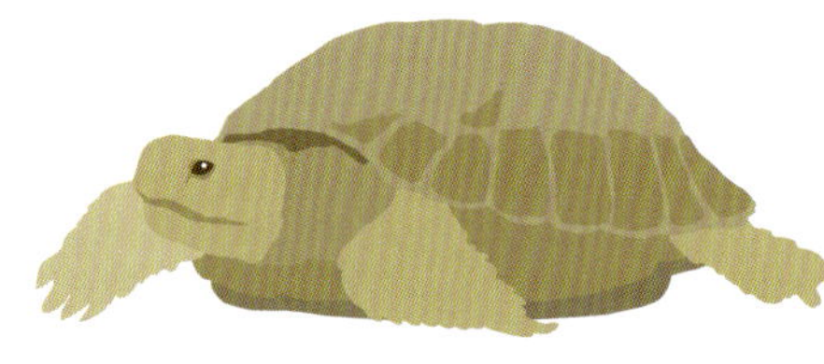
龟壳

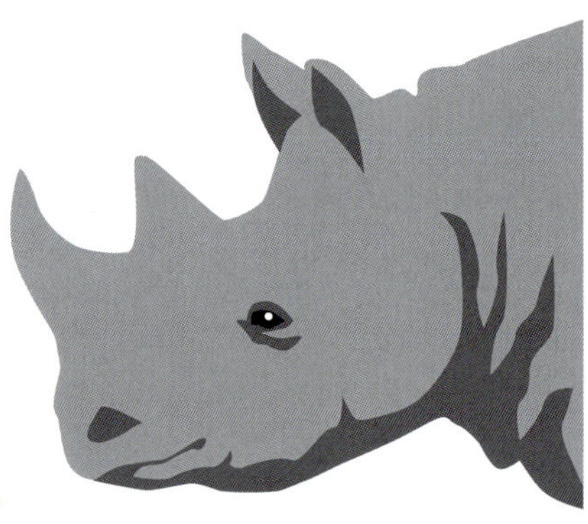
犀牛角
（牛角和鹿角都是骨质角）

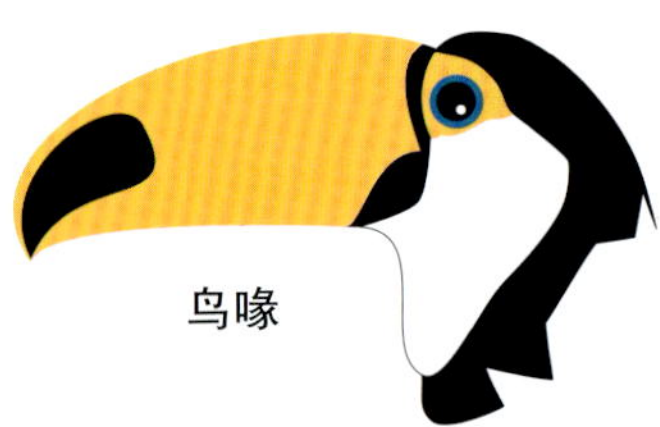
鸟喙

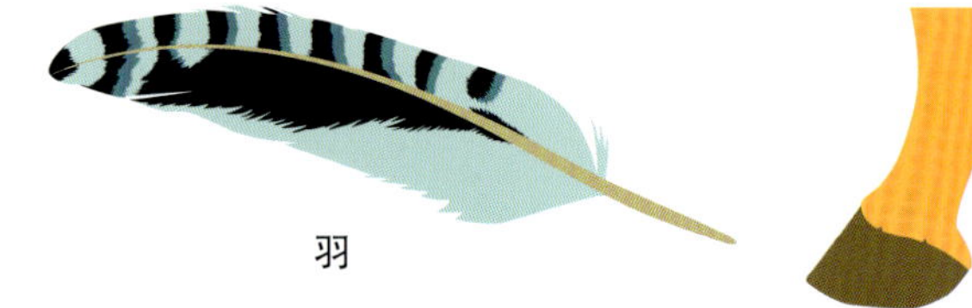
羽

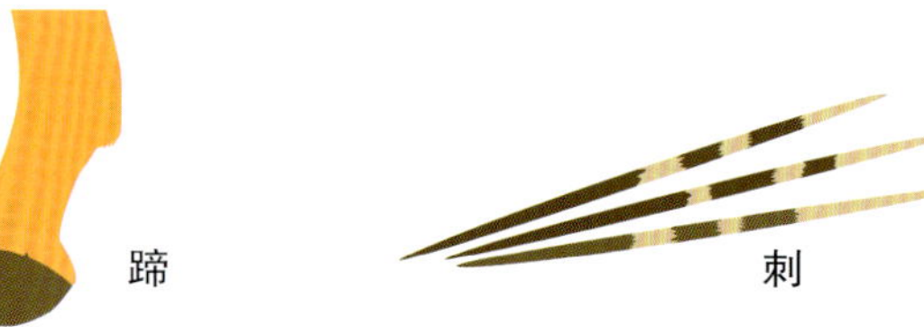
蹄

刺

## 毛发的化学组成

毛发**主要**由 5 种**元素**组成，其中还含有微量的金。

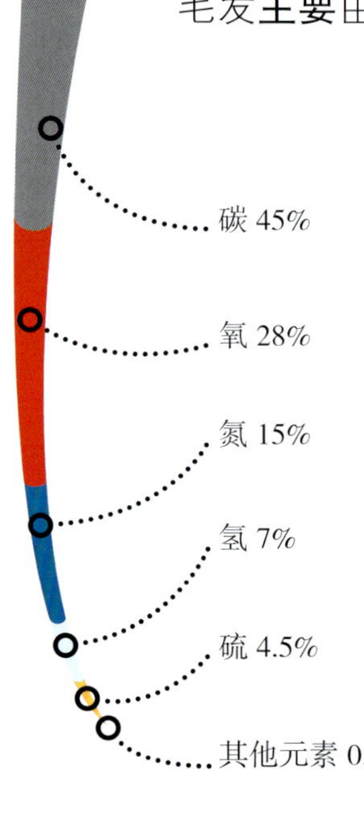


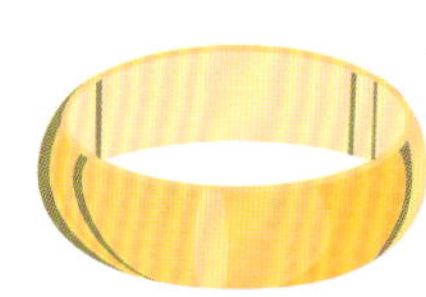
毛发中的**金含量极少**，150 吨毛发里的金才够制作一枚金戒指。

**生长中的毛发**会吸收我们身体中的化学物质。**法医**可以根据在犯罪现场发现的毛发，来判断嫌疑人或受害者是否服用过**药物或毒品**。

## 极端的哺乳动物

一些哺乳动物的毛比人类的**多好几百万根**，另一些哺乳动物却**几乎没有毛**。

**裸鼹形鼠**只有 100 来根细小的毛。

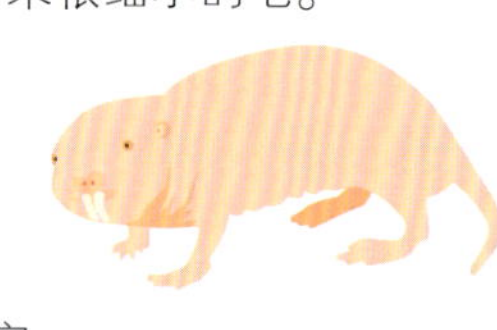

**海獭**的毛超级浓密，一只成年海獭最多有 **9 亿根毛**。

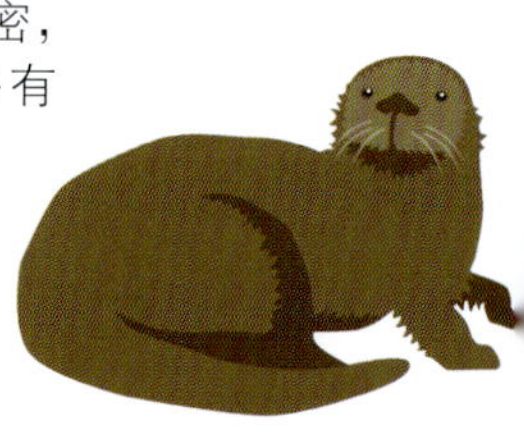

## 运动出汗

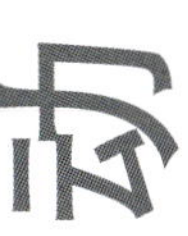
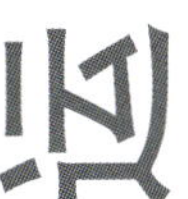

**人体排汗量**取决于运动的强度和气温。

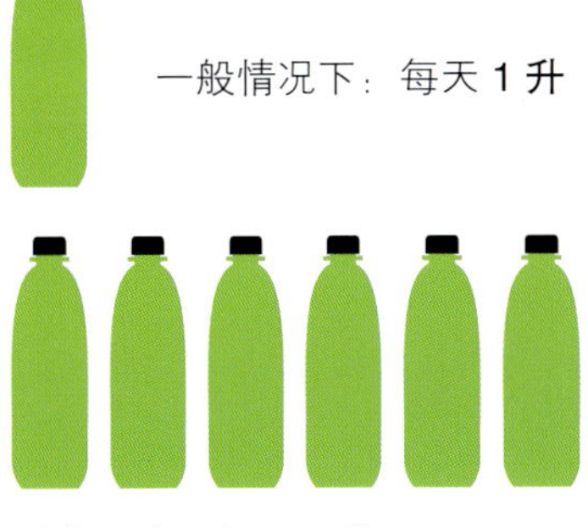

一般情况下：每天 **1 升**

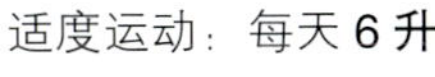

适度运动：每天 **6 升**

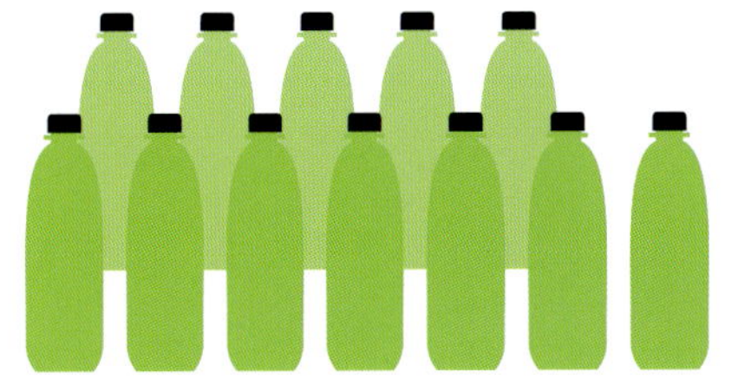

在炎热天气下进行剧烈运动：每天 **12 升**

## 痤疮患者指南

痤疮是一种皮肤病。当毛孔被油脂和死皮细胞堵塞时就会形成小疙瘩。这些小疙瘩有多种临床表现。

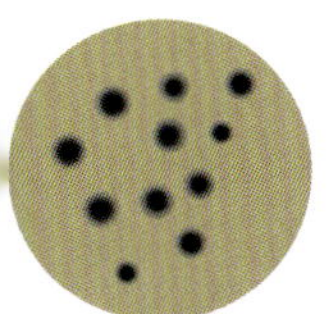

**黑头**
（开放性毛孔堵塞）

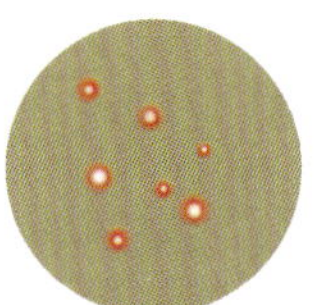

**白头粉刺**
（闭合性毛孔堵塞）

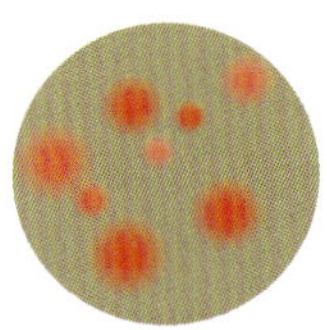

**丘疹**
（小小的红色软包）

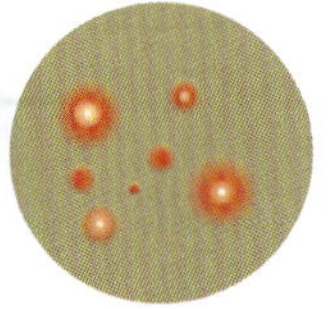

**脓疱**
（内含脓液的丘疹）

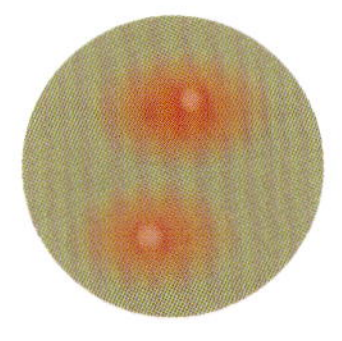

**结节**
（皮下大而硬的肿块）

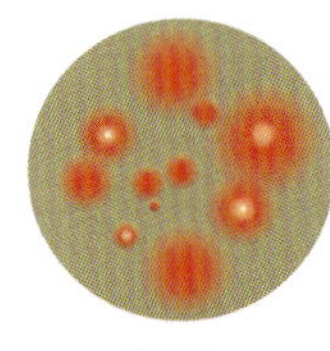

**囊肿**
（皮下充满脓液的大肿块）

# 指纹

**指头**上的皮脊形成独特的漩涡状图案。这些图案可以分为弓形纹、箕形纹和斗形纹。当你触摸物品时，你指头上的汗水和油脂会在物品上留下独特的**纹路**。

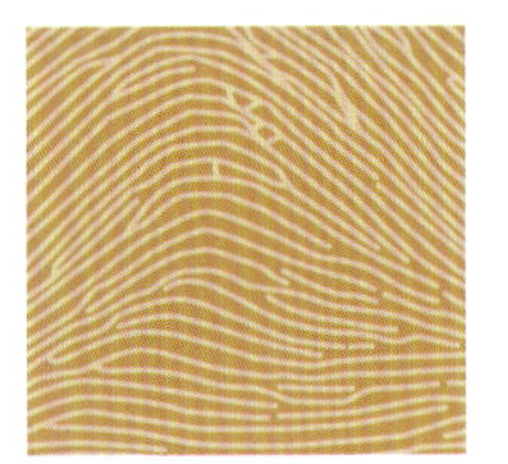

**弓形纹**
（约 5% 的人有弓形纹）

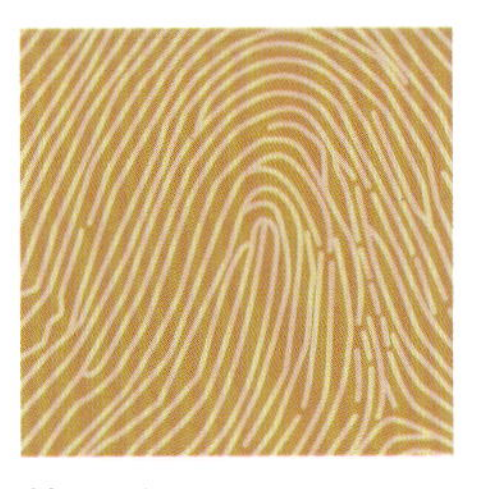

**箕形纹**
（约 60% 的人有箕形纹）

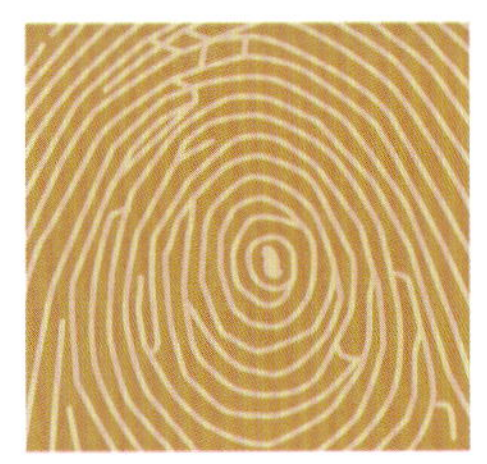

**斗形纹**
（约 35% 的人有斗形纹）

## 吉尼斯世界纪录

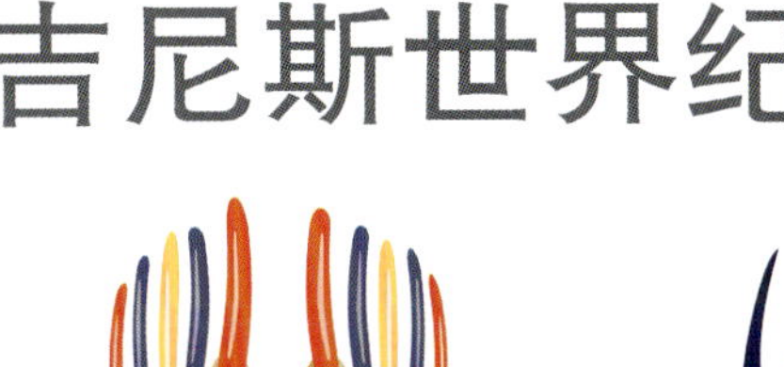

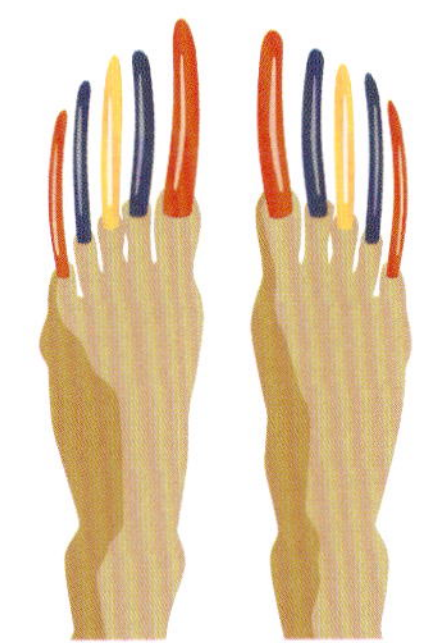

▲ **趾甲**
1991 年，美国人路易丝・霍利斯的趾甲总长度达 **2.21 米**。

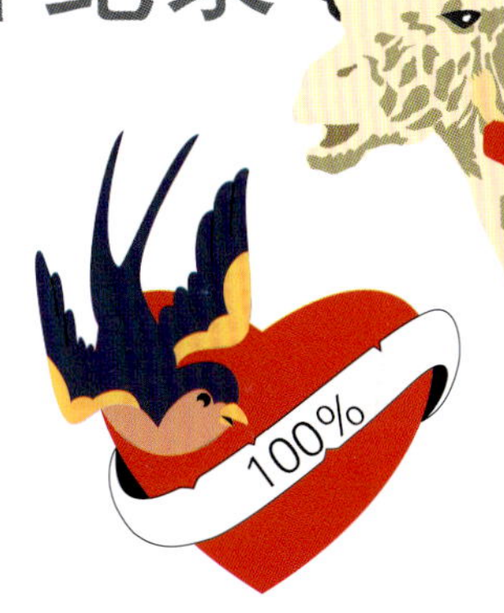


▲ **文身**
自 2006 年起，新西兰人卢基・戴蒙德・里奇让文身覆盖**全身每一寸皮肤**。

▶ **头发**
2004 年，中国人谢秋平的头发长度达到 **5.6 米**，大于长颈鹿的平均身高。

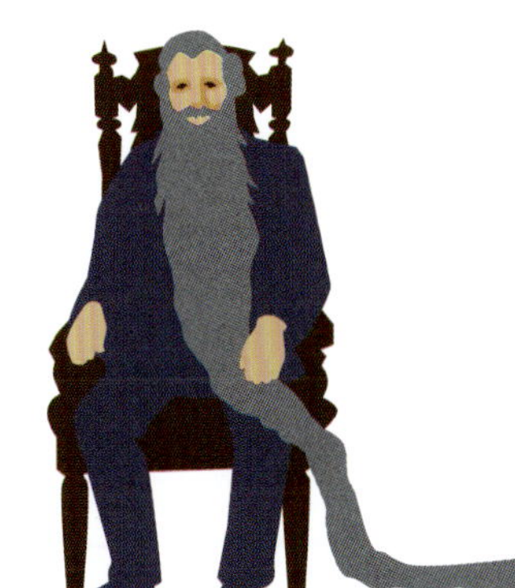

▲ **胡子**
美国人汉斯・朗塞特在 1927 年去世时，**胡子**长达 **5.3 米**。

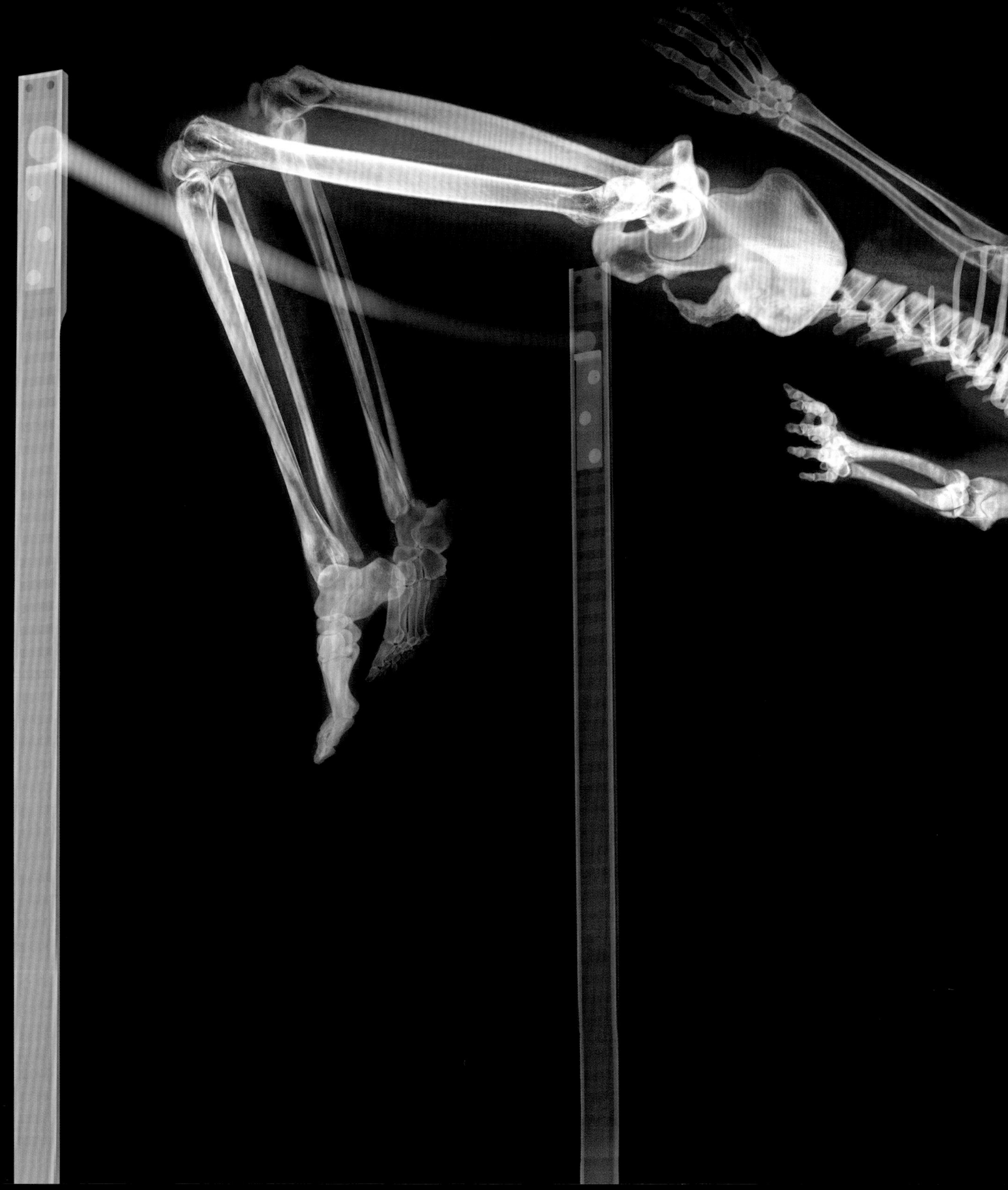

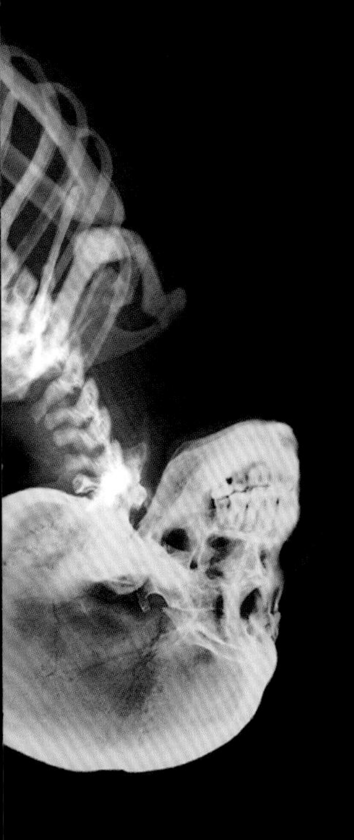

# 运动系统

骨骼和肌肉的重量约占体重的一半，它们协同工作，构成由意识支配的有生命的、可活动的框架。因为你可以完全控制骨骼肌，所以骨骼肌也被称为随意肌。

**人体**具有令人难以置信的力量和敏捷性，但要掌握像跳高这样高要求的技能，还需要一定的练习。

你身体中**骨的数量**取决于你的年龄。新生儿有 300 多块骨，但随着骨的生长，其中一些会合成一块。到 25 岁时，人体就只有 206 块骨了。

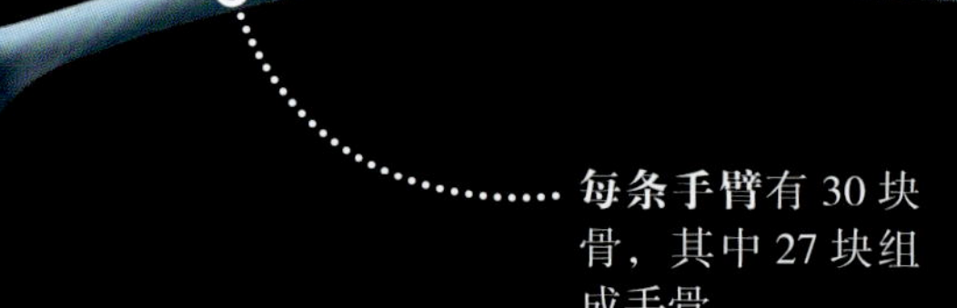

**每条手臂**有 30 块骨，其中 27 块组成手骨。

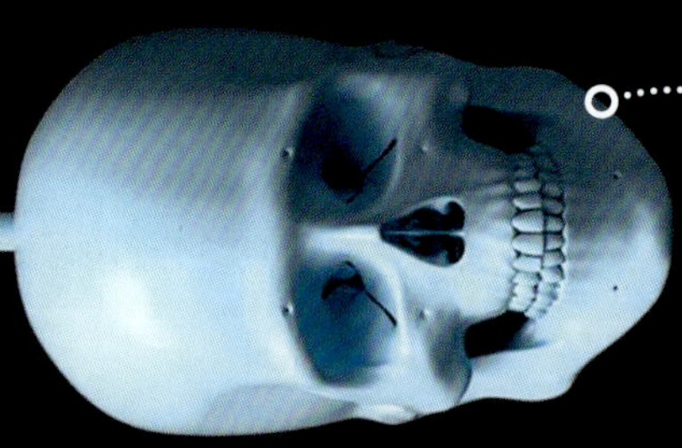

人类有 23 块**颅骨**。新生儿的颅骨尚未发育完全，所以骨与骨之间存在缝隙，出生三四个月时才会闭合。

# 你有多少块骨？

**如果没有骨骼支撑**，你的身体就会变成一堆肉。出生时，你有 300 多块骨。伴随成长，你的骨骼数量有所下降。骨之间由关节相连，骨和关节被 600 多块肌紧紧包裹。这个有生命的框架使你能够行走、跳舞、爬树、骑车。它还能保护器官，储存矿物质，制造 95% 的血细胞。

## 知识快读

**大多数大型动物**的骨骼都是内骨骼，即体内的骨骼；而许多小型动物的骨骼则是外骨骼，即坚硬的外部结构。

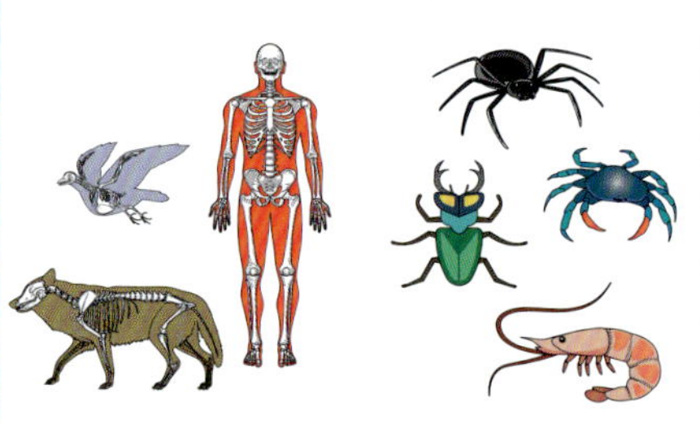


**鲨鱼没有硬骨**。它们的内骨骼完全由软骨组成。软骨是一种坚韧且有弹性的组织。

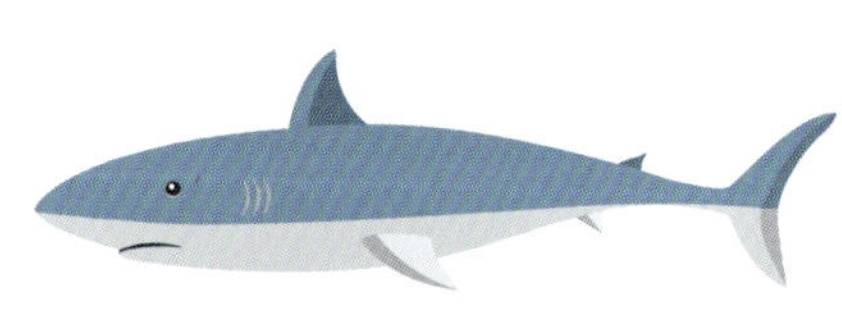

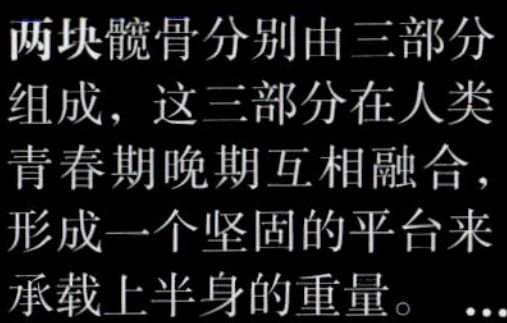

**两块**髋骨分别由三部分组成，这三部分在人类青春期晚期互相融合，形成一个坚固的平台来承载上半身的重量。

人在幼年时**脊柱**有32或33块椎骨，成年后部分椎骨相互融合，椎骨数量降至26块。

你有**12对**肋骨。不过每500人里有1人有第13对肋骨。

**成年人有206块骨，但刚出生的婴儿有300多块骨。**

## 运作原理

**你的骨骼**有5种主要功能，每一种功能都是非常重要的。

**保护：**你的颅骨和肋骨等保护着重要的内部器官。

**运动：**连结骨与骨的灵活的关节使你能够改变姿势和活动自如。

**锚定：**骨为肌提供可以附着和拉动的目标，使你的身体能够活动。

**供血：**骨内有制造血细胞的软组织——骨髓。

**支撑：**骨骼最重要的工作是支撑起你的身体并使其成形。

**每条腿**有30块骨，其中26块组成足骨。

股骨是身体中**最长**且最结实的骨。

# 你的骨头有多结实？

**在相同重量的情况下**，骨比钢结实，前者的强度是混凝土的 4 倍。骨的高强度归功于其巧妙的结构。骨并不全是实心的，它有空洞和纵横交错的支柱，使骨很轻但又能承受很大的力。

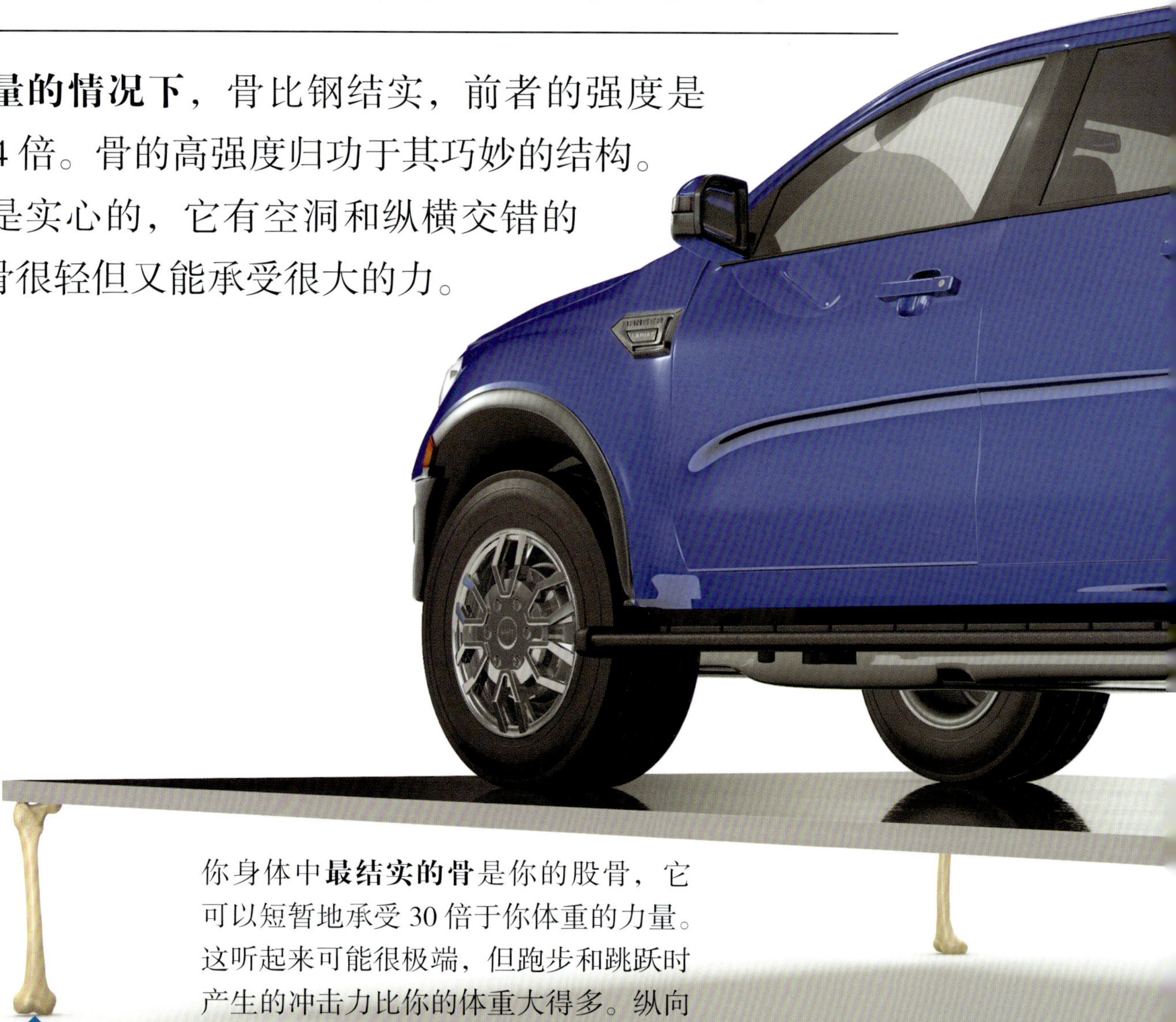

你身体中**最结实的骨**是你的股骨，它可以短暂地承受 30 倍于你体重的力量。这听起来可能很极端，但跑步和跳跃时产生的冲击力比你的体重大得多。纵向受压时，像股骨这样的长骨可以承受强大的力量，但突然来自横向的力量可以使它们弯曲甚至骨折。

**4 个人的股骨可以支撑一辆 6 吨重的卡车。**

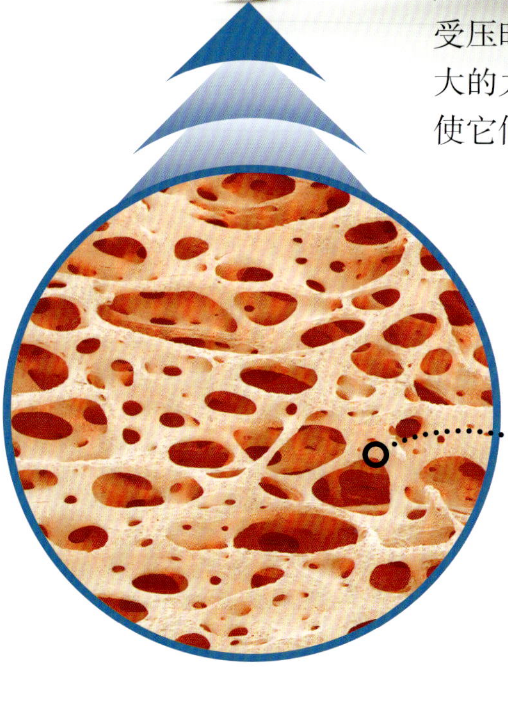

**在显微镜下**，股骨的内部看上去就像海绵一样。这些孔洞使股骨相对较轻。

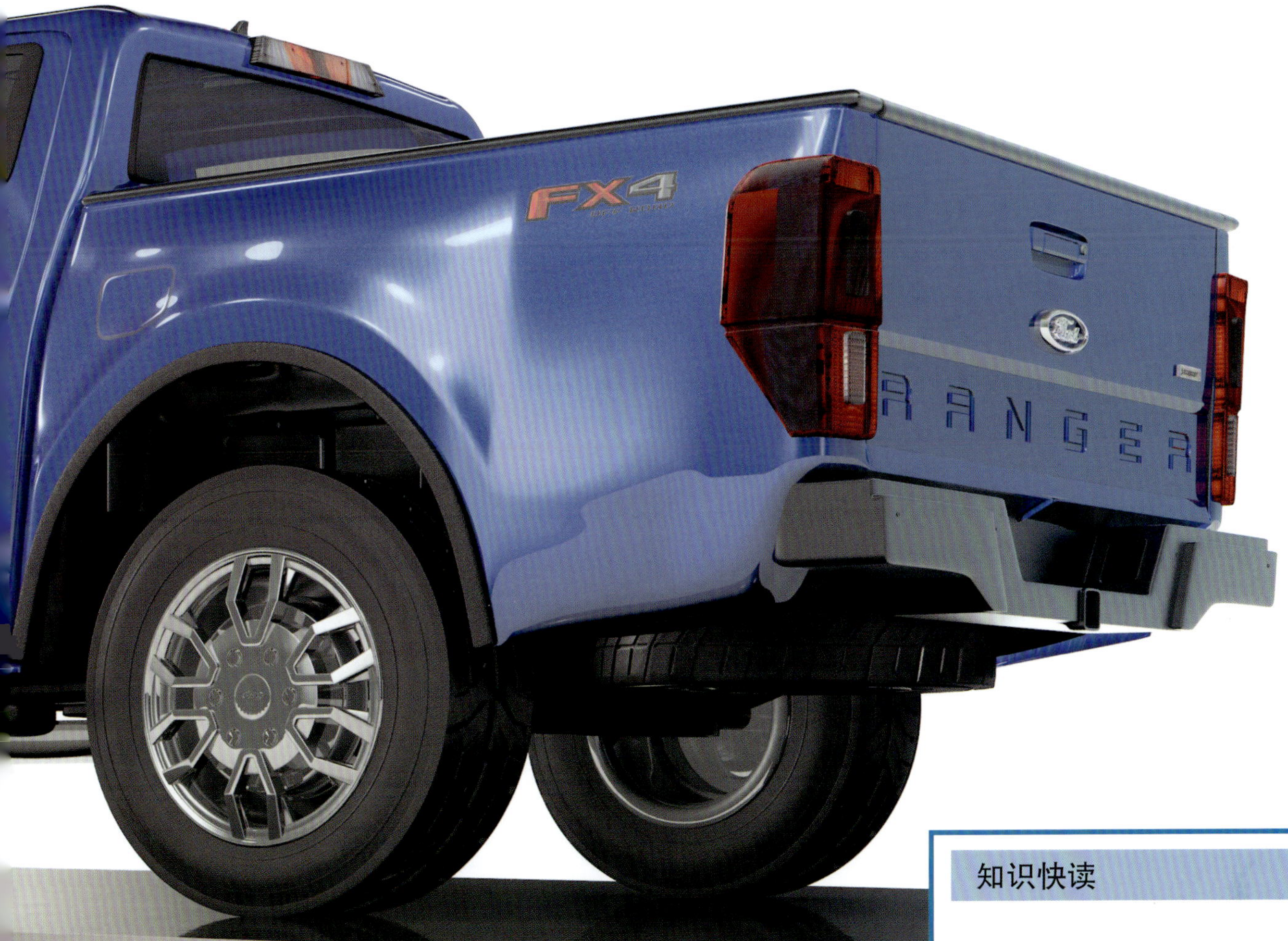

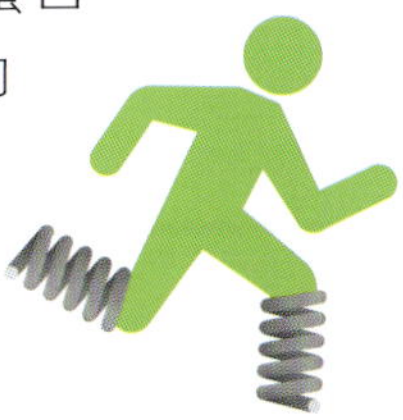

## 运作原理

**骨质**是骨的主要组成部分，分为骨密质和骨松质。骨最坚固的部分是外层，称为骨密质，主要由磷酸钙（使牙齿坚硬的物质）等矿物质组成。骨松质中的空洞可以减轻骨的重量。骨髓是存在于骨髓腔和骨松质间隙内的软组织。

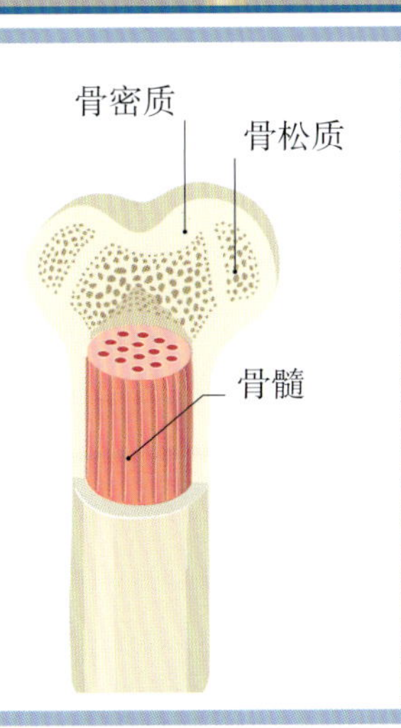


## 知识快读

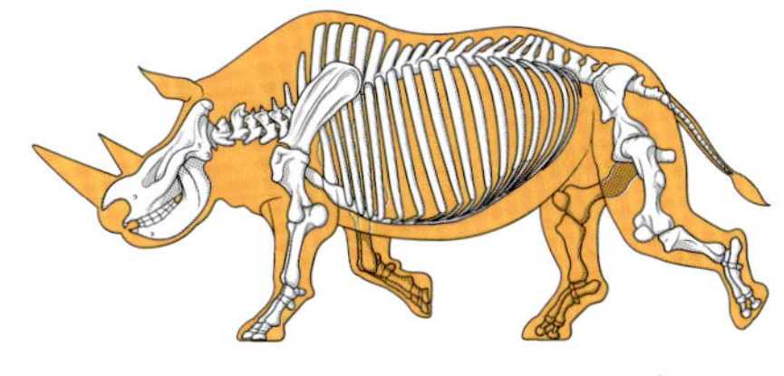

世界上**最坚固**的骨可能是犀牛的股骨，它可以支撑大约 100 吨的重量。

胶原纤维占骨**近 1/3** 的重量，是一种有弹性的蛋白质。这种纤维穿入骨的坚硬部分，使骨具有一定弹性，有助于防止骨断裂。

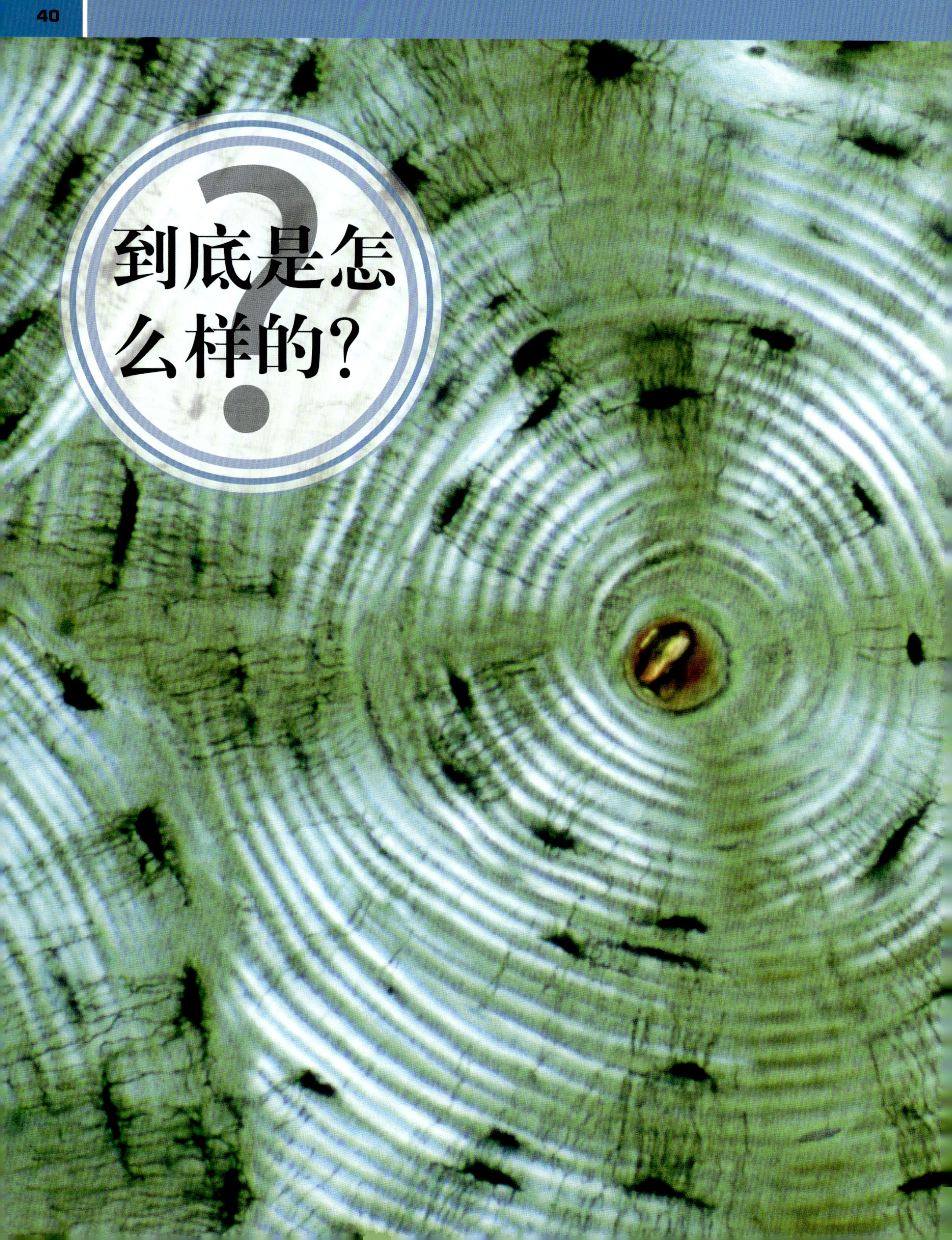

# 到底是怎么样的?

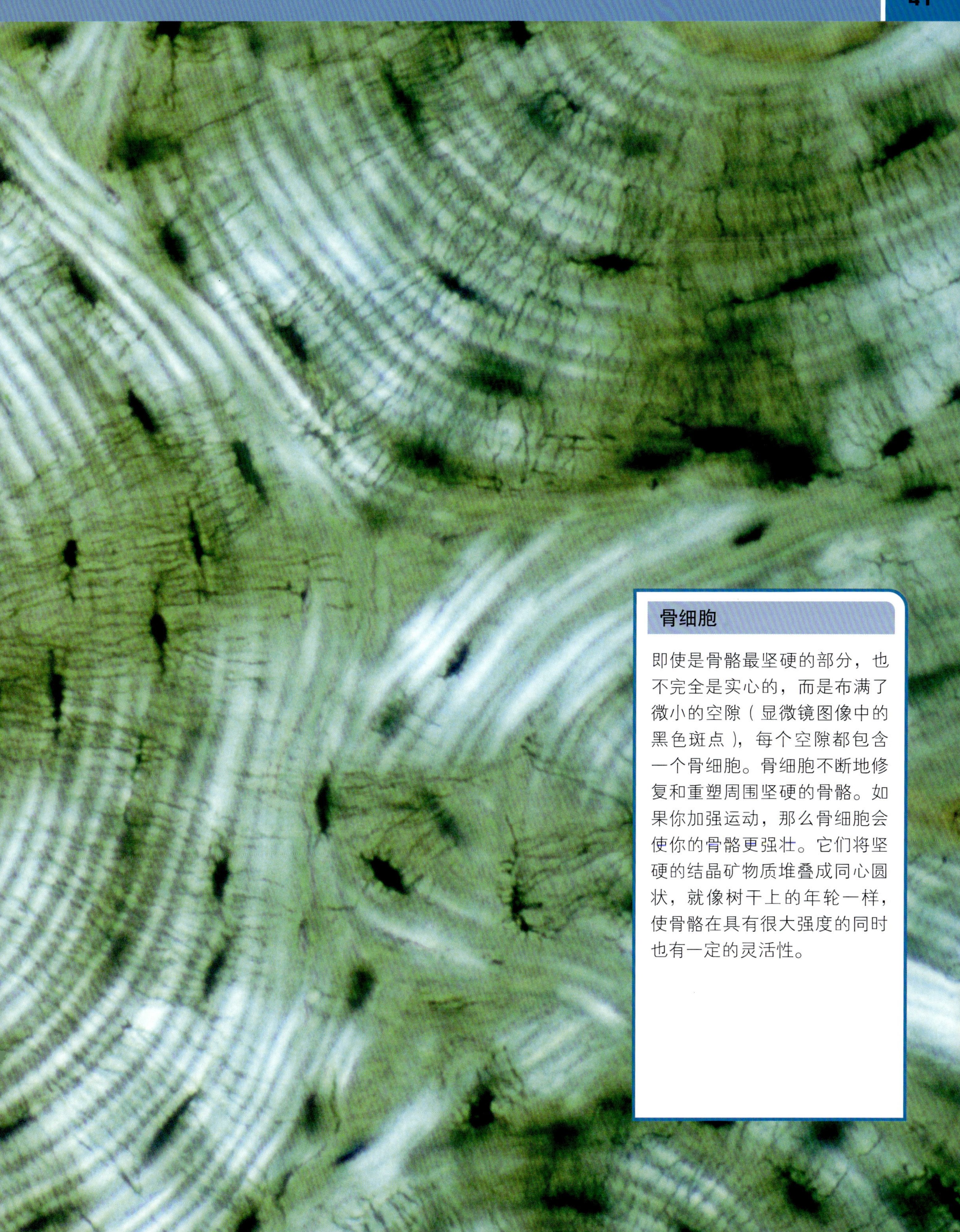

### 骨细胞

即使是骨骼最坚硬的部分，也不完全是实心的，而是布满了微小的空隙（显微镜图像中的黑色斑点），每个空隙都包含一个骨细胞。骨细胞不断地修复和重塑周围坚硬的骨骼。如果你加强运动，那么骨细胞会使你的骨骼更强壮。它们将坚硬的结晶矿物质堆叠成同心圆状，就像树干上的年轮一样，使骨骼在具有很大强度的同时也有一定的灵活性。

# 你的**颅骨**有多少块？

**颅骨就像一个内置头盔**，保护脑免受伤害。它由许多块像拼图碎片一样连在一起、不能活动的骨组成，唯有舌骨和下颌骨是例外。当你呼吸、说话或吞咽时，舌骨和下颌骨就会活动。除保护脑以外，颅骨还是主要感觉器官的安家之处，这些感觉器官有眼、耳、鼻、舌。

## 知识快读

**新生儿的颅骨**因未完全闭合而有宽大的缝隙，其中填充着软组织。这些缝隙叫作囟门，可以使胎儿在出生受到轻微挤压时，让头骨发生弯曲。这就是新生儿的脑袋有时会略尖的原因。

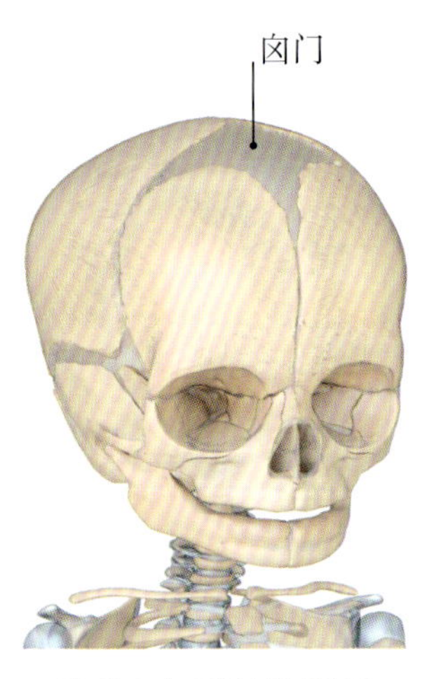

胎儿8个月时的颅骨

颅骨**顶部的球形部分**称为脑颅骨，包裹着你的脑。脑颅骨共 8 块，它们连在一起，形成坚硬的圆顶。构成面部支架的颅骨部分称为面颅骨，共 15 块，其中大多数都是成对存在的，即在头部两侧各有一块。

**颅骨共 23 块（图中未标注舌骨），但只有舌骨和下颌骨可以活动。**

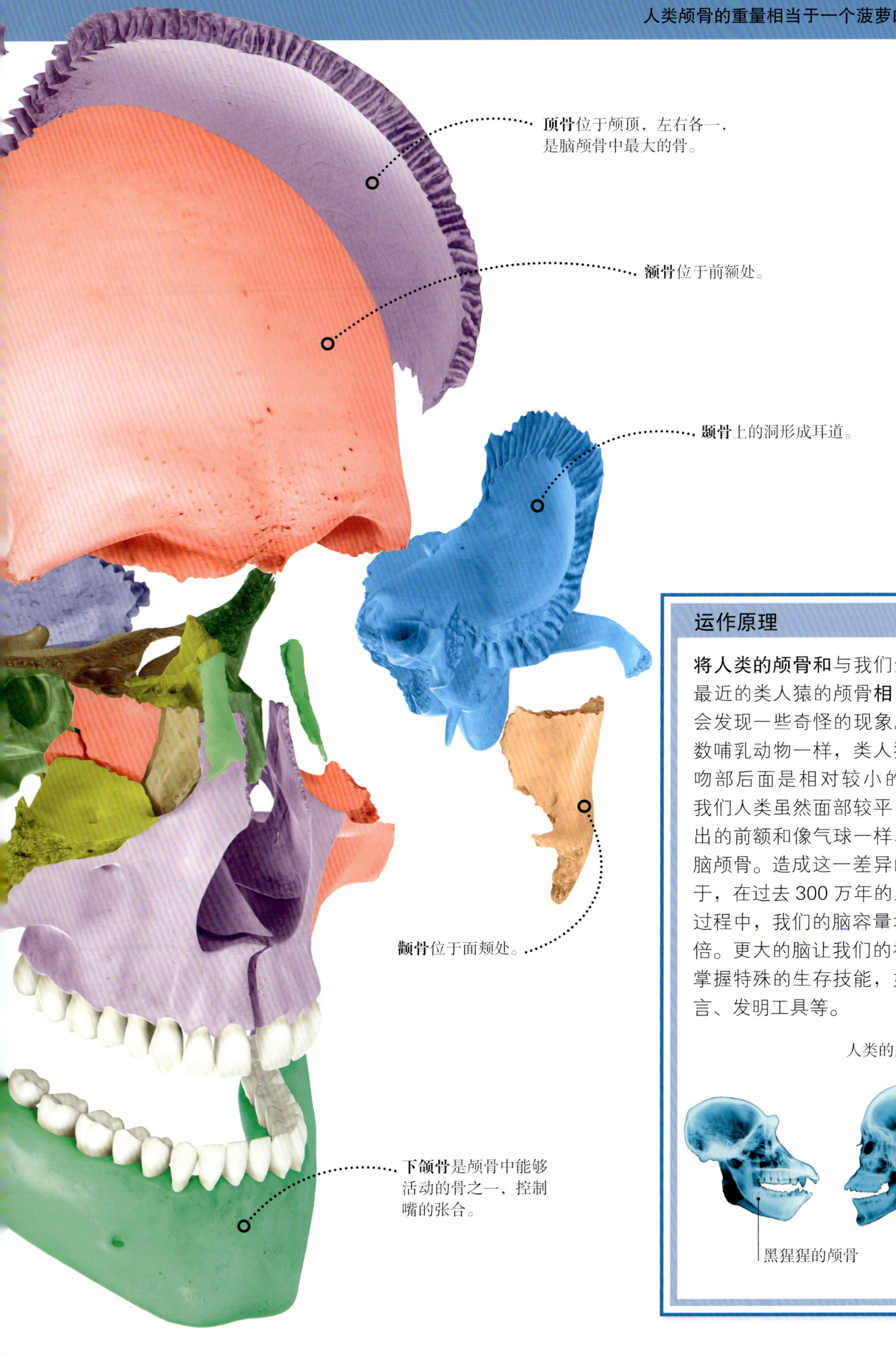


## 运作原理

**将人类的颅骨和**与我们亲缘关系最近的类人猿的颅骨**相比**，你就会发现一些奇怪的现象。像大多数哺乳动物一样，类人猿突出的吻部后面是相对较小的脑颅骨；我们人类虽然面部较平，但有突出的前额和像气球一样、大大的脑颅骨。造成这一差异的原因在于，在过去 300 万年的人类进化过程中，我们的脑容量增加了两倍。更大的脑让我们的祖先能够掌握特殊的生存技能，如使用语言、发明工具等。

人类的颅骨

黑猩猩的颅骨

# 你的手脚有多少块骨?

**你的手**非常灵活!手是多用途的超级工具,可以做推、拉、握、抓、捏等动作。然而,你的脚只须做好一件事——让你保持直立。完成上述工作需要许多骨协作,手骨每侧有27块,足骨每侧有26块,手足共有106块骨,占人体骨骼总数的一半以上。

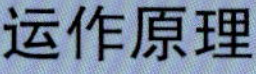

## 运作原理

**你的拇指**能和其他4指中的任意一根手指一起完成**捏**的动作,且只有人类才能做到。这是一种独特的能力,让你比其他任何动物都能更从容地处理物体。特殊的拇指使你能以以下两种方式处理物体。

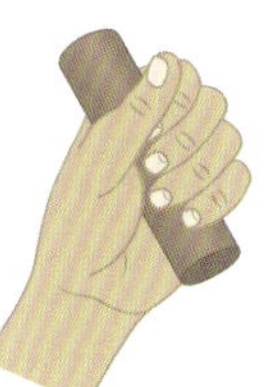

**抓握**是指手指拳曲聚拢,将物体固定在手里。在攀爬、扔球和拿重物的时候会用到这种手法。

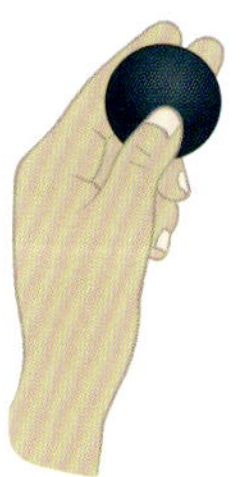

**捏**是指用拇指和别的手指夹住小件物体。它不像抓握那样用力,在完成系鞋带、书写等烦琐的工作时需要用到这种手法。

**你的足骨**和手骨的排列方式基本相同。为了支撑你的体重,足骨更粗一些,同时趾骨比指骨短,因为趾骨不需要抓握东西。

**人体一半以上的骨长在手和脚上。**

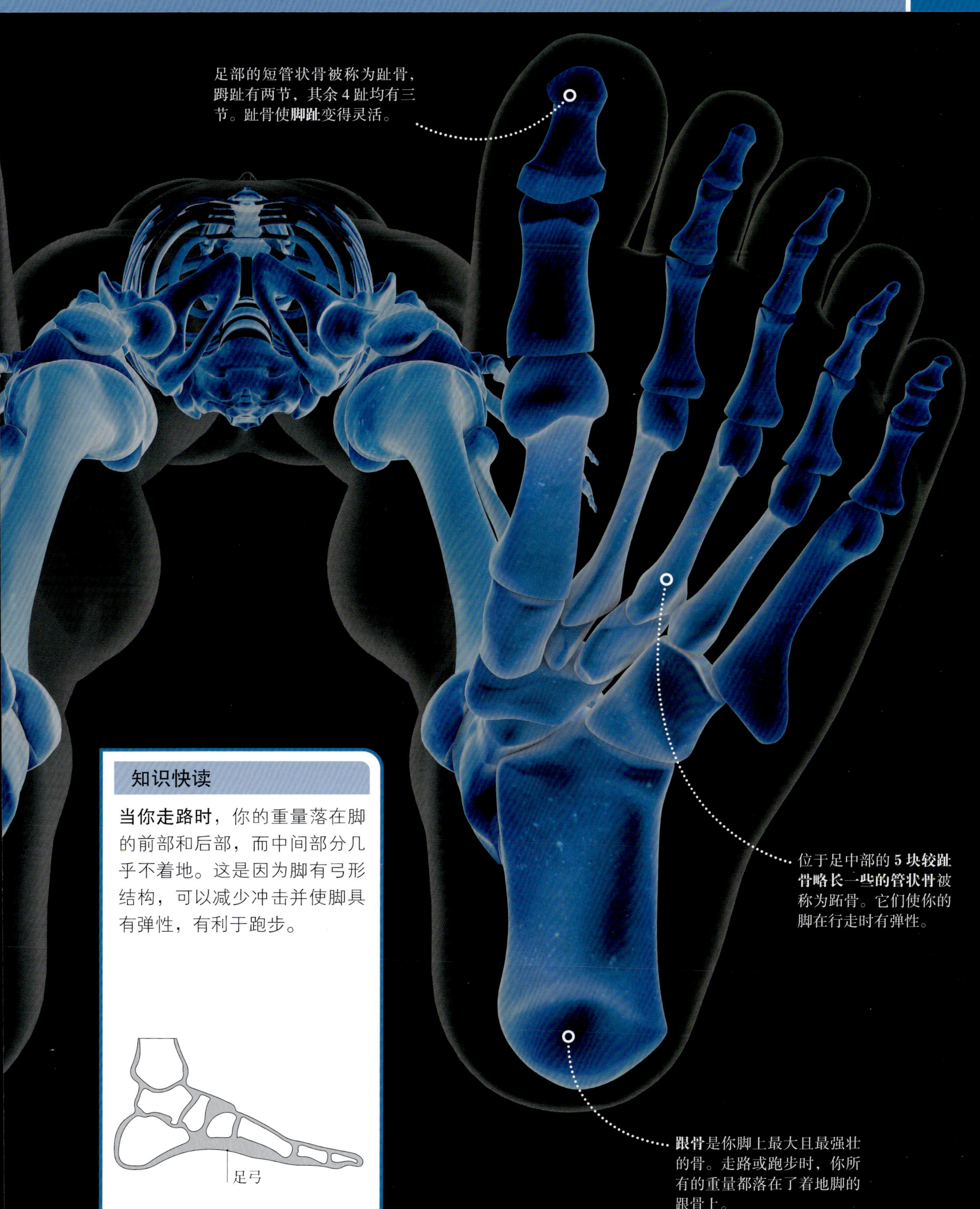


## 知识快读

**当你走路时**，你的重量落在脚的前部和后部，而中间部分几乎不着地。这是因为脚有弓形结构，可以减少冲击并使脚具有弹性，有利于跑步。

# 骨如何愈合？

**骨很坚硬**。不过如果骨被扭曲、弯曲或大力撞击，就容易骨折。幸运的是，像你身体的大多数部位一样，骨也是由可以自我修复的活组织构成的。愈合的过程在你骨折后立即开始，隐藏在每块骨里的特殊细胞迅速生长繁殖，形成临时性的软骨痂。接下来的几个月，软骨痂被不断重塑和加强，直到伤处完全恢复。

**断骨需要一年或更长时间才能完全愈合**并恢复到原本的强度。

固定在肱骨上的**金属板**使断裂的肱骨保持相对固定不动，直到伤处重新融合。

**金属板和螺丝**由一种不会生锈的金属制成。

知识快读

**骨折**很疼，但这种疼痛对你来说是有益处的，因为疼痛使你在伤处愈合时尽量保持不动。

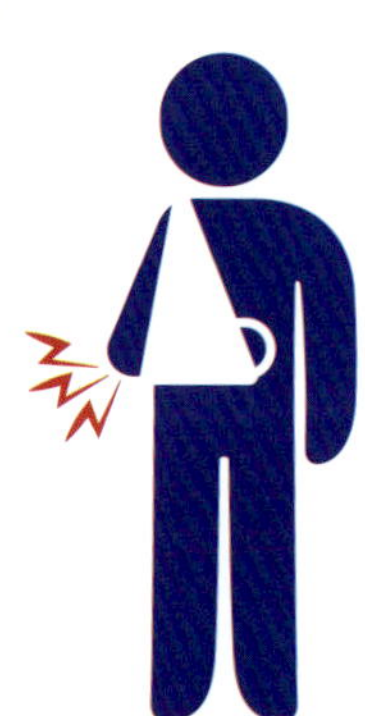

在治疗骨折时，**医生**有时候需要在骨愈合前进行复位固定，以确保骨恢复正常形状。

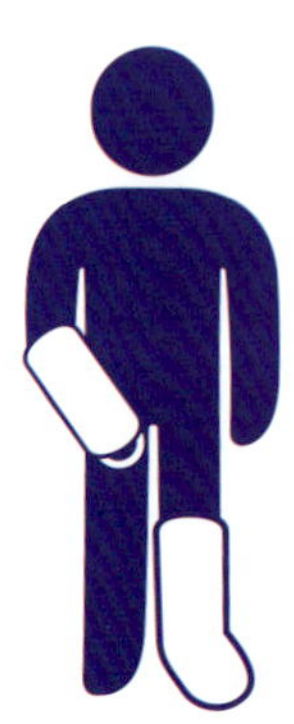

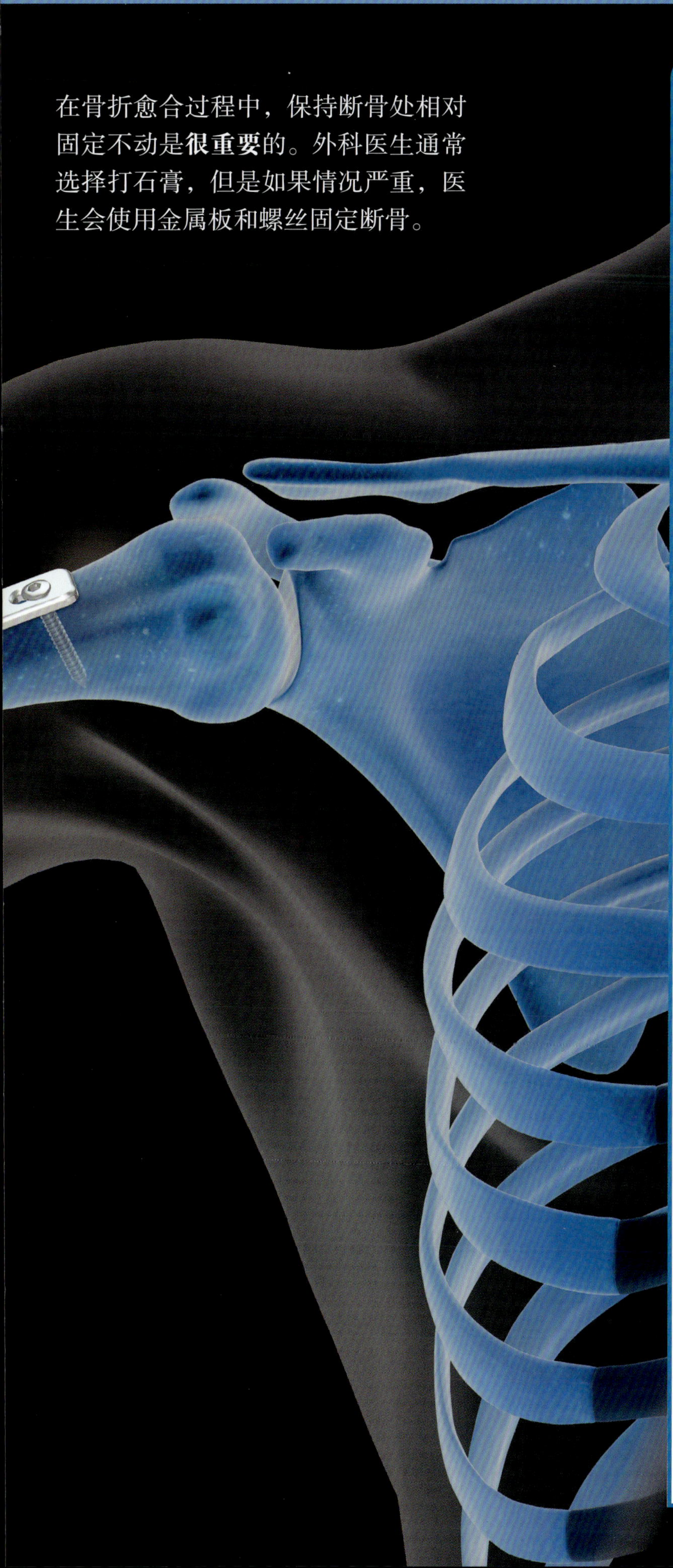

在骨折愈合过程中，保持断骨处相对固定不动是**很重要**的。外科医生通常选择打石膏，但是如果情况严重，医生会使用金属板和螺丝固定断骨。

## 运作原理

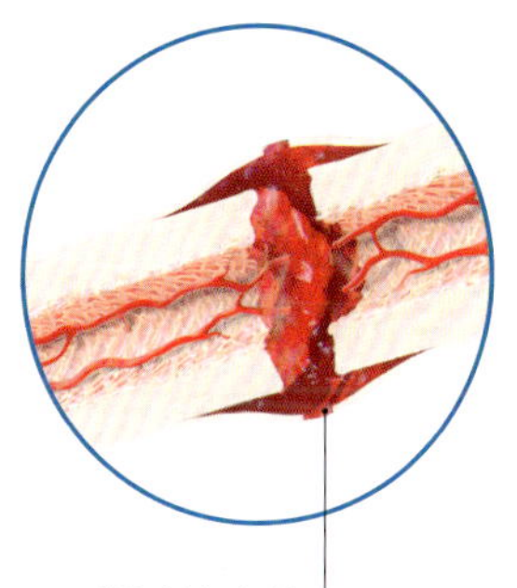

凝固的血块

在骨折后的**几个小时内**，血液会充满断骨处并凝固成血块，骨折周围的区域变得肿胀，令人疼痛。

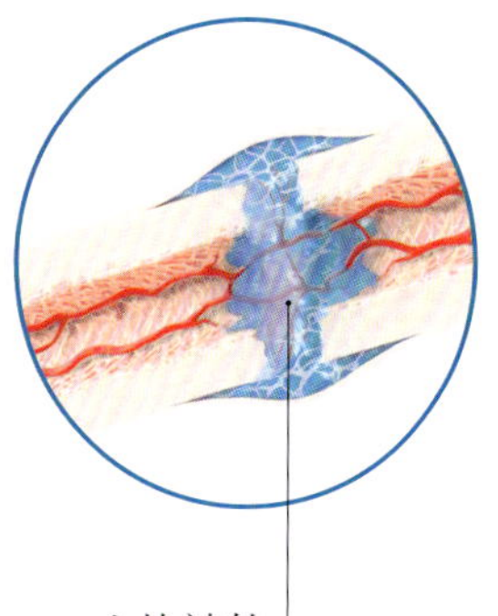

血块被软骨取代。

**一周后**，血块被坚韧且有弹性的软骨组织取代，形成软骨痂——连接断骨的临时桥梁，只是软骨不够坚固。

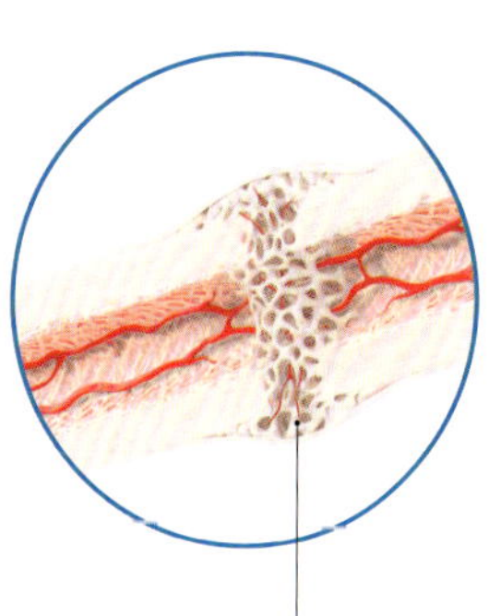

新的骨组织

**一两个月后**，软骨痂被由骨松质构成的硬骨痂取代。硬骨痂将断骨牢固地连在一起，这时就可以拆除石膏了。

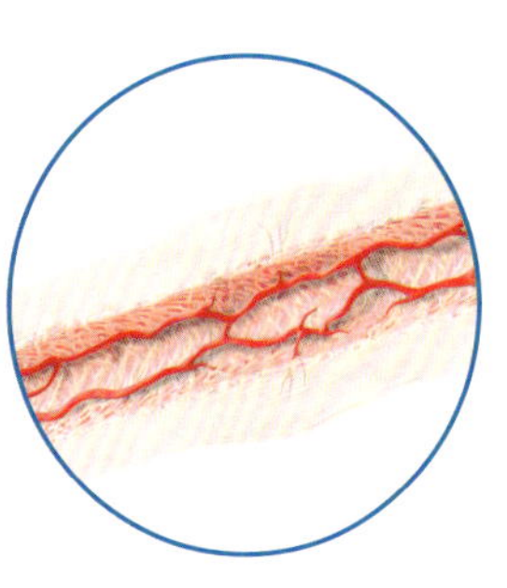

**一年内**，骨细胞通过吸收硬骨痂并形成更加坚固的新生骨密质对患处进行重塑，使骨恢复到原本的状态。

# 你的关节是如何工作的？

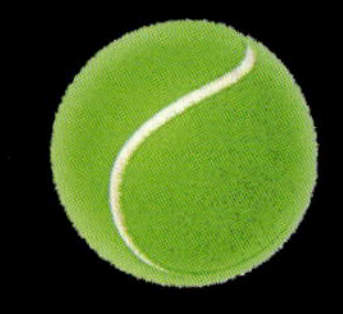

**如果骨骼**上没有关节，那么身体就会像雕像一般僵硬不动。关节是骨与骨之间可活动的相连部分。就像门上的铰链一样，关节将两个坚固的部分连在一起，但又允许它们各自活动。你的许多关节的工作方式类似于机器中的活动部件。例如，肘部有屈戌关节，工作方式类似于铰链；肩膀有球窝关节，工作方式类似于游戏手柄上的拇指杆。

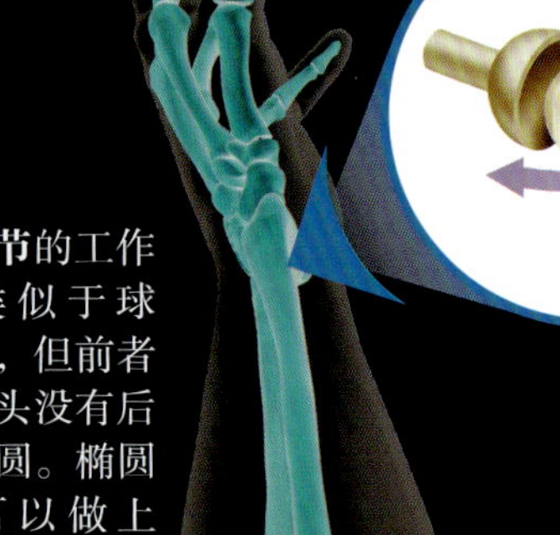

**椭圆关节**的工作方式类似于球窝关节，但前者的关节头没有后者那么圆。椭圆关节可以做上下、左右和环转运动。

位于肩部和髋部的**球窝关节**允许你的四肢沿着任意方向自由活动。

**在椎骨之间**有一些起到减震作用的小小软骨垫，即椎间盘。椎间盘和韧带将相邻的椎骨连起来，且允许少量的运动，使你能够弯曲脖子和背部。

## 运作原理

**像机器中的活动部件**一样，关节也需要润滑以保持工作顺畅。灵活的关节被包在一个防漏水的囊中，其中充满了蛋白样液体，即滑液，使骨与骨之间发生相对运动时不被刮伤。骨的接触面上覆有一种叫作关节软骨的光滑物质。韧带是一种非常坚韧的致密纤维结缔组织，起到加强关节稳固或限制其过度运动的作用。

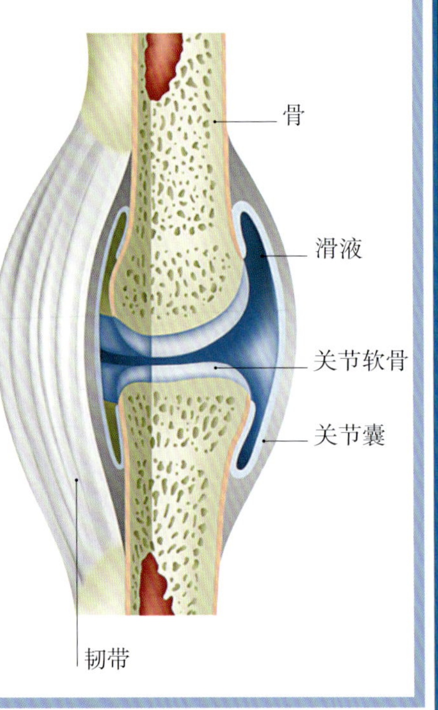

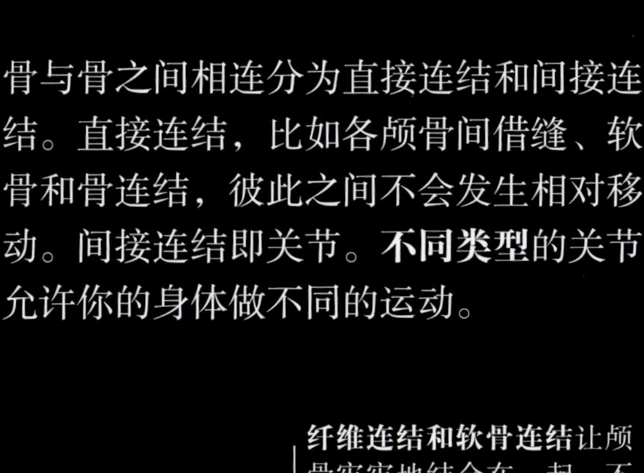

骨与骨之间相连分为直接连结和间接连结。直接连结，比如各颅骨间借缝、软骨和骨连结，彼此之间不会发生相对移动。间接连结即关节。**不同类型**的关节允许你的身体做不同的运动。

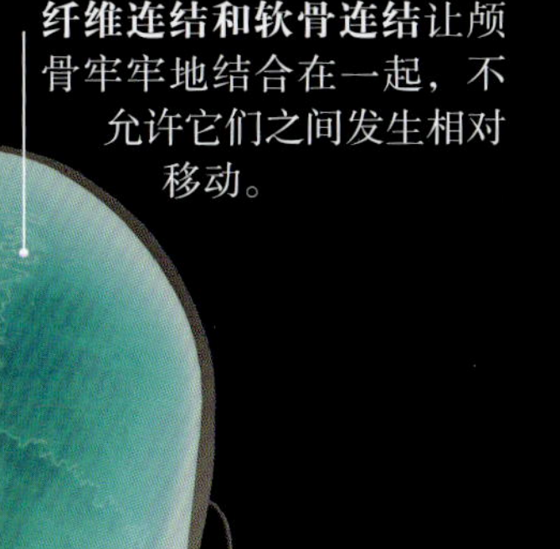

**纤维连结和软骨连结**让颅骨牢牢地结合在一起，不允许它们之间发生相对移动。

**鞍状关节**允许骨沿两条轴做屈、伸、收、展和环转运动。

**枢轴关节**的工作方式类似于方向盘。颈椎上的枢轴关节让你可以把头从一边转到另一边。

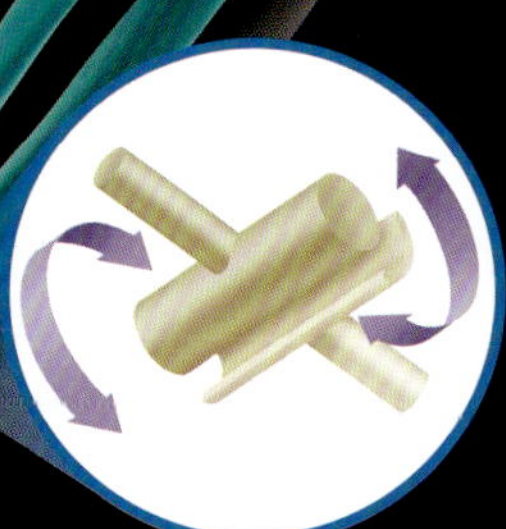

肘部的**屈戌关节**使你的前臂能沿着一个方向屈伸。你的膝盖、脚踝和手指也有屈戌关节。

知识快读

在活动自如的关节中，**骨的接触面**上都覆盖着关节软骨。这种组织非常光滑，其光滑程度至少是冰的两倍。然而，它不能自我修复，所以任何磨损都是永久性的。

**大约 1/10** 的人有超级灵活的关节。这些人韧带的弹性更大，可以让身体弯曲成不可思议的形状。

# 你的**手指**有多少块**肌肉**？

**手指**是你身体最灵活的部分，能够完成从弹吉他到挖鼻孔等各种各样的任务。令人惊讶的是，它们都是通过遥控来完成这一切的。手指没有肌肉，来自前臂的肌肉通过如绳索一般的肌腱牵动手指，就像用绳子牵动提线木偶那样。活动你的手指，就会看到手背上的肌腱在动。

**肌腱位于**指骨的正面和背面，连接着你的指骨与前臂肌。当手背一侧的肌腱拉动时，手指伸直；当手掌一侧的肌腱拉动时，手指弯曲。

运作原理

**肌肉**通过自身收缩和用肌腱拉动骨来**工作**。它们通常成对工作。例如，位于上臂前侧的肱二头肌使你的手臂弯曲，而位于上臂后方的肱三头肌使手臂伸直。

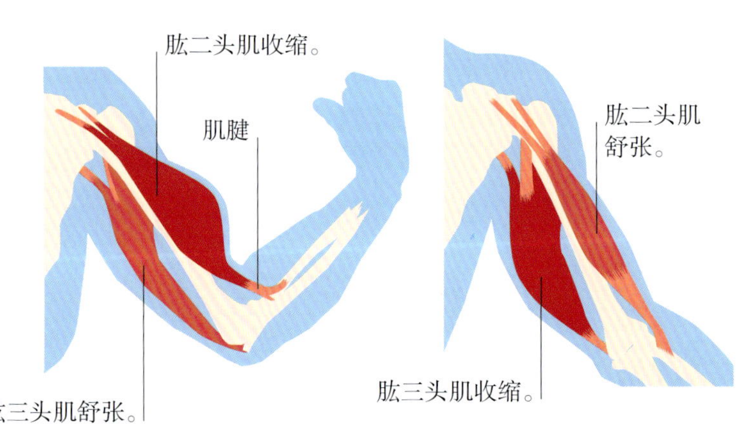

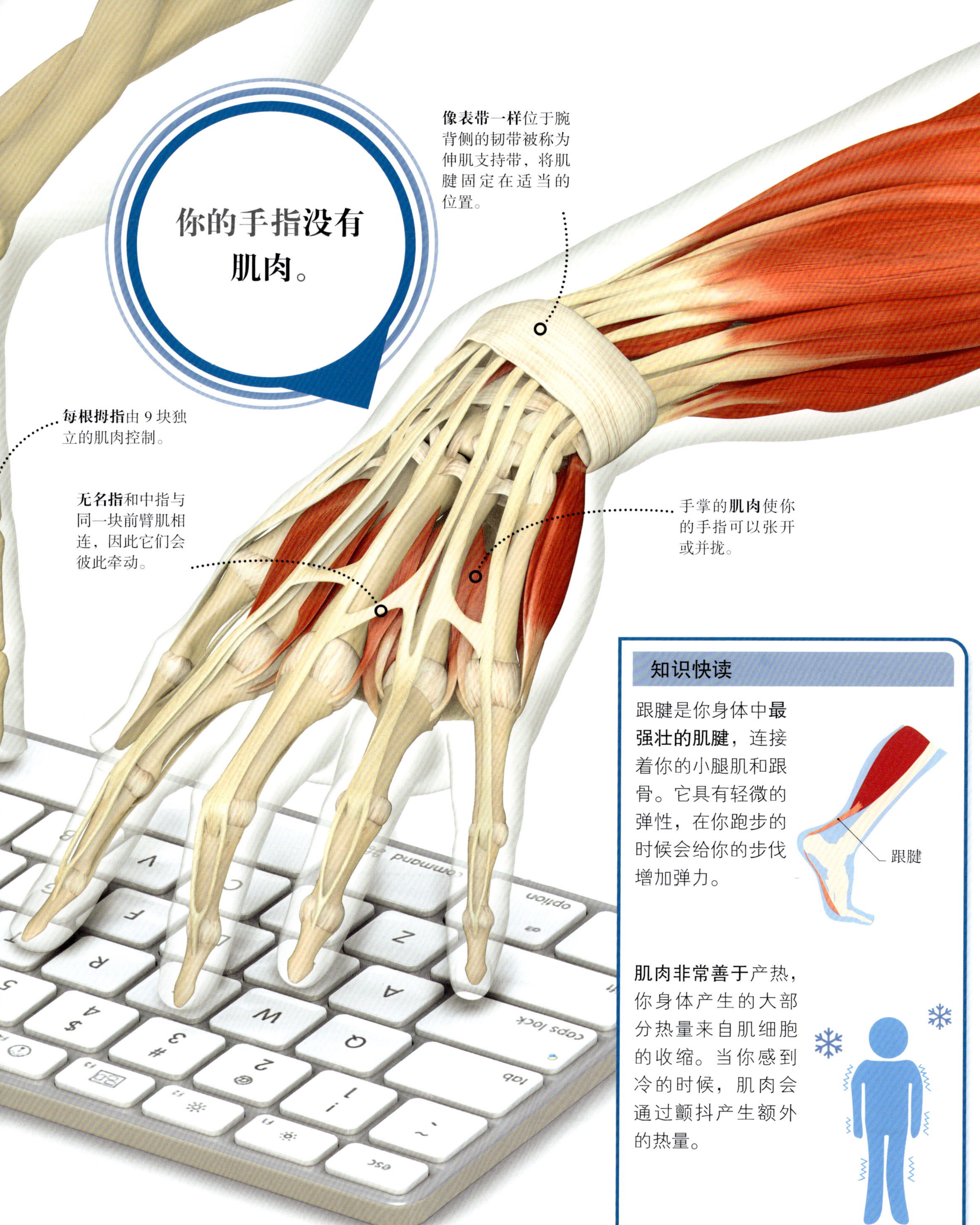


## 知识快读

跟腱是你身体中**最强壮的肌腱**，连接着你的小腿肌和跟骨。它具有轻微的弹性，在你跑步的时候会给你的步伐增加弹力。



**肌肉非常善于**产热，你身体产生的大部分热量来自肌细胞的收缩。当你感到冷的时候，肌肉会通过颤抖产生额外的热量。

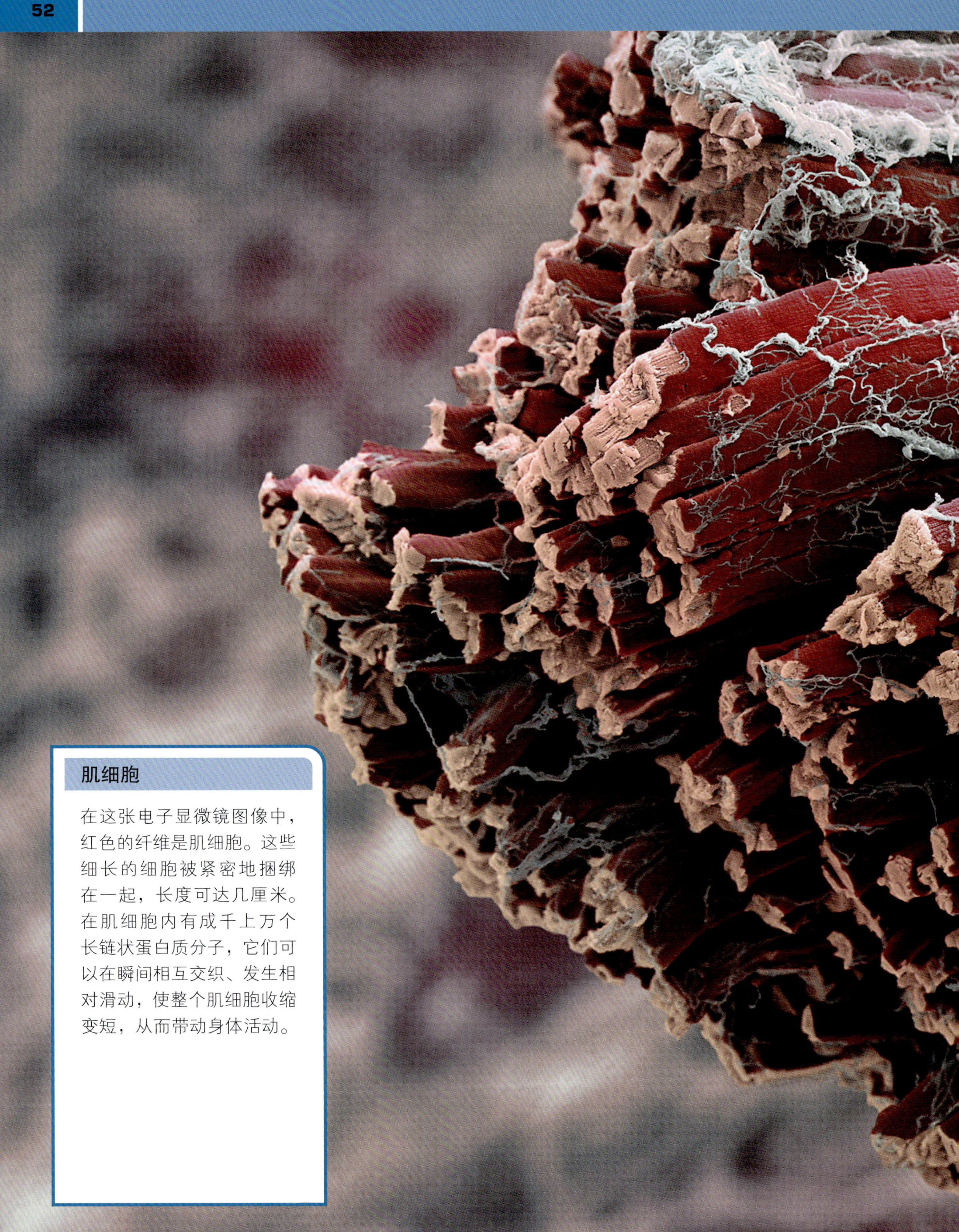

## 肌细胞

在这张电子显微镜图像中，红色的纤维是肌细胞。这些细长的细胞被紧密地捆绑在一起，长度可达几厘米。在肌细胞内有成千上万个长链状蛋白质分子，它们可以在瞬间相互交织、发生相对滑动，使整个肌细胞收缩变短，从而带动身体活动。

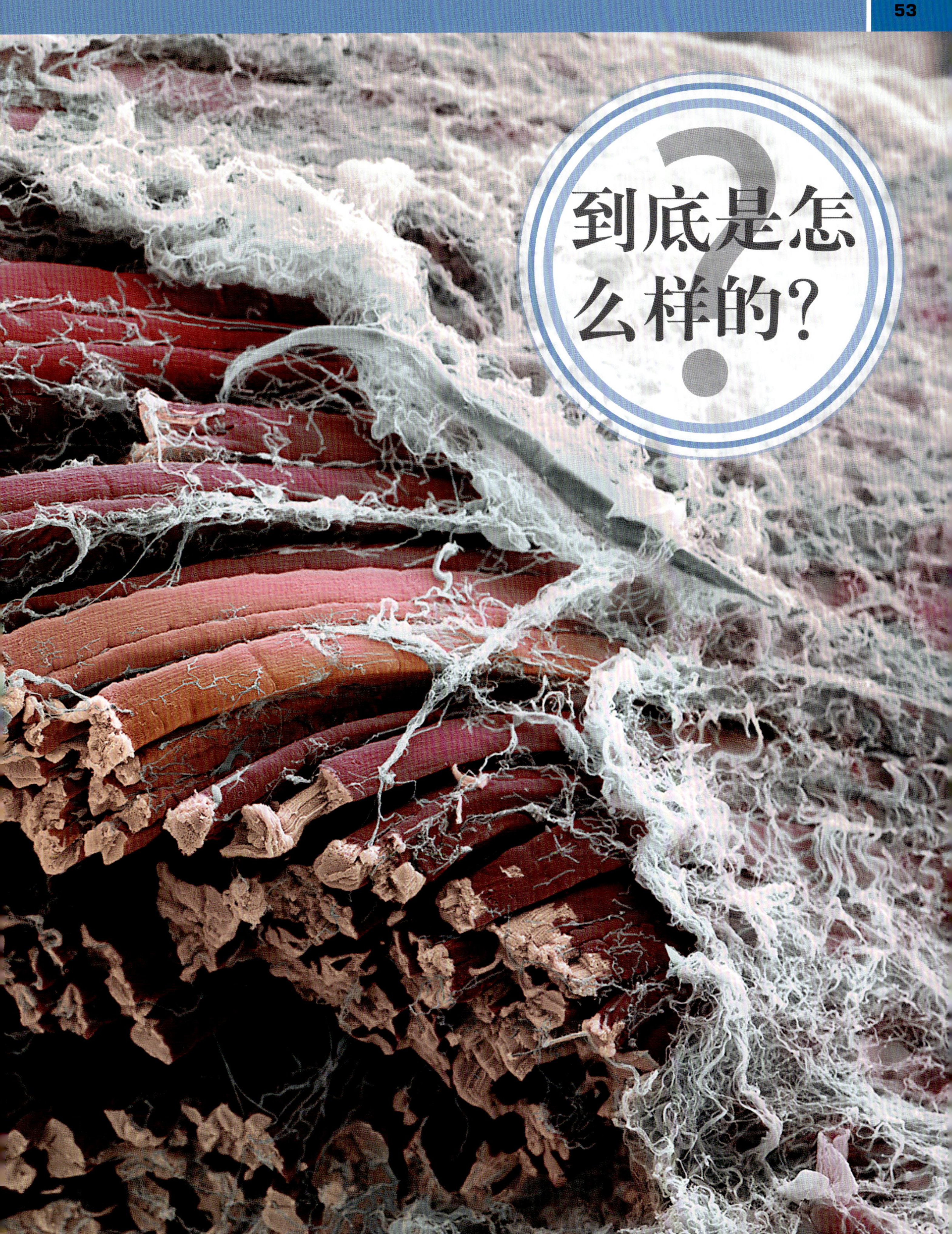
到底是怎
么样的?

# 骨骼和肌肉的相关事实

## 关于脊柱的数据

你的**脊柱**由 26 块**椎骨**构成。在椎骨之间有起**减震**作用的**椎间盘**——由纤维软骨组成。

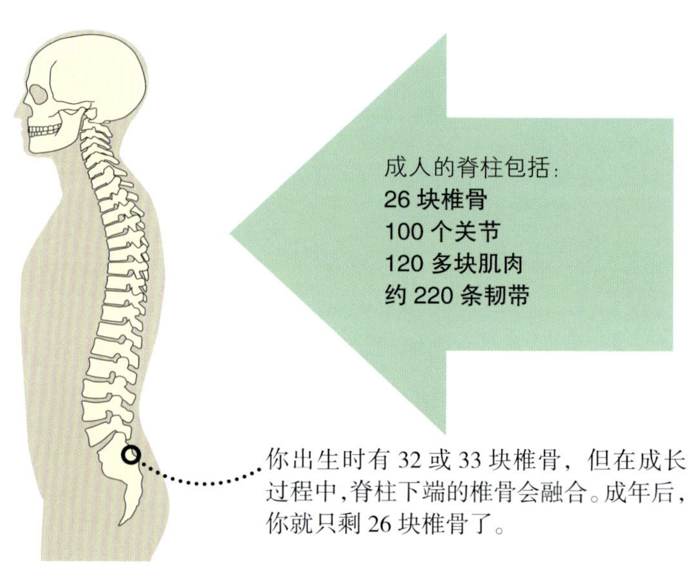


## 最昂贵的骨

史上最昂贵的**恐龙骨骼化石**来自一只被称为**斯坦**的霸王龙。在 2020 年的一次拍卖会上，这些骨头以 **2460 万英镑**成交！

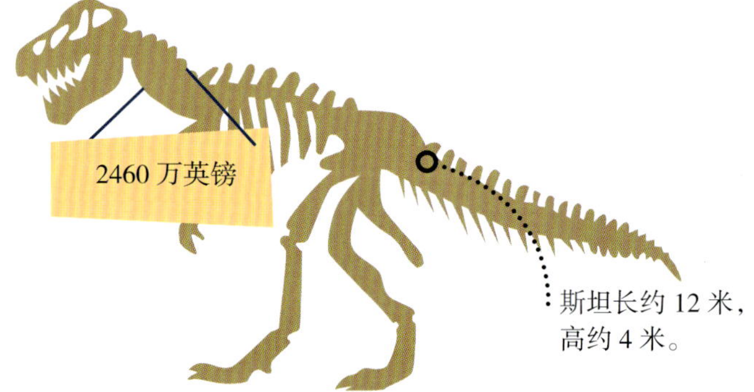


## 太空引起的变化

太空**失重**环境会对**航天员的身体**造成伤害。当身体无须努力克服**地心引力**时，骨骼的密度会下降，肌肉也会渐渐萎缩。

**骨密度：–10%**
在 6 个月内，太空中航天员的骨密度会下降 10%。**返回地球**后，他们的骨密度可能需要 4 年才能恢复。

**肌肉：–20%**
持续 5 ~ 11 天的太空任务可导致航天员肌肉减少 20%。

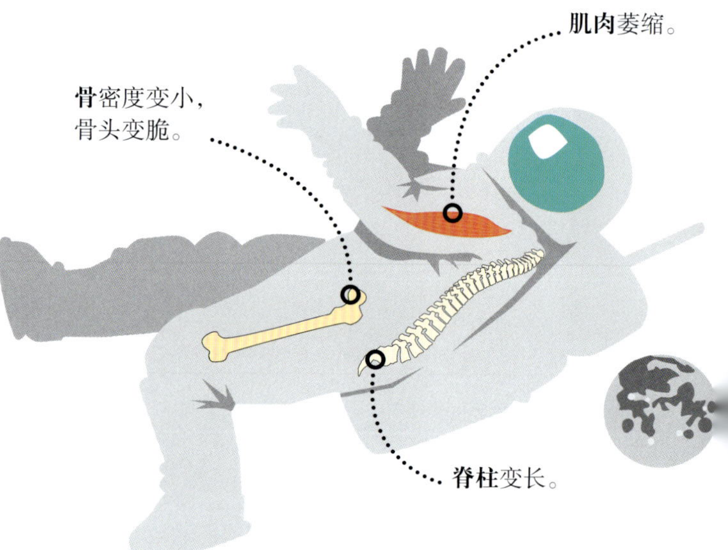


**身高：+3%**
航天员在太空中最多可以长高 3%。由于缺乏重力，脊柱中的**椎间盘**膨胀，导致脊柱拉长。

**锻炼：+2.5 小时**
为防止**肌肉和骨骼**退化，国际空间站内的航天员必须每天锻炼 2.5 小时。

# 肌肉中的佼佼者

你身体里的所有肌肉都在执行重要的任务，但有些肌肉因**力量大**、**体积大**或**不知疲倦的工作精神**脱颖而出。以下是一些最有名气的肌肉：

**▶ 最大的肌肉**
人体最大的肌肉是屁股上的**臀大肌**。它能使**臀部**挺直，使你保持直立。

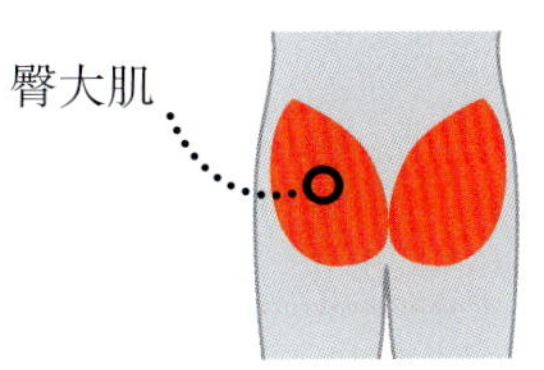


**▶ 最强壮的肌肉**
在大小相同的条件下进行比较，**咬肌**是人体最强壮的肌肉。同时咬肌也是主要的咀嚼肌，可以使你的嘴闭合。

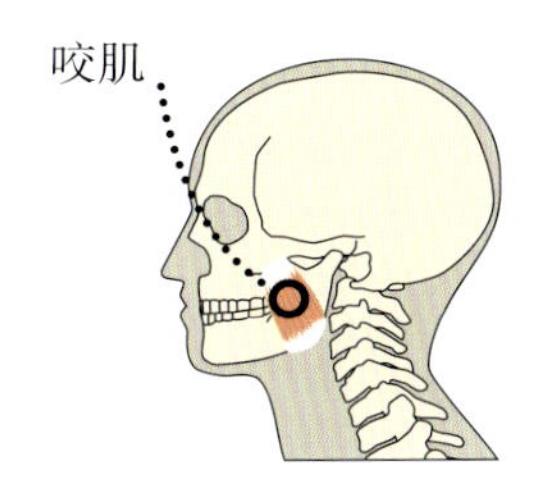


**▶ 最长的肌肉**
长达 60 **厘米**的**缝匠肌**是人体最长的肌肉。它经**大腿**前面斜向下延伸到**膝盖**内侧。

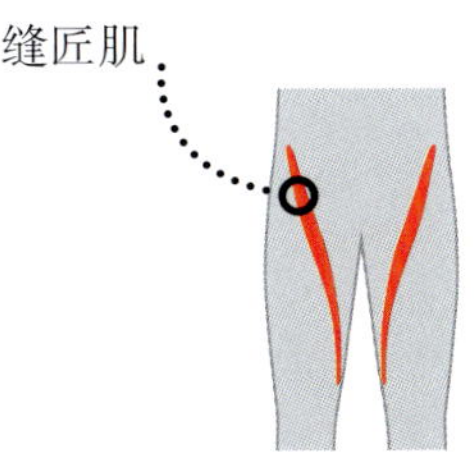


**▶ 最勤奋的肌肉**
肌肉世界中最吃苦耐劳的是**心肌**。自你还在**子宫**里时心脏就开始跳动，一直不停歇，直到你**死亡**那刻。

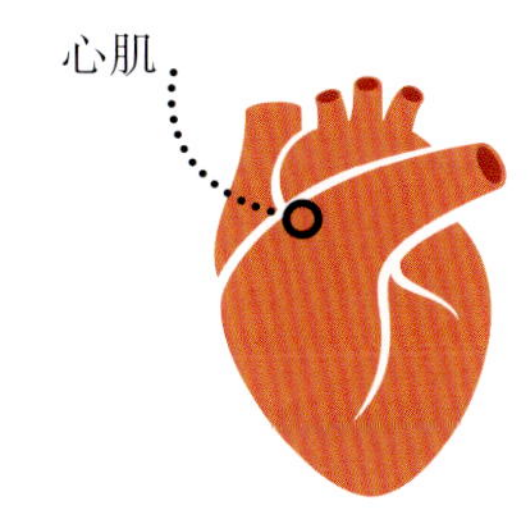


**▶ 最活跃的肌肉**
最活跃的肌肉是**眼轮匝肌**。它们每天动 10 **万次**，你晚上睡觉时它们也在动。

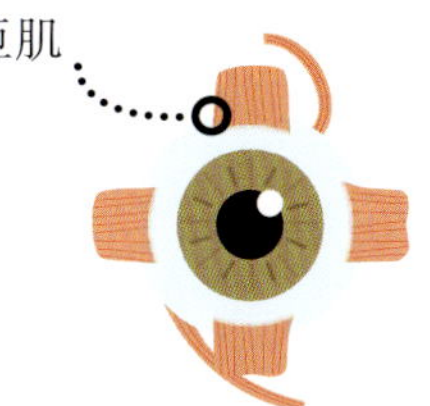


**▶ 最小的肌肉**
**镫骨肌**是最小的肌肉，位于中耳，与**镫骨**相连，它的长度刚刚超过 1 **毫米**。

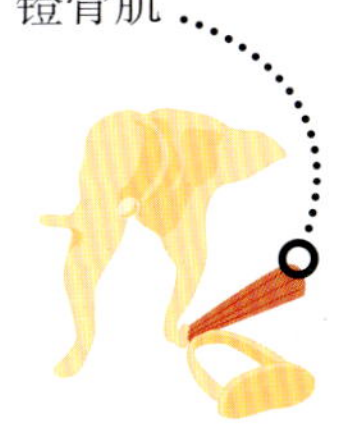


# 骨骼和体重

动物的体形越大，其**骨骼**重量往往占**体重**的比例就越大。这是因为**大型动物**需要更强壮的骨骼来支撑**更重的身体**。

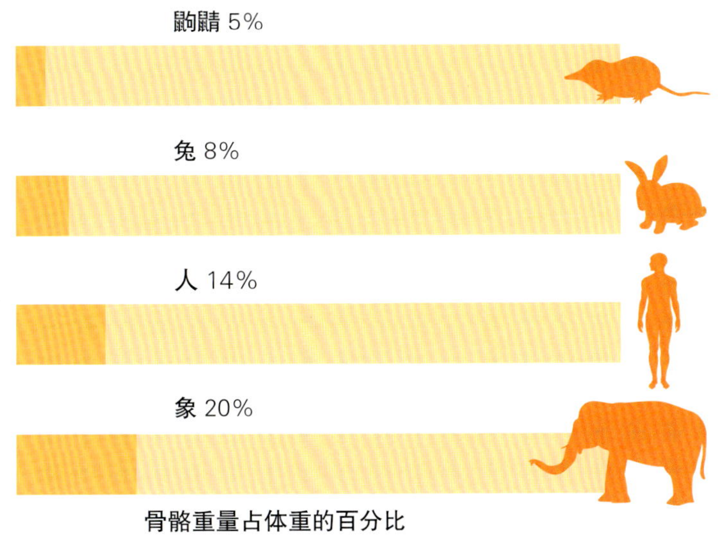


# 一生的旅程

多亏了**骨骼和肌肉**，你可以去很多地方。如果你活到 80 岁，你的双脚将行走约 2.2 亿步，带你走过 17.7 万千米的路程，这相当于绕地球走了 4 圈以上。

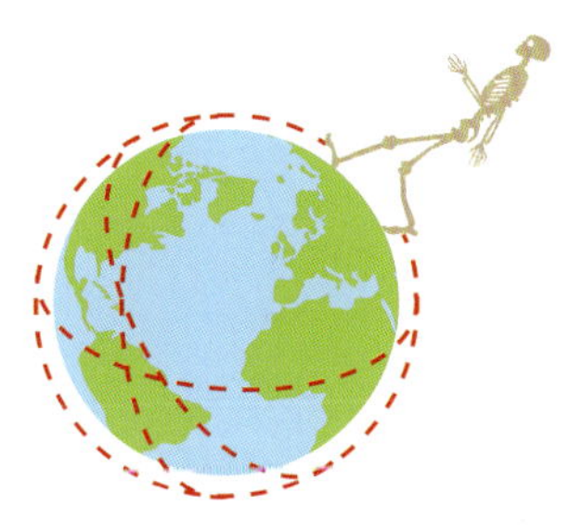

# 咔咔声

**科学家**们不确定为什么**指关节**会发出**响声**。这可能是由**关节滑液**中的气泡爆裂所致。

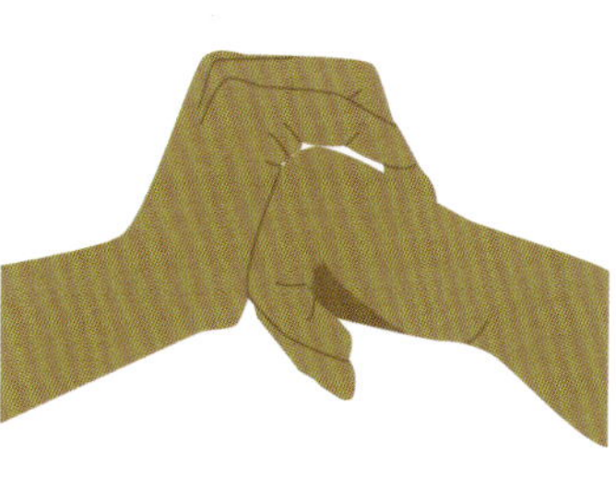

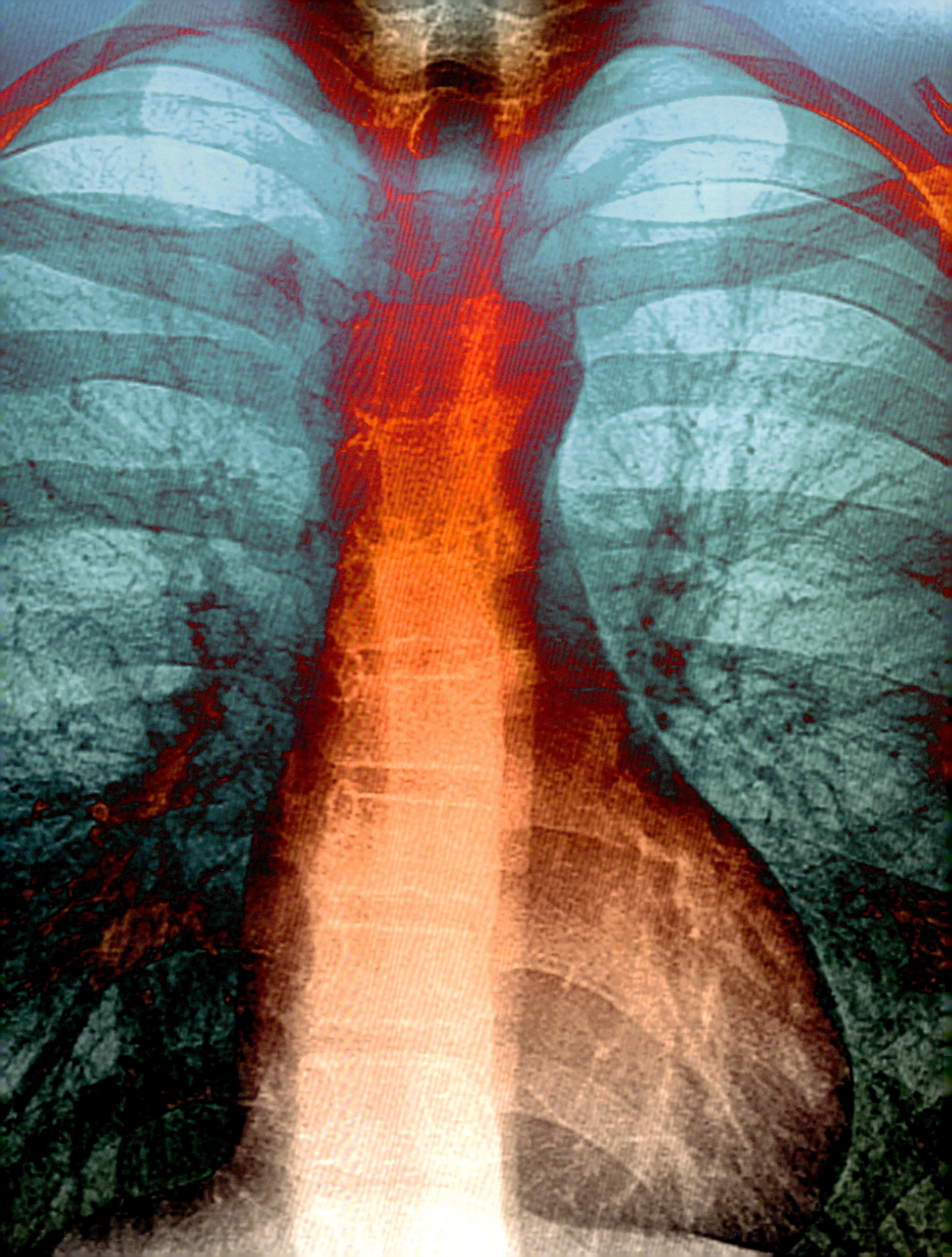

# 运输网络

你的心脏每天跳动约10万次。伴随着每一次跳动，强大的心肌收缩，将血液泵送到你身体的各个部位。心脏、血管和血液构成了你的心血管系统——一个使你所有细胞保持活力的重要运输网络。

**心和肺**完全填满了一个人的胸腔。在这张胸部X射线照片上几乎看不到肺的软组织（蓝色部分），这让胸腔里看起来空荡荡的。右下侧的橘色突出部分是心脏。

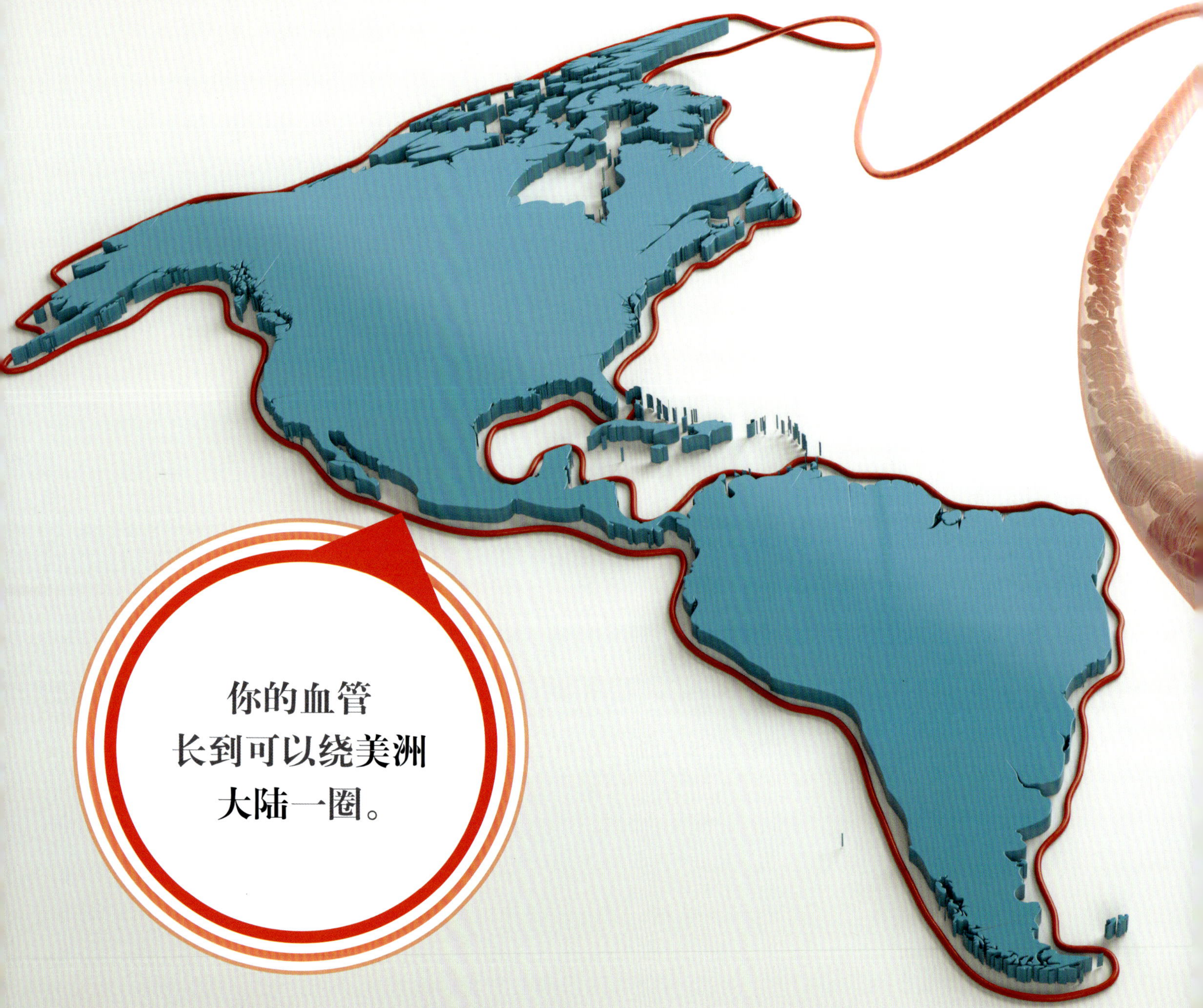

# 你的血管长到可以绕美洲大陆一圈。

## 运作原理

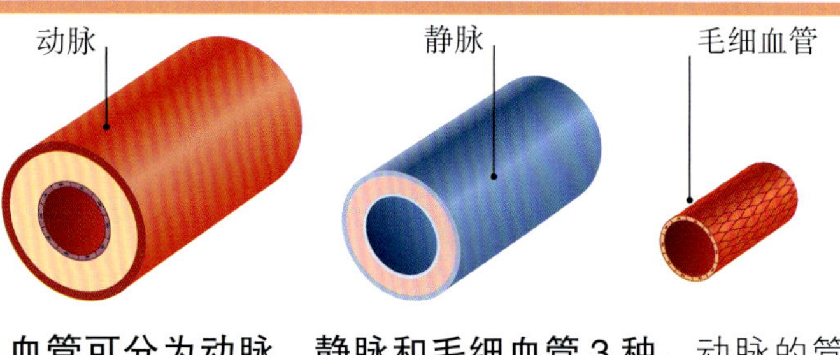


**血管可分为动脉、静脉和毛细血管 3 种。**动脉的管壁较厚，负责将血液从心脏输送到各个组织；静脉的管壁较薄，负责将血液运送回心脏；连接动、静脉的管道是毛细血管。毛细血管几乎可以到达你身体的每个细胞。

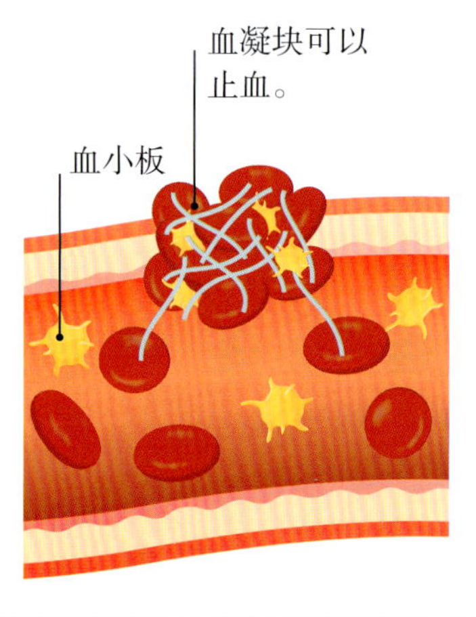


**如果你割伤**了自己，血小板会在伤口处聚集，形成一个纤维网，将血细胞困住。被困的细胞形成血凝块，堵住伤口。

# 你的血管有多长？

如果将你的血管一根根**首尾相连**，那么它们的长度足以绕美洲大陆 1 圈或绕地球赤道 2.5 圈。血管的大部分长度由毛细血管这种微细血管贡献，而毛细血管的宽度大多数不及血细胞的宽度。

**世界上最长的运输系统**就在你体内！你的血管网络的总长度达到约 10 万千米，真是令人难以置信。忙碌的血液流经如无尽迷宫一般的管道，将氧、营养物质和其他必需品输送到你身体的每个细胞，并带走其中的废物。这个庞大又复杂的运输网络就是你的心血管系统。

**你血液的颜色源自于**数万亿个微小的、双凹圆盘状的细胞，即红细胞。这些细胞里面充满着一种鲜红色的、可携氧的化学物质。

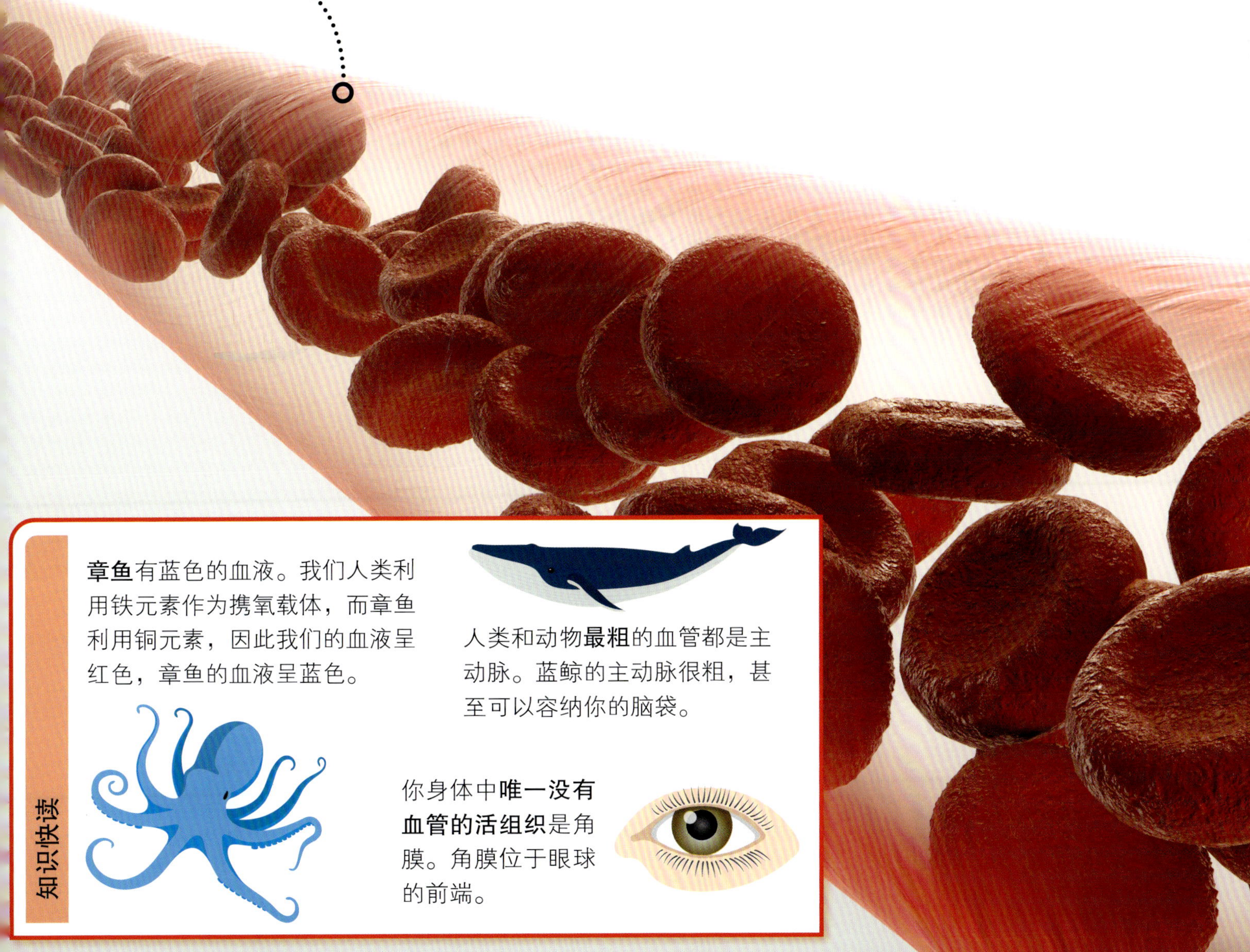

知识快读

**章鱼**有蓝色的血液。我们人类利用铁元素作为携氧载体，而章鱼利用铜元素，因此我们的血液呈红色，章鱼的血液呈蓝色。

人类和动物**最粗**的血管都是主动脉。蓝鲸的主动脉很粗，甚至可以容纳你的脑袋。

你身体中**唯一没有血管的活组织**是角膜。角膜位于眼球的前端。

# 血细胞有多小？

**血液是一种液体组织**，其中漂浮着无数微小的血细胞。血细胞包括红细胞、白细胞和血小板。一个红细胞的直径还不到1毫米的百分之一。红细胞负责将氧带到身体各处，因此它们必须很小，才能通过比头发还细的毛细血管。红细胞的铁含量约占你全身铁含量的2/3。铁原子与肺中的氧分子结合，然后在你身体的其他部位释放氧，使你保持活力。

**1立方毫米的血液中包含500万个红细胞。**

**红细胞**是人体中数量最多的细胞，大约有 25 万亿个，约占你细胞总量的 83%。它们的外形像中间没开洞的甜甜圈，这种双凹圆盘状结构有助于它们流动且不发生粘连。

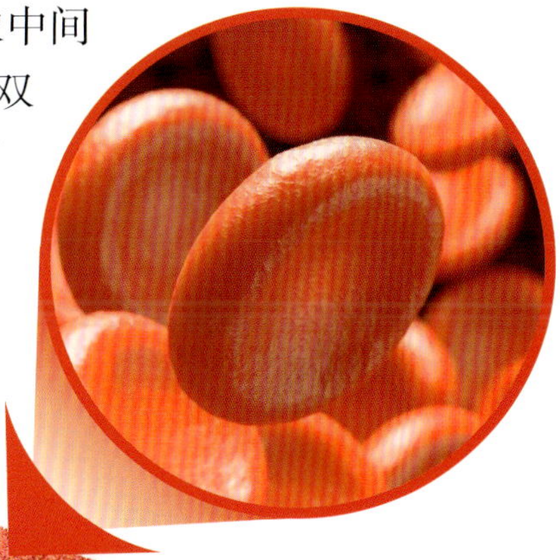

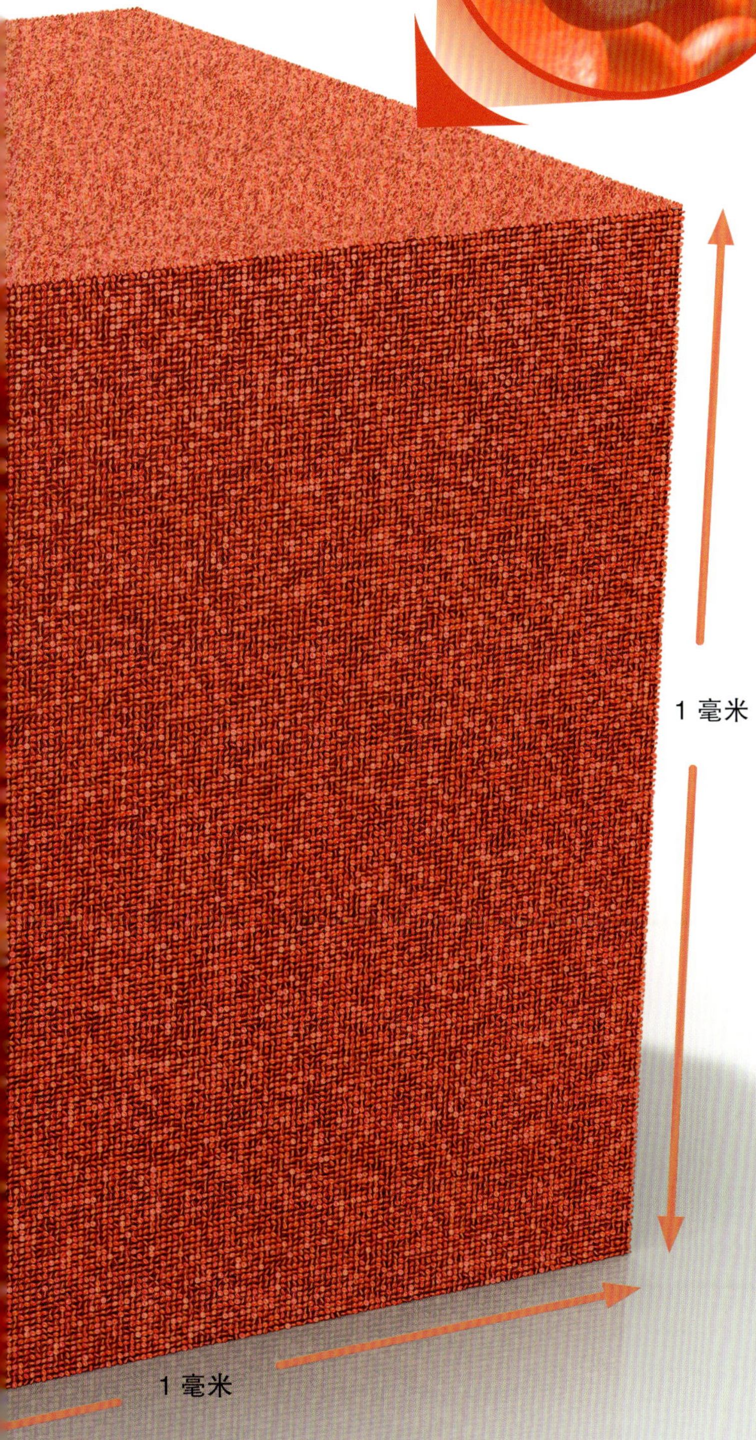

1 毫米

1 毫米

## 运作原理

**你的血液**主要由 4 种成分组成：红细胞、白细胞、血小板和血浆。

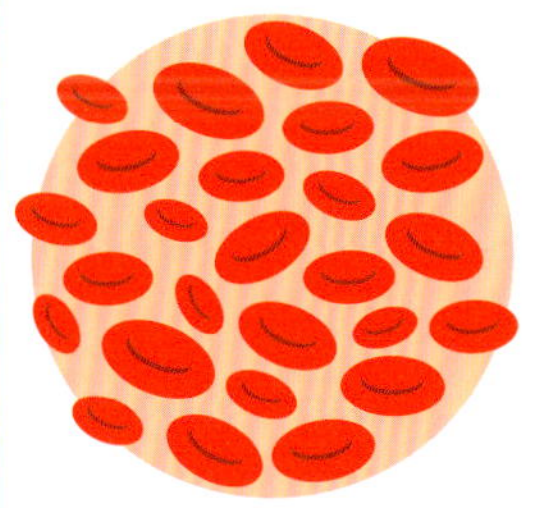

**红细胞**中有一种叫作血红蛋白的红色携氧蛋白质，正是血红蛋白使血液呈红色。每个血红蛋白分子含有 4 个可以与氧结合的铁原子。

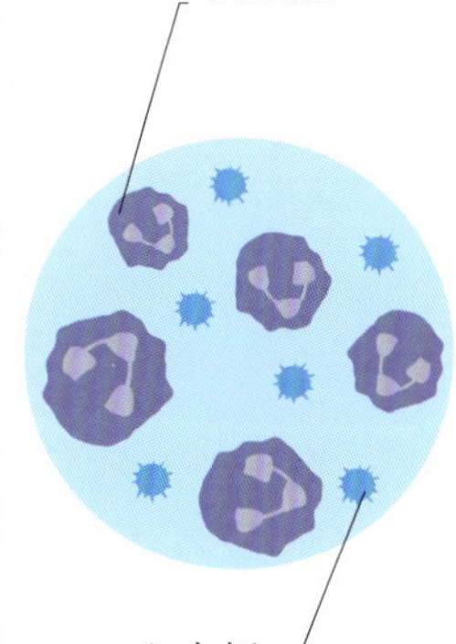


**白细胞**寻找入侵的病菌，并攻击和杀死它们。

**血小板**通过使血液凝固来帮助伤口愈合。

**血浆**是一种黄色液体，溶解了成千上万种物质，其中包括为身体提供能量的食物分子。

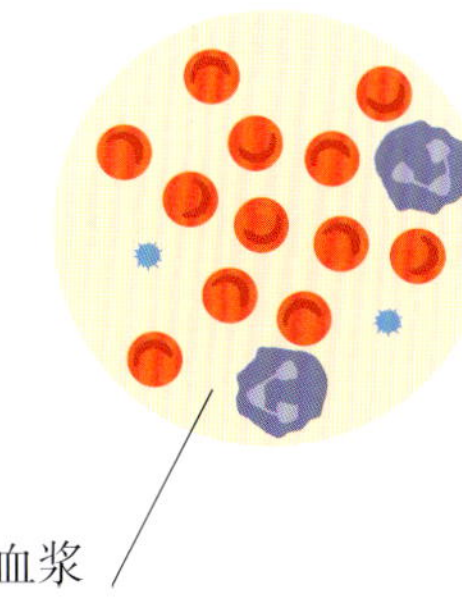


---

**红骨髓**是充填于骨松质间隙内的组织，可以制造新的血细胞。你的骨髓每秒会制造大约 240 万个新生红细胞，同时也有同等数量的衰老死亡的红细胞被分解和回收。

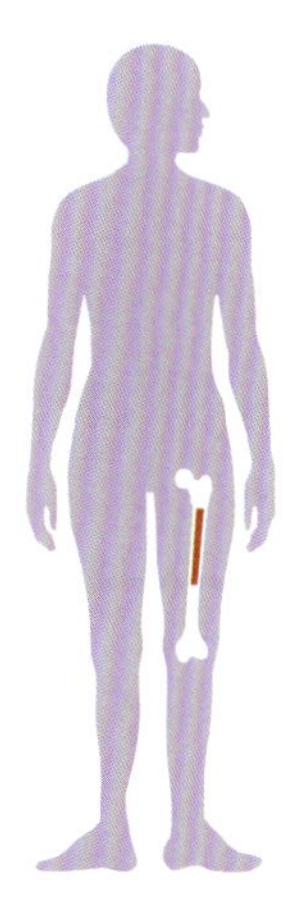

# 你的心脏能泵出多少血？

**心脏是你身体的动力源**。这个肌肉发达的器官不断地将血液输送到从头到脚你的每一个身体部位。与其他类型的肌肉不同，心肌不停地工作，不知疲惫，也从不休息。在你的生命中，心脏大约每秒跳动1次，一生大约跳动30亿次。

心脏一生泵出的血液足以**装满一艘超级油轮**。

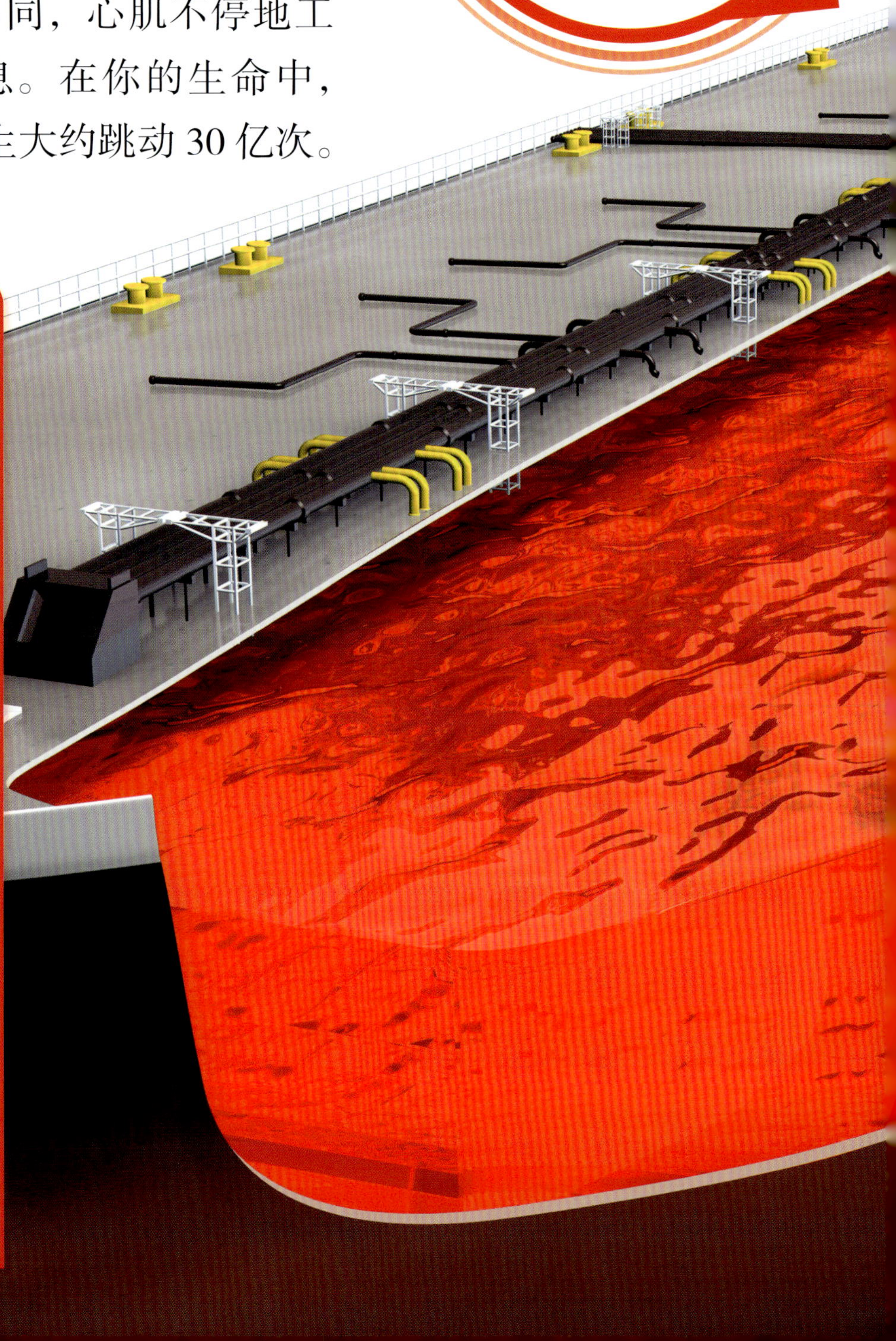

## 知识快读

**海龟的心脏**在海龟死亡后数小时仍能继续跳动。心脏中的神经元不断刺激肌肉，直至肌肉中的能量耗尽，心跳才会停止。

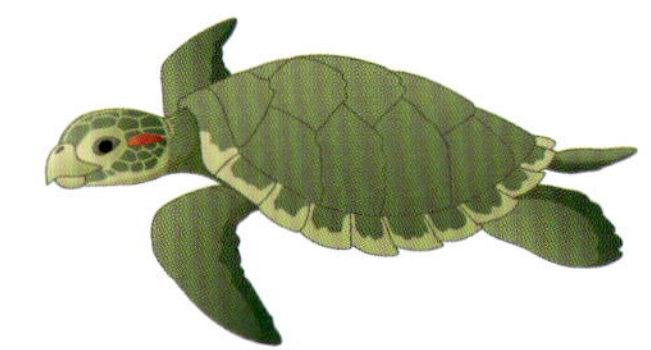

**章鱼有3个心脏**。一个将血液泵送到身体各个部位，另外两个将血液泵送到鳃。

**水母既没有心脏**，也没有脑。这些简单生物的体内大约95%是水。

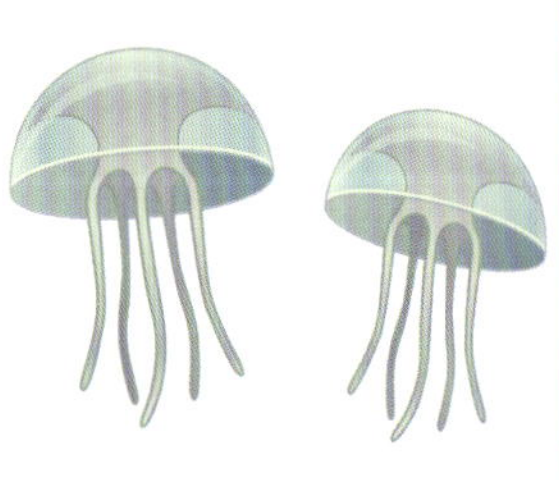

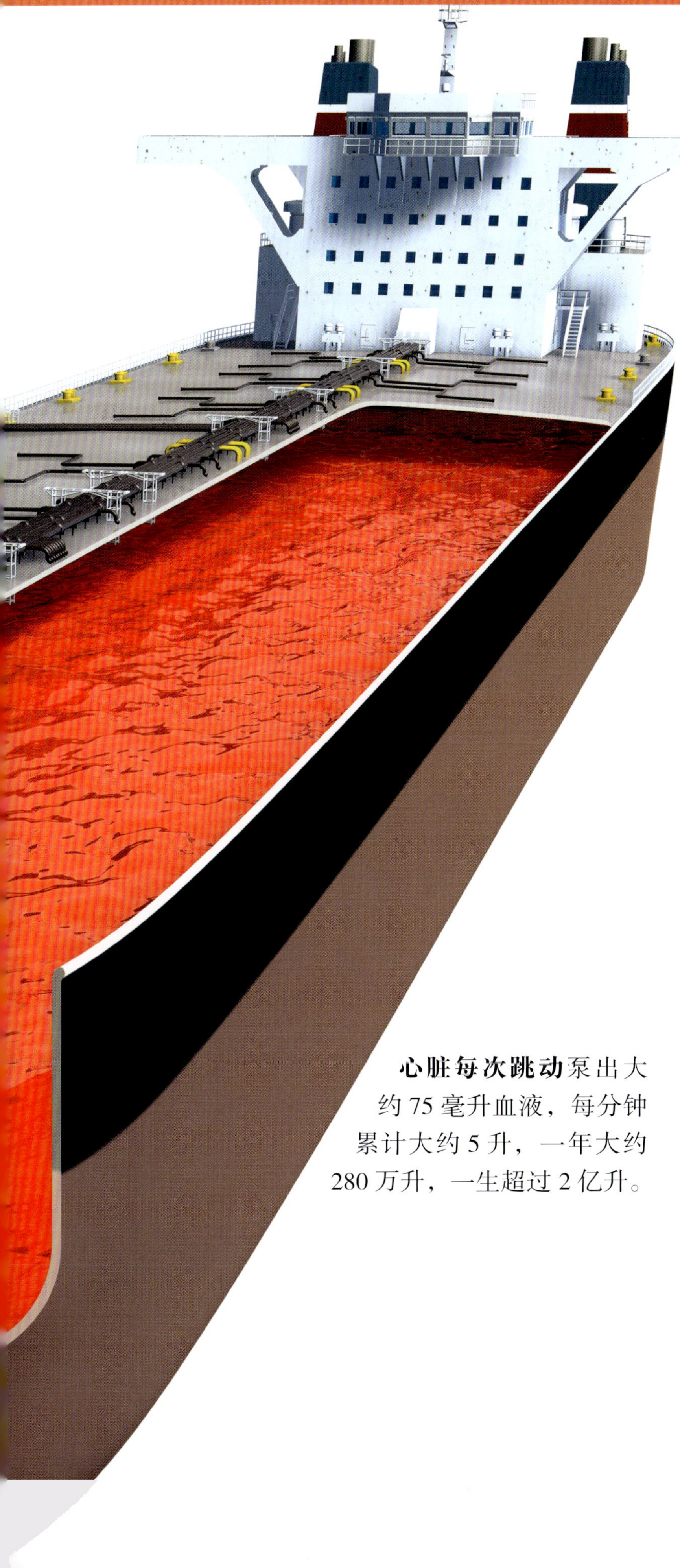

**心脏每次跳动**泵出大约 75 毫升血液，每分钟累计大约 5 升，一年大约 280 万升，一生超过 2 亿升。

## 运作原理

**你的心脏**实际上是两个“泵”的组合。一个泵将血液泵入肺部，以获取空气中的氧气；另一个泵送富含氧的血液到身体各个部位。将血液输送到全身需要更大的力量，因此心脏一侧的肌肉更加厚实，使心脏向一边倒。心脏内部被分成 4 个腔，上面的两个腔叫作心房，下面的两个腔叫作心室。心房负责接收流回心脏的血液，并将血液泵入心室；心室负责将血液泵出心脏。

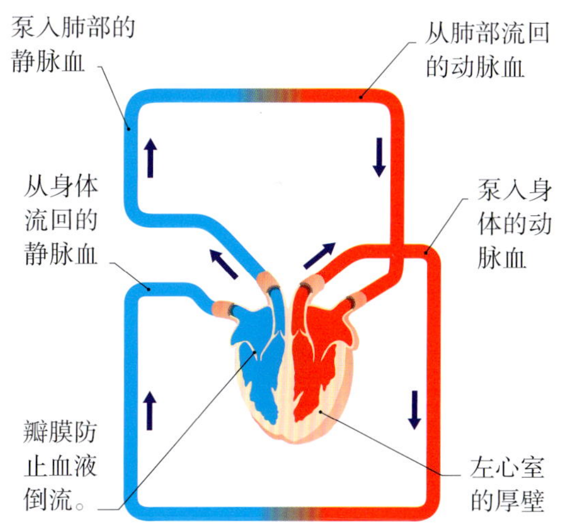


---

**当你感到**害怕或兴奋时，身体就会进入高度警戒状态，并将一种叫作肾上腺素的激素释放到你的血液中。肾上腺素使心跳加快，更多的氧进入肌肉和脑，让你可以迅速做出反应。

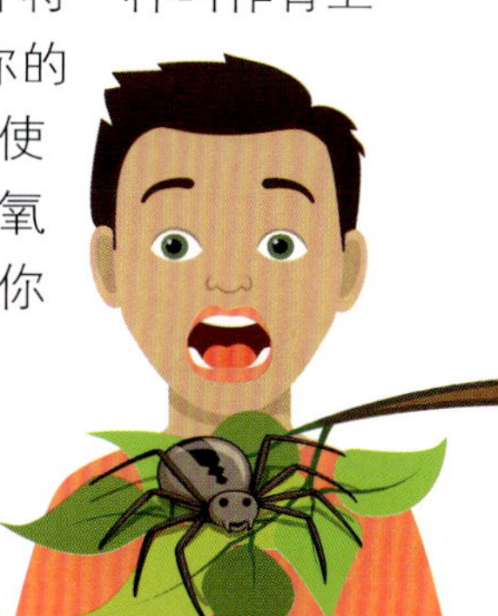

知识快读

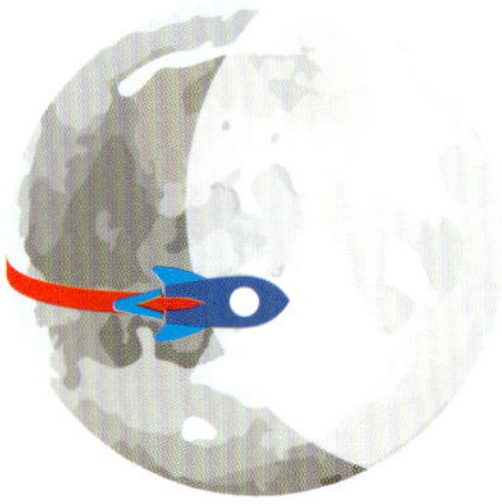

**如果将你肺部所有的气道**首尾相连，那么总长度可达 2400 千米，大约可以绕月球 1/4 圈。

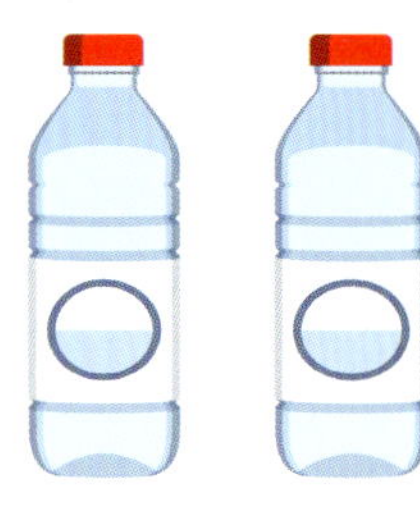

**肺部的气道**内每天会产生大约 2 升黏液。黏液含有可以对抗细菌的天然抗生素，还可以捕获你吸入的灰尘。

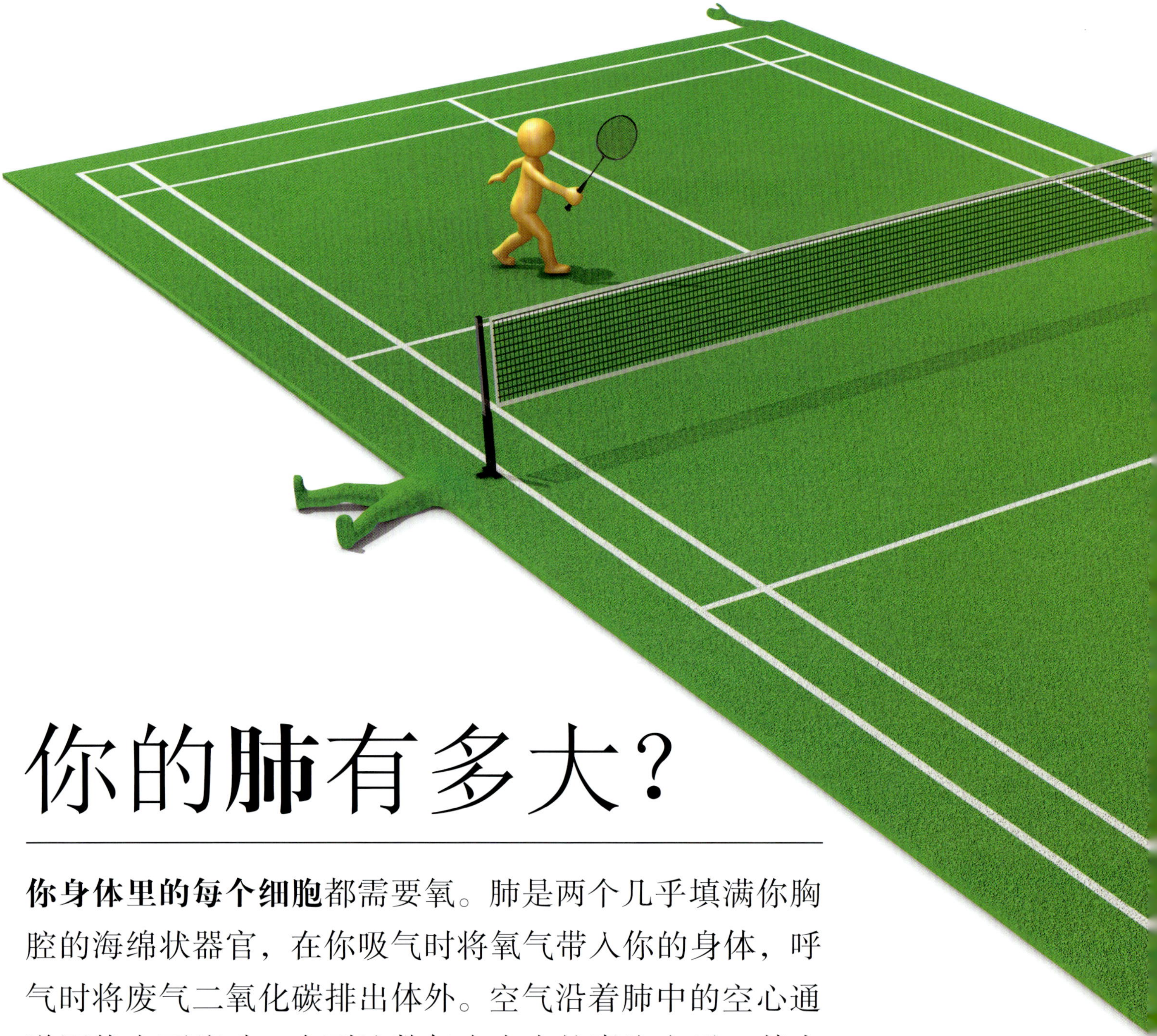

# 你的肺有多大？

**你身体里的每个细胞**都需要氧。肺是两个几乎填满你胸腔的海绵状器官，在你吸气时将氧气带入你的身体，呼气时将废气二氧化碳排出体外。空气沿着肺中的空心通道网络向下流动，在到达数亿个小小的囊泡之后，其中的氧气被吸收到血液中。

**肺内的囊泡**叫作肺泡。肺泡比一粒沙还小，但由于总数大约有 3 亿个，它们的总面积接近 100 平方米，真令人难以置信。正是这一巨大的面积使你的肺部可以快速进行气体交换。

## 运作原理

**空气**通过气管和主支气管**到达肺部**。肺内支气管反复分支，形如树状，空气沿此管道最终至肺泡。

**肺泡**被毛细血管覆盖。在这里，你的血液可以吸收空气中的氧气，同时释放二氧化碳。然后，血细胞将氧输送到你身体的其他部位。

肺泡

血细胞

氧从肺泡进入血液。

二氧化碳从血液进入肺泡。

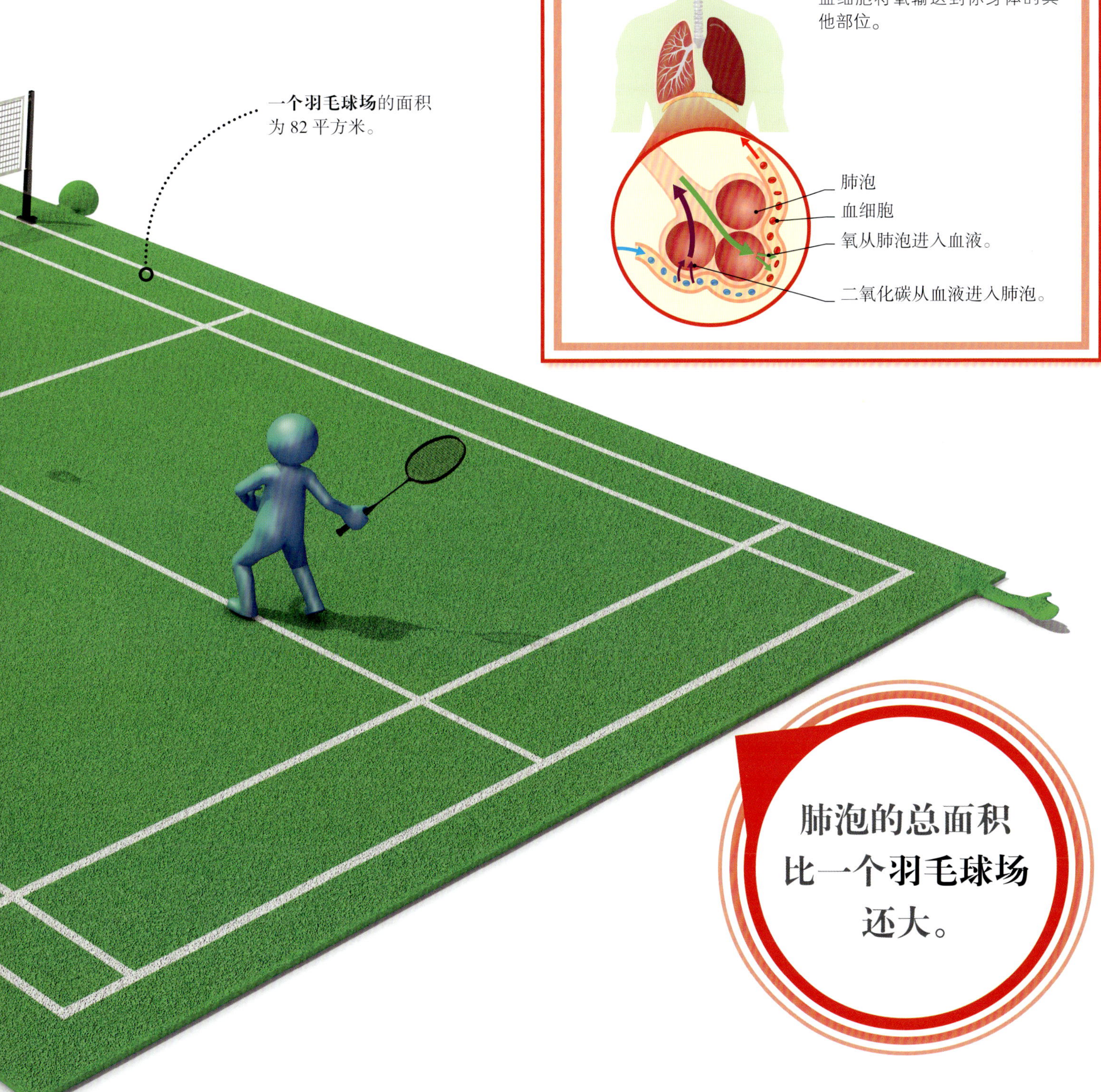

**一个羽毛球场**的面积为 82 平方米。

**肺泡的总面积比一个羽毛球场还大。**

# 你呼吸了多少空气？

不活动的时候，**你每分钟大约呼吸 12 次**，一年呼吸超过 600 万次。你不必刻意去呼吸，它在你的脑干（脑的一部分）控制下自动发生。活动身体时，你的脑干感受到需要更多的氧气，会让你更快、更深地呼吸。害怕或惊吓也会刺激脑干，让你大口喘气，从而使你的身体为行动做好准备。

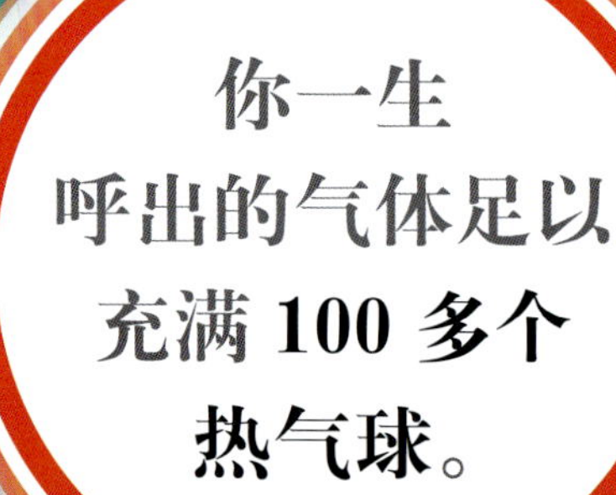


知识快读

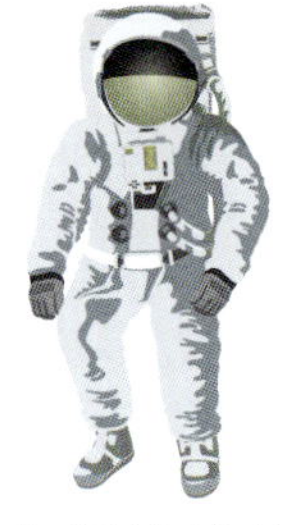

**国际空间站的航天员**回收尿液，用来制造饮用水和吸入的氧气。

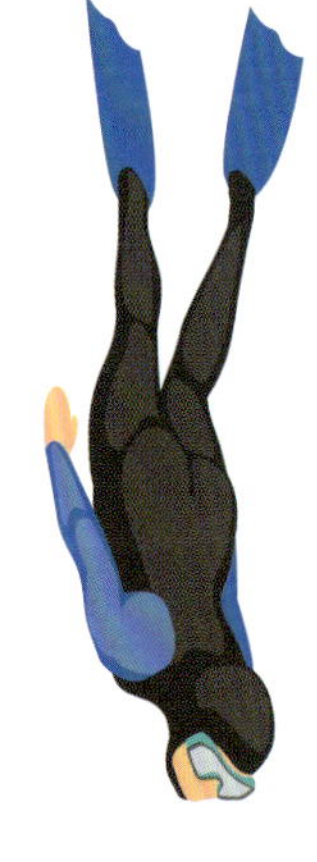

**在自由潜水比赛中，**潜水员们比赛谁能在水下屏住呼吸游得更远。目前，在水下带脚蹼游泳的最长距离世界纪录是 202 米。

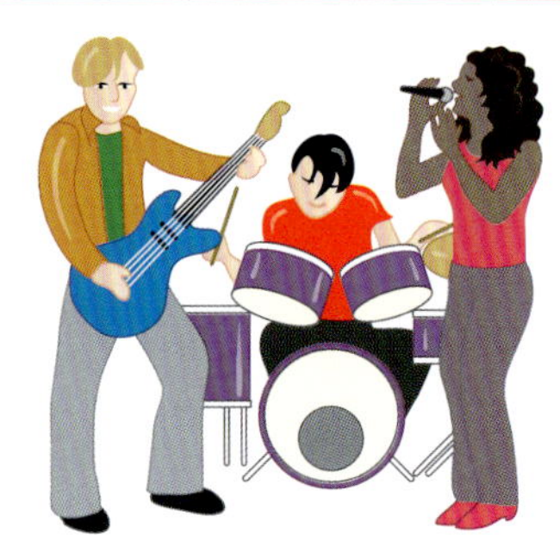

**经常唱歌**可以增加肺活量。

吸气
空气通过口鼻吸入。
胸腔变宽。
肺部扩大。
膈肌收缩。
呼气
空气被呼出体外。
胸腔收缩。
肺部缩小。
膈肌舒张。

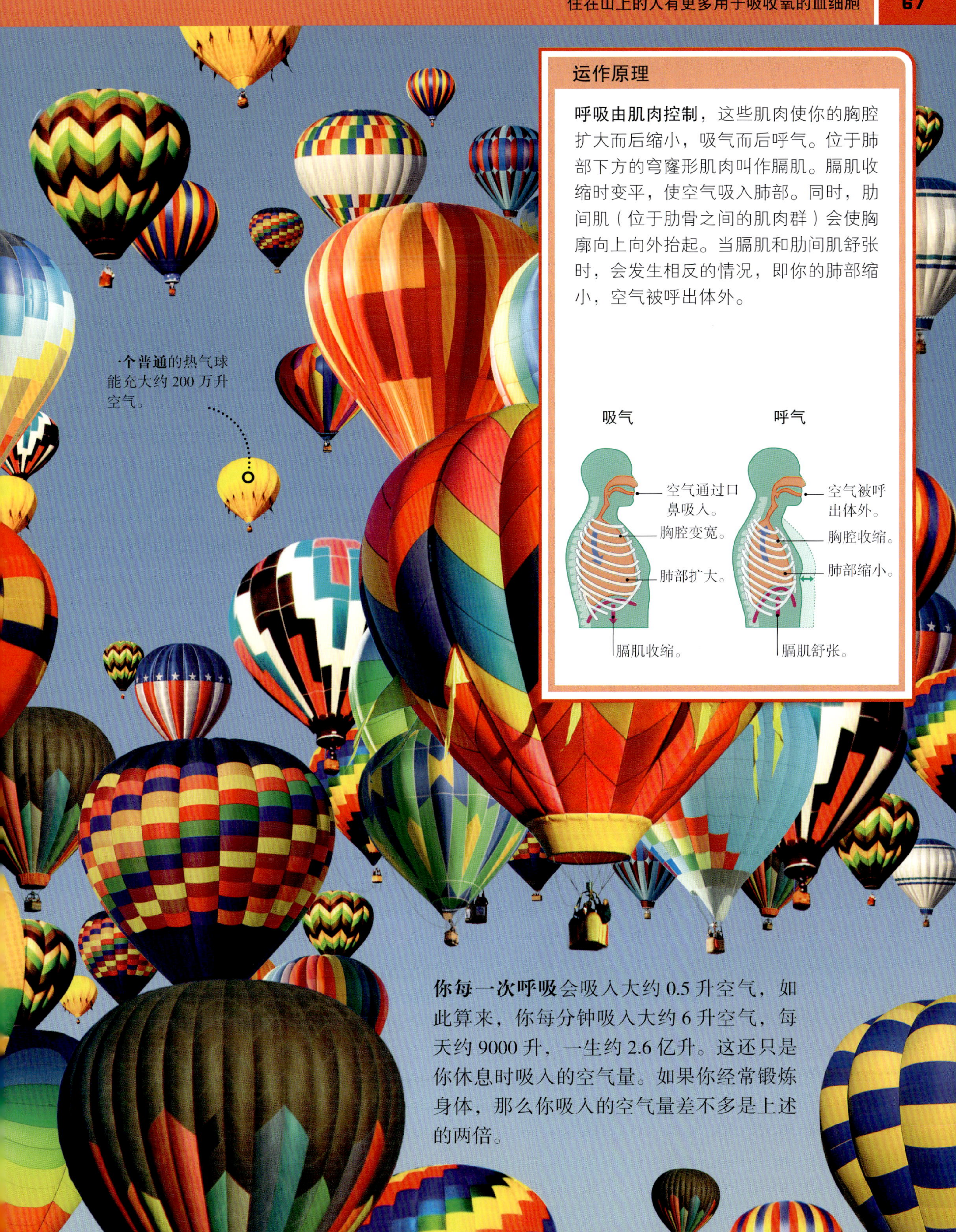

## 运作原理

**呼吸由肌肉控制**，这些肌肉使你的胸腔扩大而后缩小，吸气而后呼气。位于肺部下方的穹窿形肌肉叫作膈肌。膈肌收缩时变平，使空气吸入肺部。同时，肋间肌（位于肋骨之间的肌肉群）会使胸廓向上向外抬起。当膈肌和肋间肌舒张时，会发生相反的情况，即你的肺部缩小，空气被呼出体外。

**一个普通**的热气球能充大约 200 万升空气。

**你每一次呼吸**会吸入大约 0.5 升空气，如此算来，你每分钟吸入大约 6 升空气，每天约 9000 升，一生约 2.6 亿升。这还只是你休息时吸入的空气量。如果你经常锻炼身体，那么你吸入的空气量差不多是上述的两倍。

# 心、血液和肺的相关事实

## 你有多少血？

尽管**血液**只占你体重的 **7%** 左右，但它承担着很多**重要的工作**，比如将重要的原材料运送到身体各个部位、清除废物、对抗疾病等。你的血量取决于你的年龄。

3 个月
0.5 升

12 个月
0.7 升

6 岁
1.5 升

10 岁
2.5 升

15 岁
4 升

成人
5 升

## 你的血液流得有多快？

血液在离开心脏并通过**最宽血管**时的流速**最快**。当它进入**毛细血管**时，速度降至不到庭园蜗牛速度的 1/10。当它进入静脉时速度又会加快。

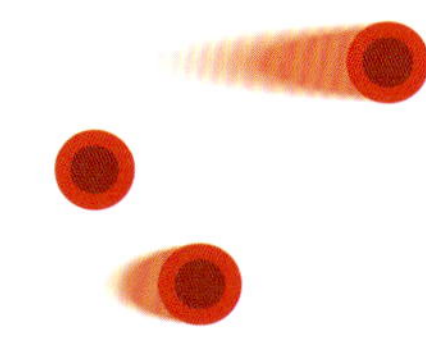

**动脉**：1.4 千米 / 时

**毛细血管**：0.003 千米 / 时

**静脉**：0.36 千米 / 时

## 每一次心跳

血液从进入**心房**到离开**心室**，主要经历 **3 个阶段**。心跳时的怦怦声是由两组**瓣膜**快速连续关闭产生的。

1. **心跳间隙**，心肌放松，身体中的血液流回**心脏**。

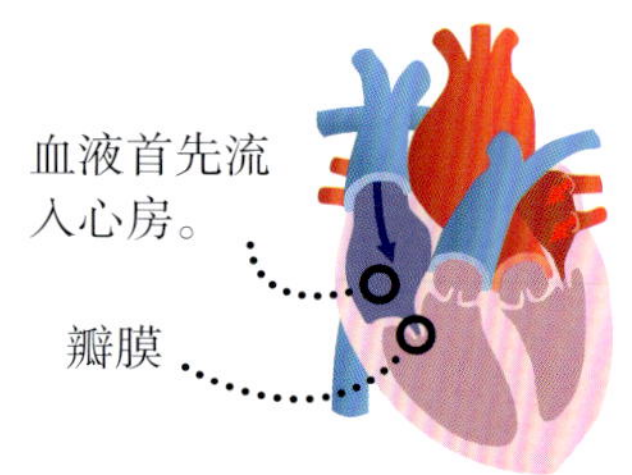


2. **心房**收缩，血液受肌肉壁挤压，被泵入**心室**。

心房收缩。

血液被泵入心室。

3. **心室**以更大的力量收缩，将血液泵送入身体。

血液被泵送入身体。

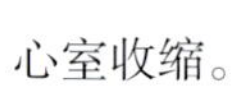

# 你的血型是什么?

人类的**血型**主要有 4 种：A 型、B 型、AB 型和 O 型。这些字母代表**血细胞表面**被称为抗原的分子。如果你需要输血，只能接受与自己血型相匹配的血液，因为你的免疫系统会**攻击**那些陌生类型的抗原。

A 型：只能接受 A 型或 O 型血。

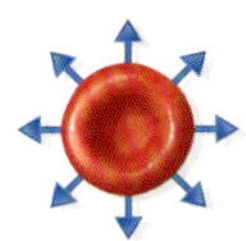

AB 型：可以接受任何血型的血液。

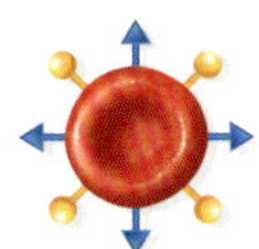

O 型血没有抗原。

B 型：只能接受 B 型或 O 型血。

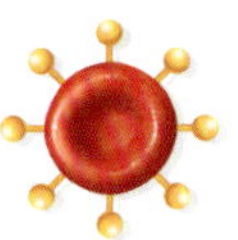

O 型：只能接受 O 型血。

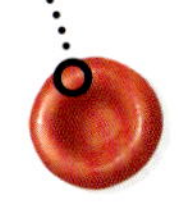

# 言语是怎么产生的?

你说话的**声音**是由声带**振动**产生的。声带由喉咙里的两片组织构成。当声带闭合时，受阻的空气就会冲向声带，使其振动。你的唇和舌的形状会**改变声音**，形成语言。

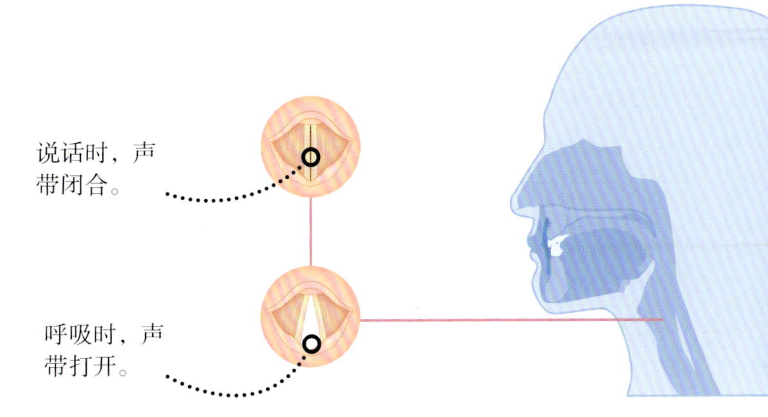

说话时，声带闭合。

呼吸时，声带打开。

# 深呼吸

休息时，你**每分钟**大约呼吸 **12 次**，每次最多吸入 **0.5 升**空气。然而，进行体育锻炼时，你的呼吸频率和每次吸入的空气量都会**增加**，使更多的氧气进入血液。

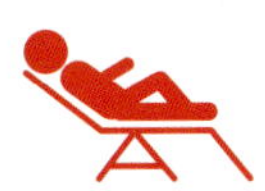

**休息**时每分钟呼吸 12 次。

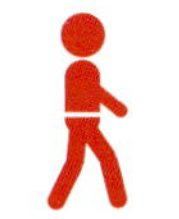

**步行**时每分钟呼吸 20 次。

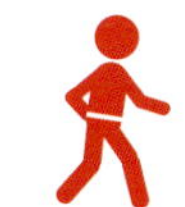

**慢跑**时每分钟呼吸 40 次。

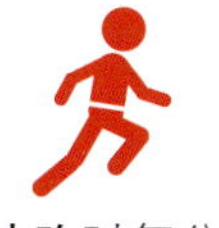

**快跑**时每分钟呼吸 70 次。

# 高音和低音

声带**越粗越长**，声音就越低沉。赫兹是**频率**的计量单位，而声音的**高低**用频率来衡量，频率越高，声音越尖锐。

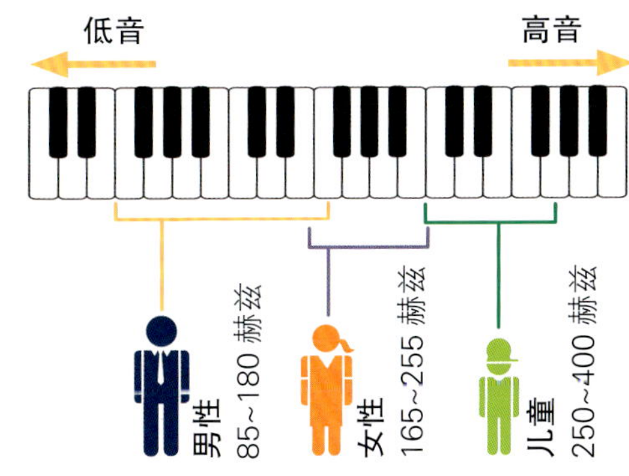


# 奇怪的声音

大多数时候，你只是安静地呼吸，不会注意到胸部的**起伏**。然而，你的呼吸系统偶尔会发出**奇怪的声音或突然发出声音**，如笑声、鼾声和哈欠声等。

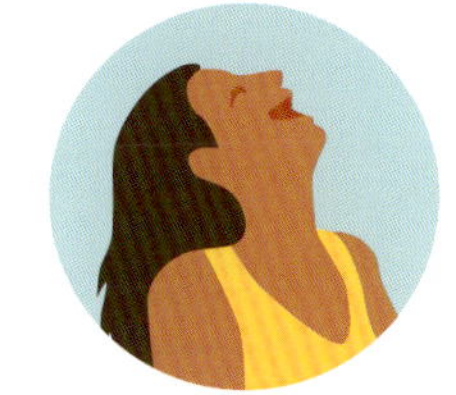

当声带反复开合，将声音切分成“**哈哈哈**”的片段时，你就会发出**笑声**。

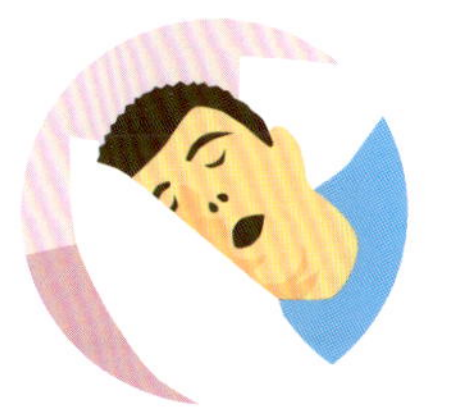

当空气通过时，位于口腔后部的柔软组织发生振动，人就会**打鼾**。

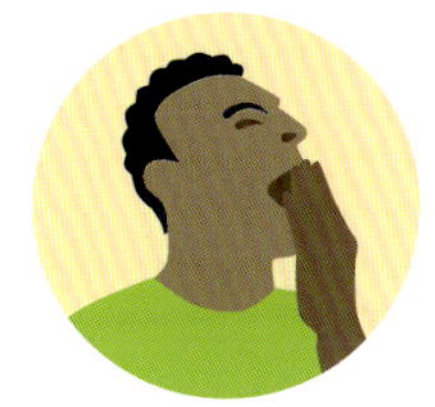

**打哈欠**将大量空气吸入肺部的同时，也会拉伸喉咙周围的肌肉。

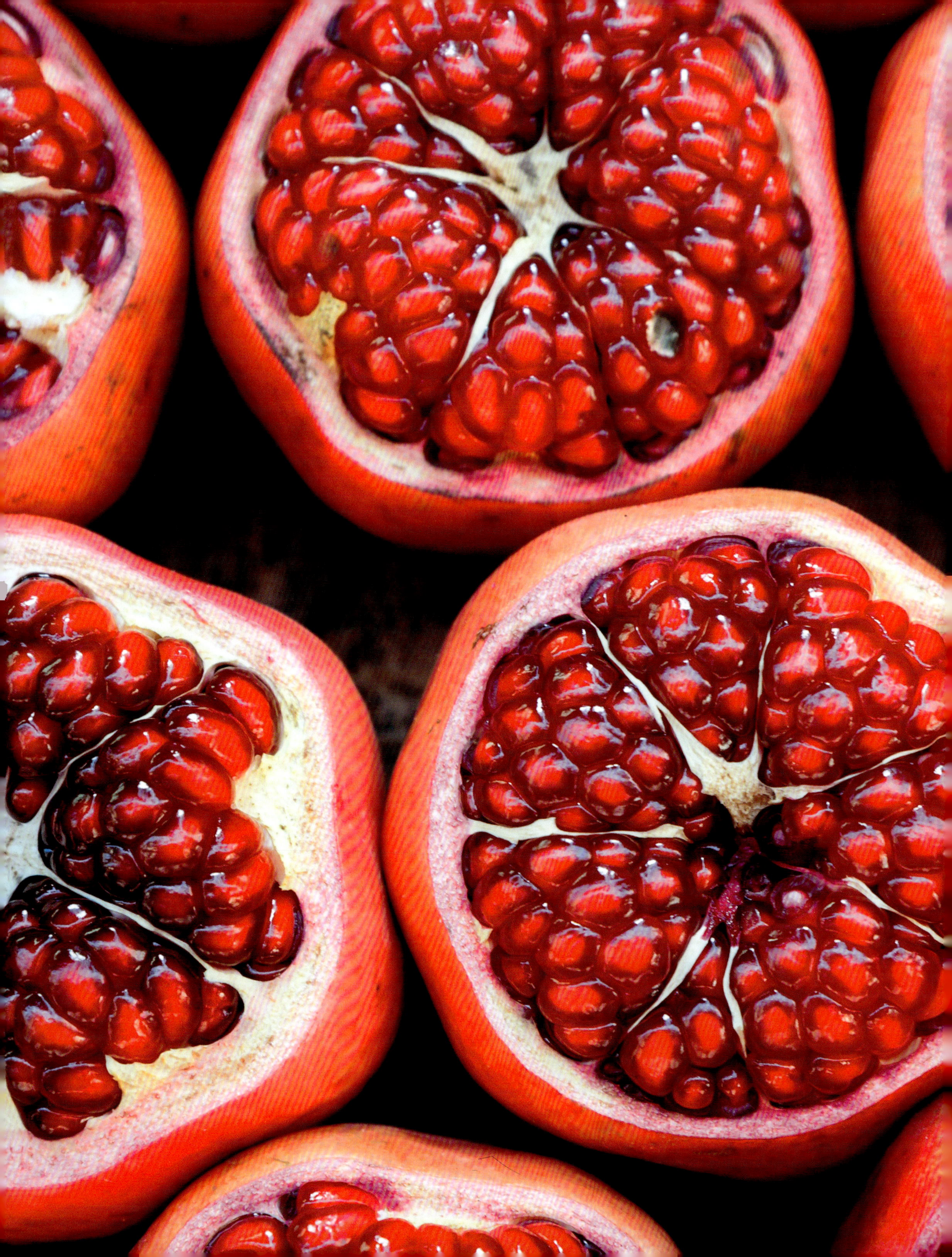

# 为身体补充能量

食物为你的身体提供持续工作所需的所有能量，以及生长和修复所需的原材料。但这些食物中的宝贵营养物质必须经过消化后，才能被身体所用。

相对于加工后的食物，**新鲜的水果**和蔬菜对你的身体更加有益。石榴籽含有至少 18 种不同的维生素和矿物质，以及丰富的膳食纤维。

# 你消耗多少食物？

一般情况下，**每人每天**要消耗 1~3 千克的食物和水。食物是保持身体健康和正常运转必不可少的。就像手机需要定期充电一样，你的身体也需要定期补充能量，以保持健康和活跃。此外，食物还提供细胞生长和修复所需的原材料。然而，吃得太多会影响健康，甚至缩短寿命。

## 运作原理

**为保持健康**，你需要平衡膳食，即在保证糖类、蛋白质和脂肪摄入量充足的同时，每天还应食用 400 克左右的蔬菜和水果。

土豆和面包等食物中的**糖类**为你的身体提供能量。

**纤维**存在于蔬菜和水果中，可以使你的消化系统保持健康。

**蛋白质**为细胞生长和修复所需物质，存在于豆类和肉类等食物中。

**脂肪**是所有细胞的重要组成部分，还可以长期储存能量。

**不同的食物**所含能量不同。食物的能量通常以千焦为单位，标明在食品包装上。成年人每天至少消耗 8400 千焦的能量。

100克不同的食物所含能量

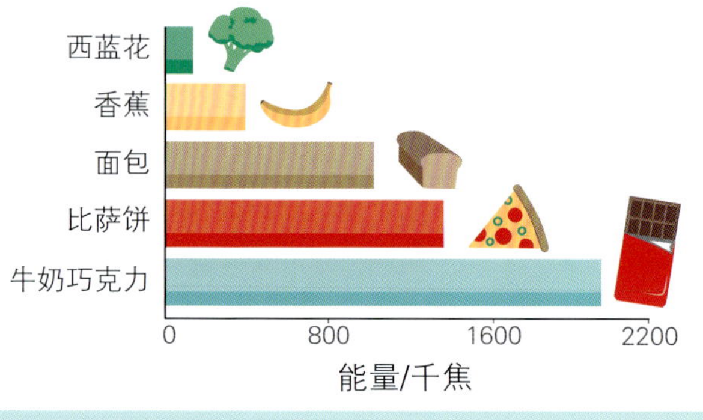


**食物的消耗量**因人而异，也因国家而异，且差别很大。在富裕地区，一些人因吃得太多，出现健康问题；而在其他一些地方，人们可能因得不到足够的食物或饮食相对单一，出现其他健康问题。

## 知识快读

**每分钟**，全世界就要消耗 5000 多吨食物。

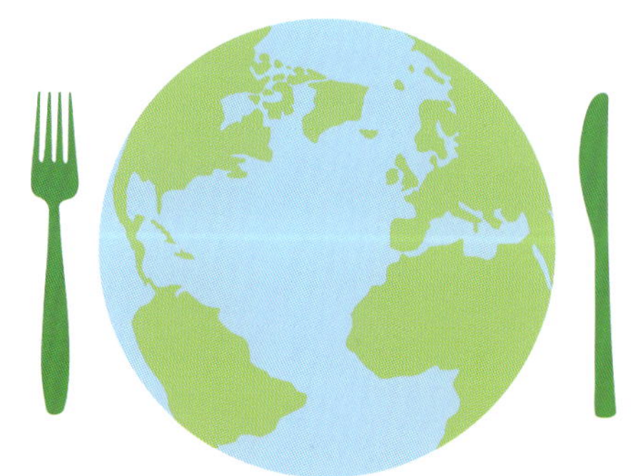

**不是所有生产出来的食物**都被吃掉，大约有 1/3 的食物被浪费了。

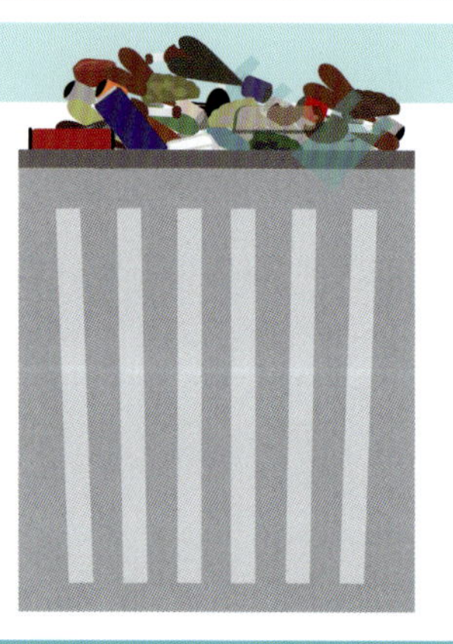

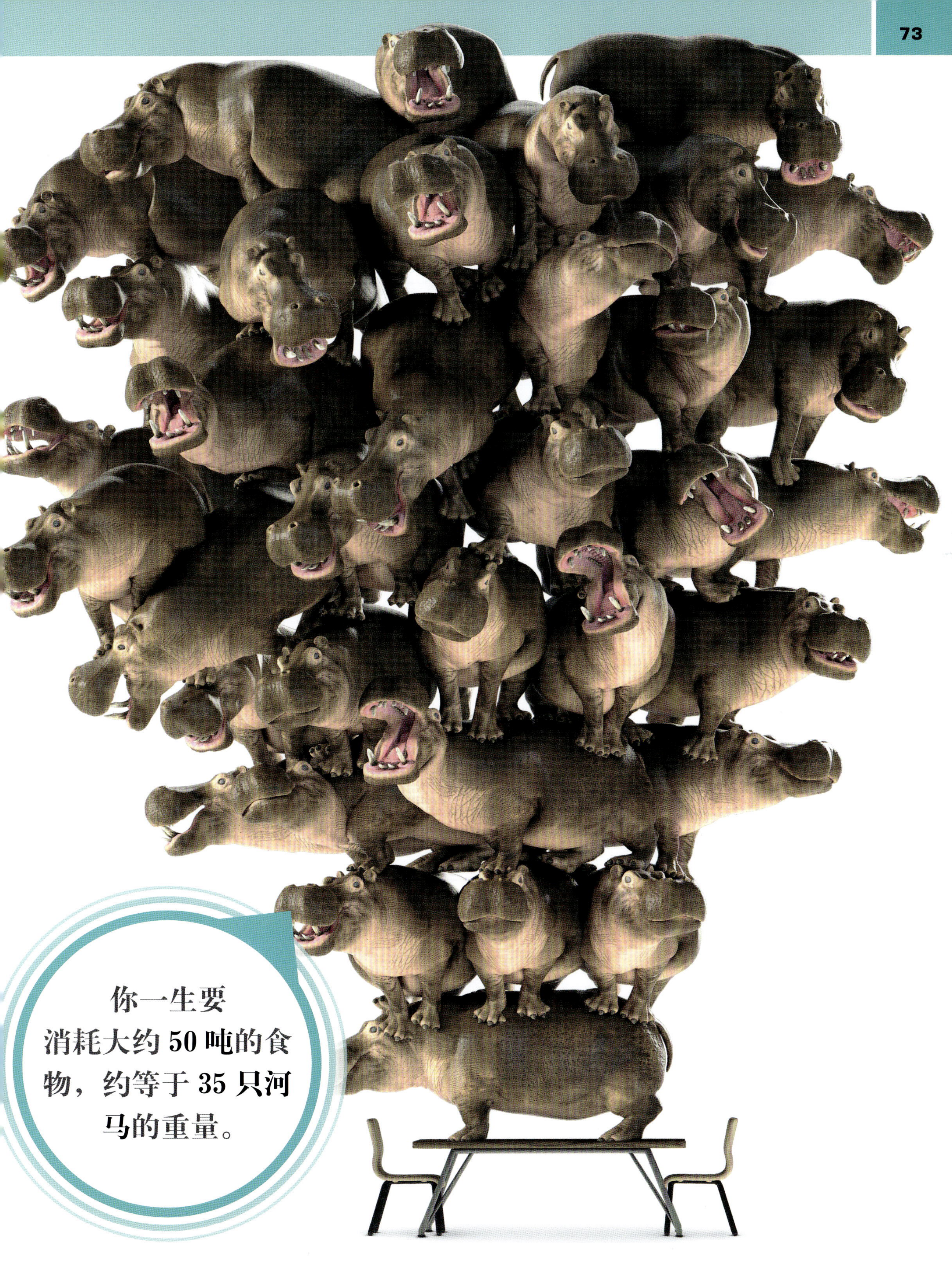

你一生要消耗大约 50 吨的食物，约等于 35 只河马的重量。

# 你有多少颗牙齿？

**你用指头能数清自己有多少颗牙吗？**你可能只能找到大约20颗，但你的颅骨里还藏着更多牙齿。牙齿是消化系统的重要组成部分，它们负责切割并磨碎食物，使其更容易被身体分解和吸收。但是牙缝中很容易残留食物碎渣，如果你忘记刷牙，这里就会成为细菌滋生的温床，导致蛀牙。

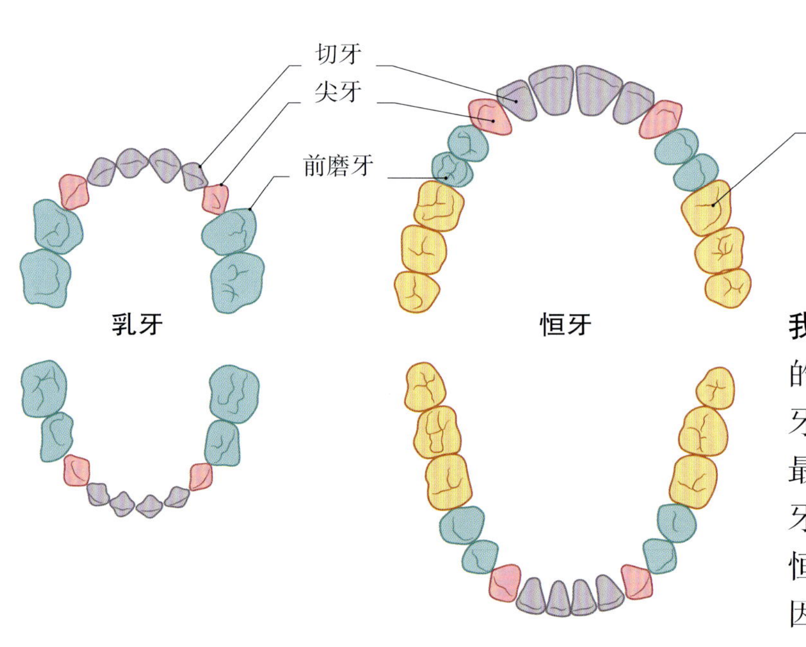


**我们一出生**就有所有牙齿的牙胚——包括乳牙胚和恒牙胚，它们都藏在我们的颅骨里。最先长出的20颗牙齿是乳牙。乳牙在你6岁左右的时候开始脱落，恒牙逐渐长出。要好好照顾恒牙，因为你不会再长出第三副牙齿了！

## 知识快读

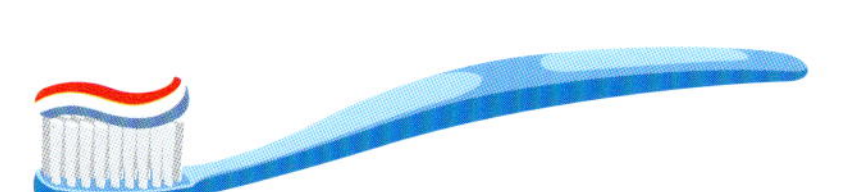

你**一生**要花80天的时间在刷牙这件事上。刷牙可以去除牙菌斑——一层黏附在牙齿上的污垢和细菌，会影响牙齿健康。

**鲨鱼不需要**刷牙，因为它们会不断地长出新的牙齿。它们一生可以换3万多颗牙。

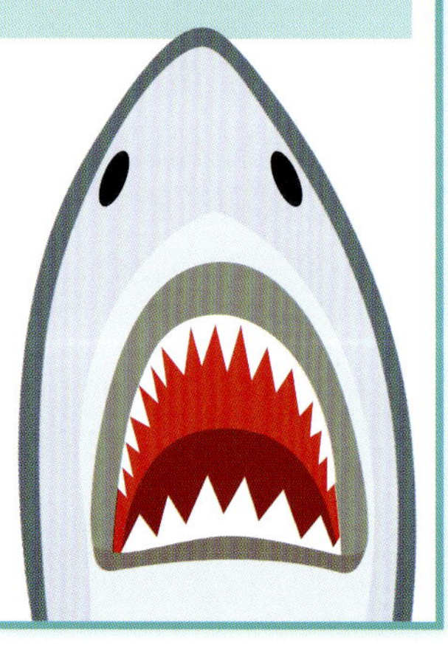

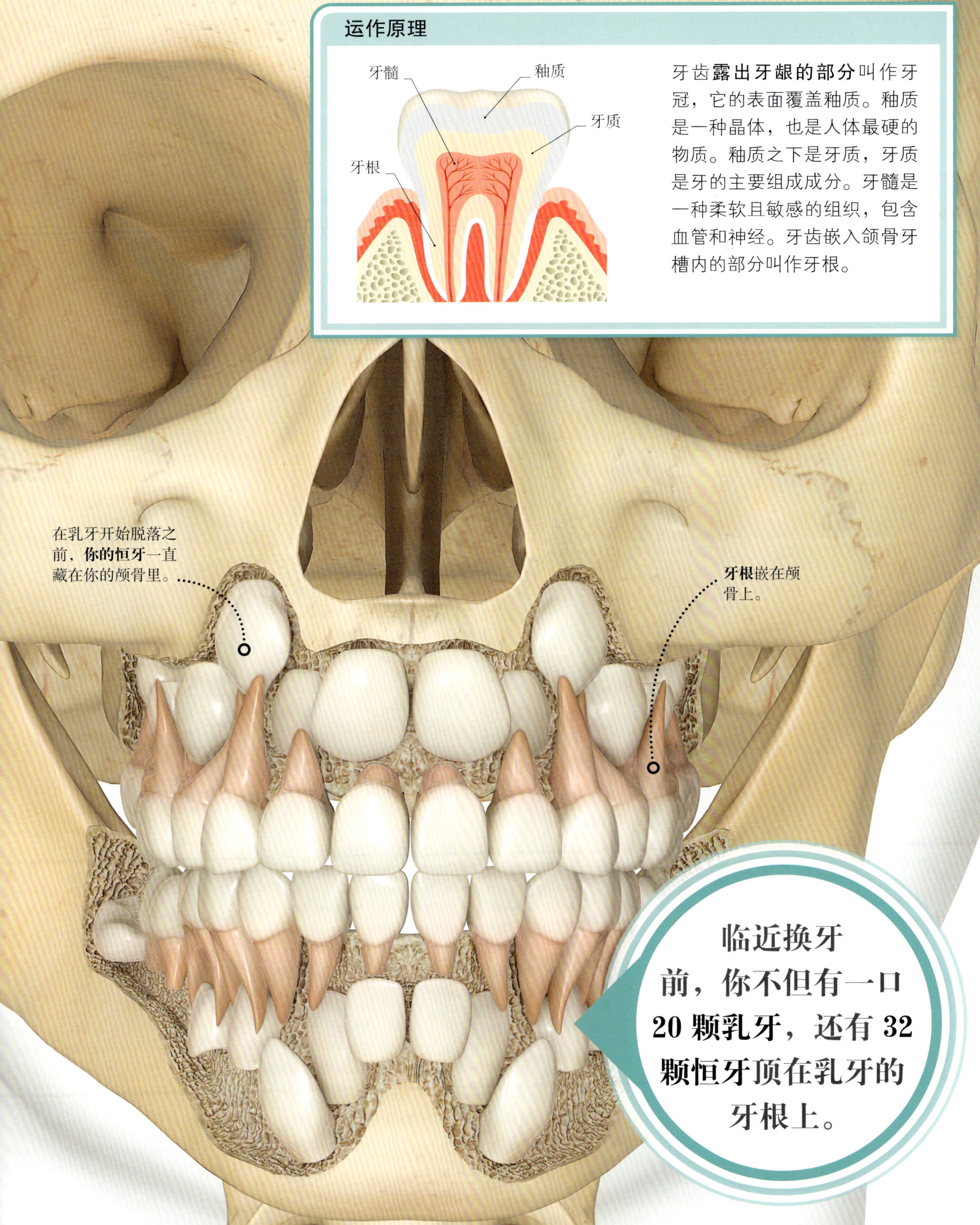


## 运作原理

牙齿**露出牙龈的部分**叫作牙冠，它的表面覆盖釉质。釉质是一种晶体，也是人体最硬的物质。釉质之下是牙质，牙质是牙的主要组成成分。牙髓是一种柔软且敏感的组织，包含血管和神经。牙齿嵌入颌骨牙槽内的部分叫作牙根。

**临近换牙前，你不但有一口20颗乳牙，还有32颗恒牙顶在乳牙的牙根上。**

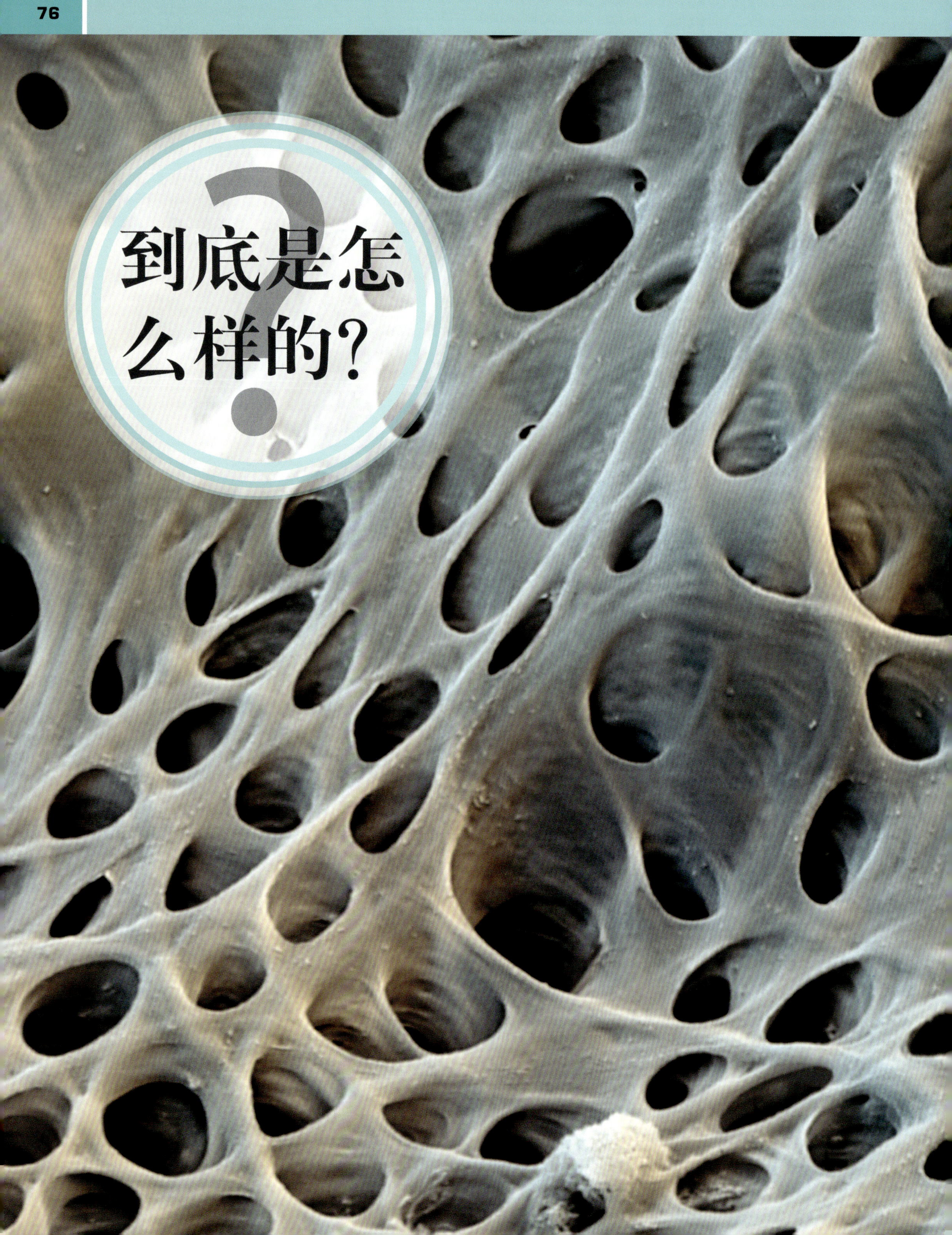

# 到底是怎么样的?

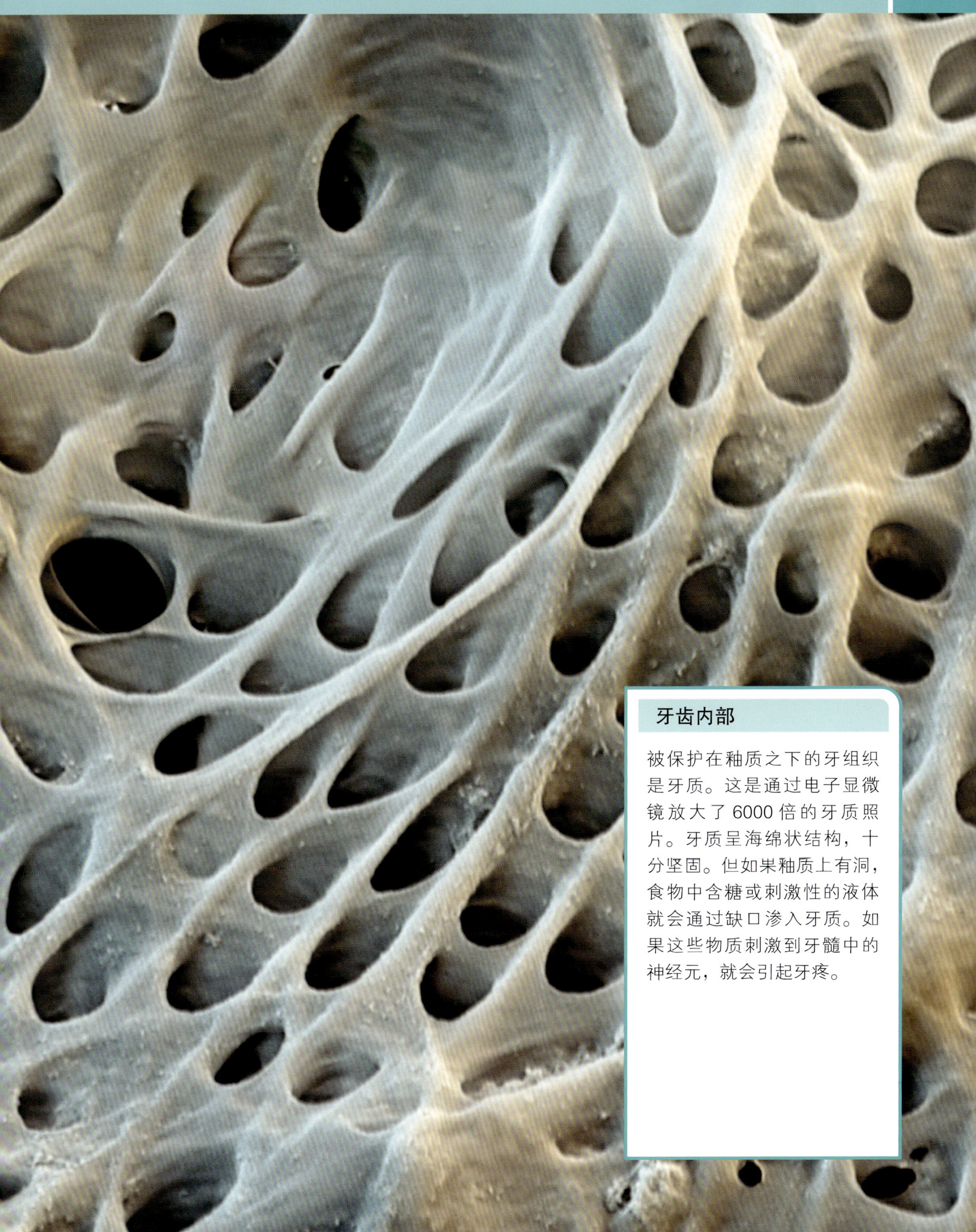

## 牙齿内部

被保护在釉质之下的牙组织是牙质。这是通过电子显微镜放大了6000倍的牙质照片。牙质呈海绵状结构，十分坚固。但如果釉质上有洞，食物中含糖或刺激性的液体就会通过缺口渗入牙质。如果这些物质刺激到牙髓中的神经元，就会引起牙疼。

# 你会**分泌**多少**唾液**？

**这里有一个让人“垂涎”的事实：**每天你会产生大约 1 升的唾液。唾液有助于吞咽和消化食物。当你咀嚼时，唾液混入食物碎渣中，使其变得湿软，更容易吞咽。同时，唾液中的消化酶开始分解食物中的分子。

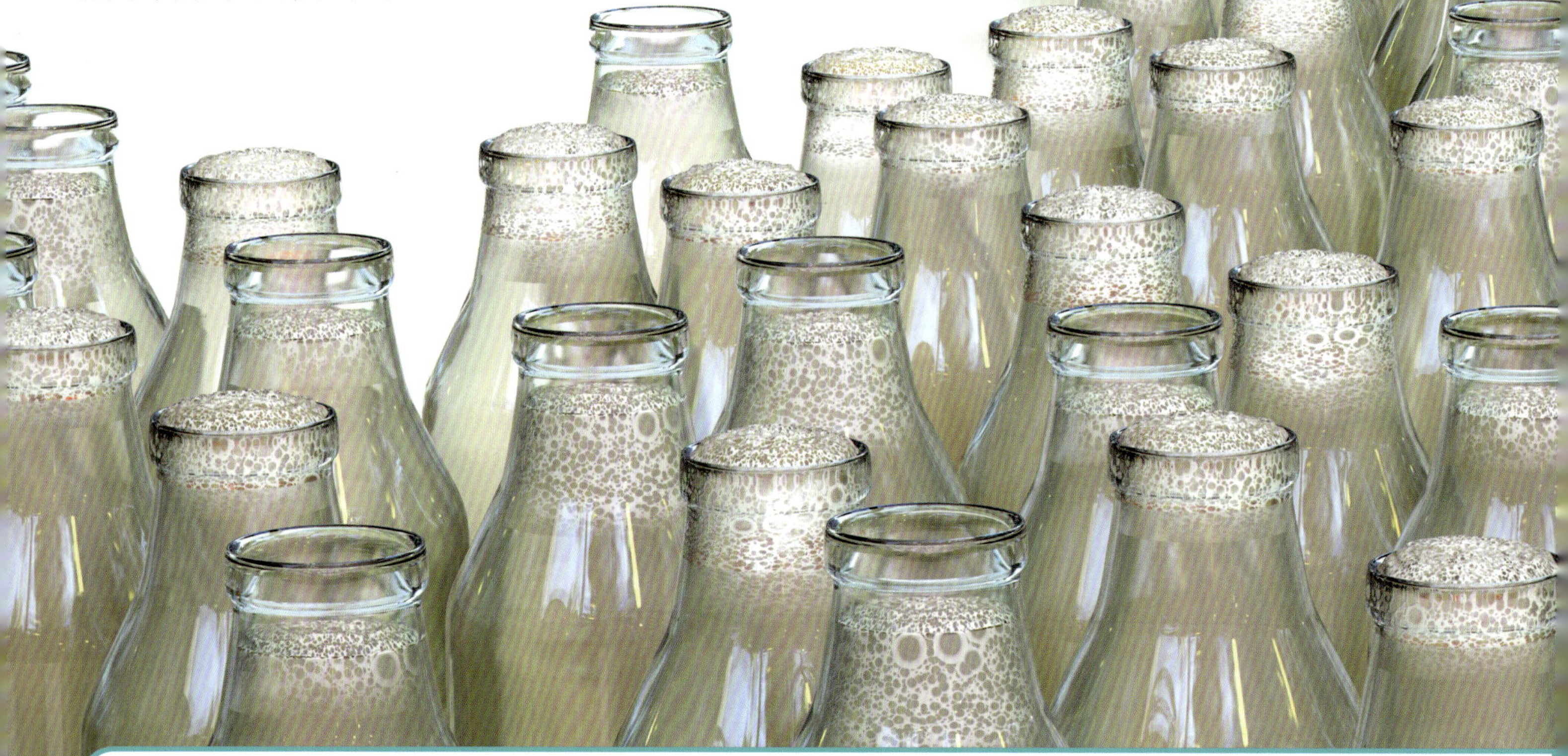

## 运作原理

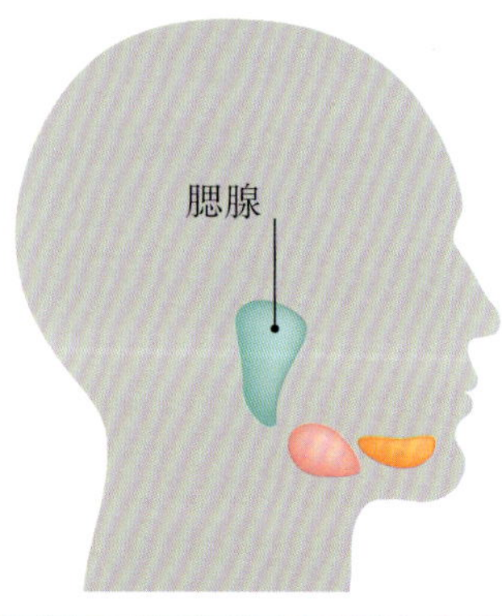

腮腺

**唾液是**水、盐和其他一些物质的**混合物**，其中包含消化酶——一种帮助分解食物的化学物质。唾液由唾液腺分泌，经导管排入口腔。脸部两侧各有一组大唾液腺，包括腮腺、下颌下腺和舌下腺，此外口腔内还有大约 1000 个小唾液腺。

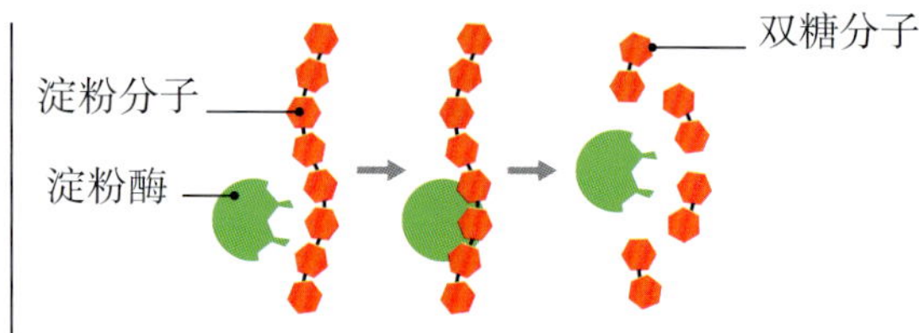


**唾液中含有一种**叫作淀粉酶的**酶**，它可以分解面包等食物中的淀粉分子，生成双糖和能够被人体直接吸收的单糖（最简单的糖类）分子。

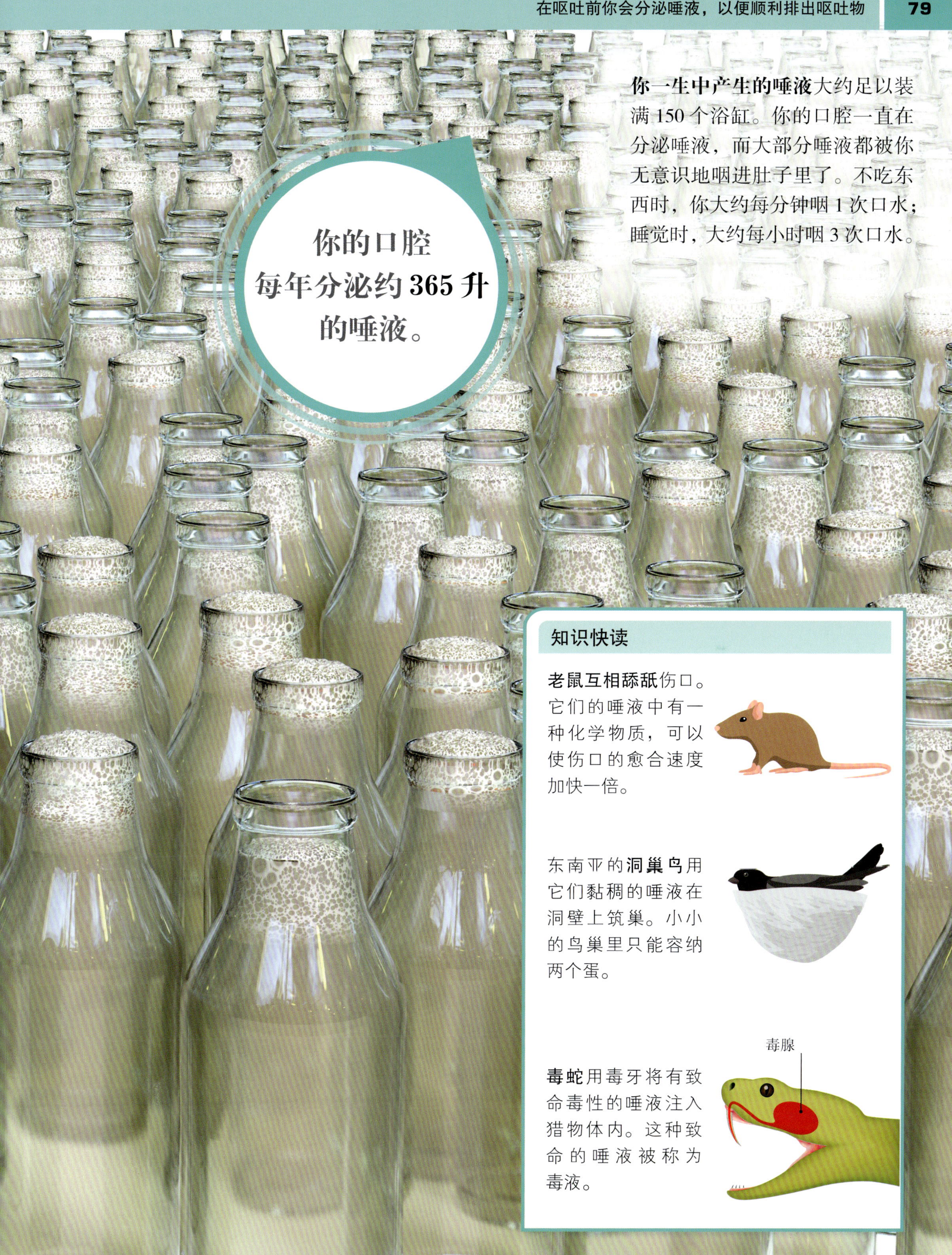

**你一生中产生的唾液**大约足以装满150个浴缸。你的口腔一直在分泌唾液，而大部分唾液都被你无意识地咽进肚子里了。不吃东西时，你大约每分钟咽1次口水；睡觉时，大约每小时咽3次口水。

**你的口腔每年分泌约365升的唾液。**

## 知识快读

**老鼠互相舔舐**伤口。它们的唾液中有一种化学物质，可以使伤口的愈合速度加快一倍。

东南亚的**洞巢鸟**用它们黏稠的唾液在洞壁上筑巢。小小的鸟巢里只能容纳两个蛋。

**毒蛇**用毒牙将有致命毒性的唾液注入猎物体内。这种致命的唾液被称为毒液。

# 你的胃有多大？

**吃东西时，你的胃会膨胀。**空腹时，胃大约只有一个李子大；吃饱以后，胃可以膨胀 50 倍，差不多有一个足球那么大。胃不仅是储存食物的空间，它强大的肌肉还可以挤压和研磨食物，使其变成液体。同时胃壁上的腺体会分泌消化液，用以分解食物。

**人类的胃可以膨胀到能容纳 75 个热狗。**

**通过训练，**胃容量是可以增加的。在 2020 年国际吃热狗比赛中，美国的“大胃王”乔伊·切斯特纳特在 10 分钟内吃了 75 个热狗，创造世界纪录。除此以外，他还创造了一口气吃下 50 个甜甜圈、52 个芝士汉堡包、25.5 个冰淇淋三明治、241 个鸡翅、141 个煮鸡蛋等纪录。

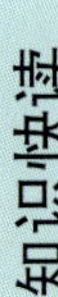


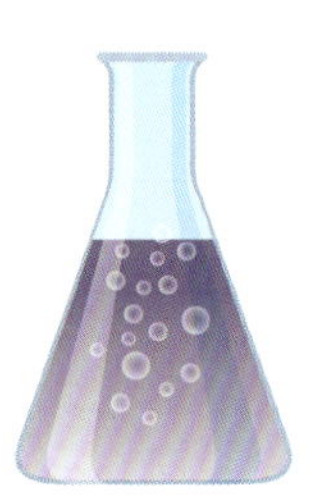

**胃**可以分泌一种叫作盐酸的化学物质。盐酸酸性极强，能够溶解金属。这种强酸不仅能杀死潜伏在食物中的病菌，还能促进食物分解。

**一顿饭**要在胃里待上 4 个小时左右。

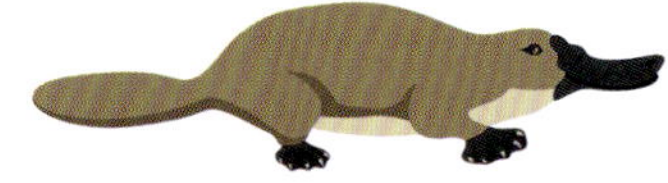

**鸭嘴兽**没有胃，吞下的食物由食管直接进入肠道。

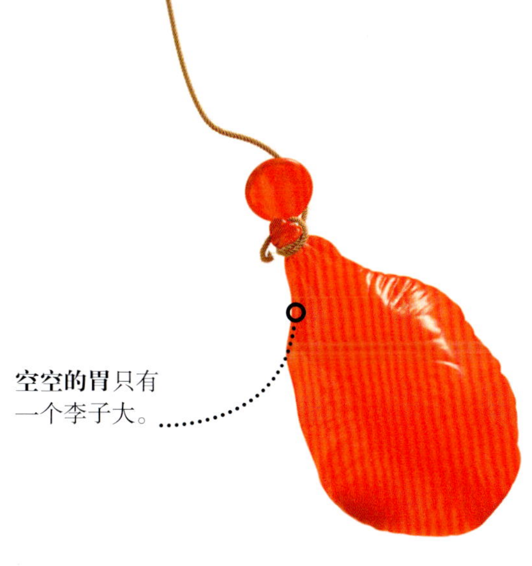

**空空的胃**只有一个李子大。

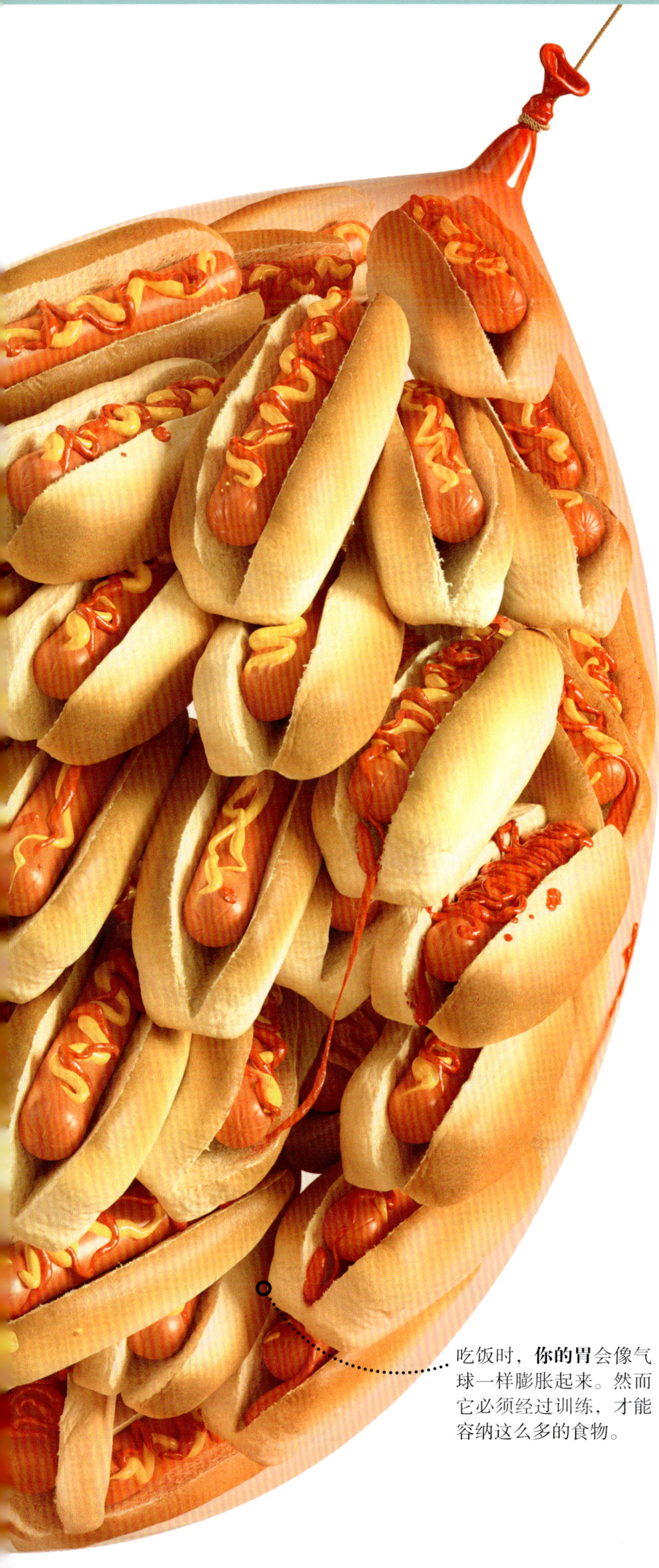

## 运作原理

**胃的肌肉壁**上有很深的褶皱，为胃壁留下伸展空间。胃壁由 3 层平滑肌构成，它们以不同的方式收缩和舒张，挤压并混合食物。食物在胃里停留数小时后，变成一种叫作食糜的稀粥样液体。

**进餐时**，胃里逐渐填满吞下的食物，同时分泌胃液消化食物。

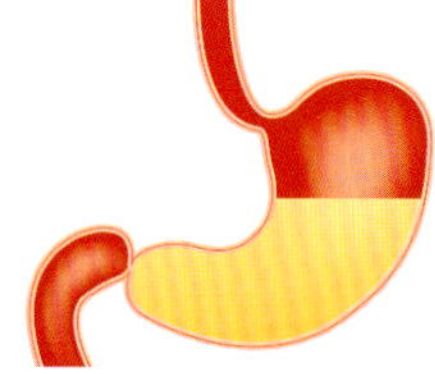

胃壁上的**肌肉**每分钟大约收缩 3 次，以挤压和研磨食物。

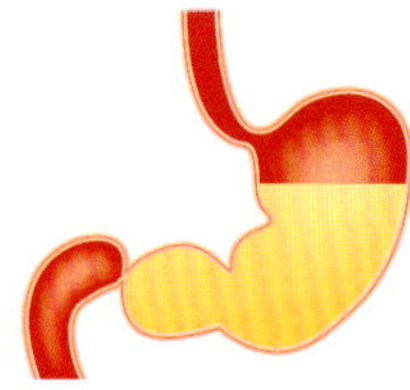

**当食物**变成液体时，胃壁收缩，使食糜从一个叫作幽门的小孔喷出。

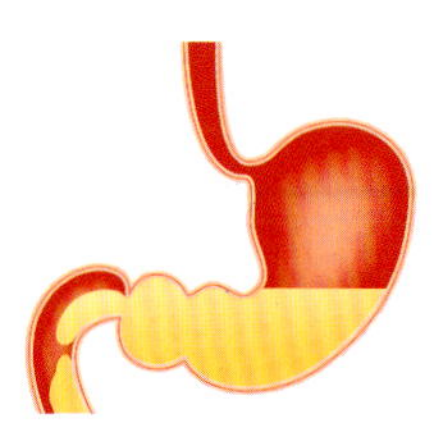

吃饭时，**你的胃**会像气球一样膨胀起来。然而它必须经过训练，才能容纳这么多的食物。

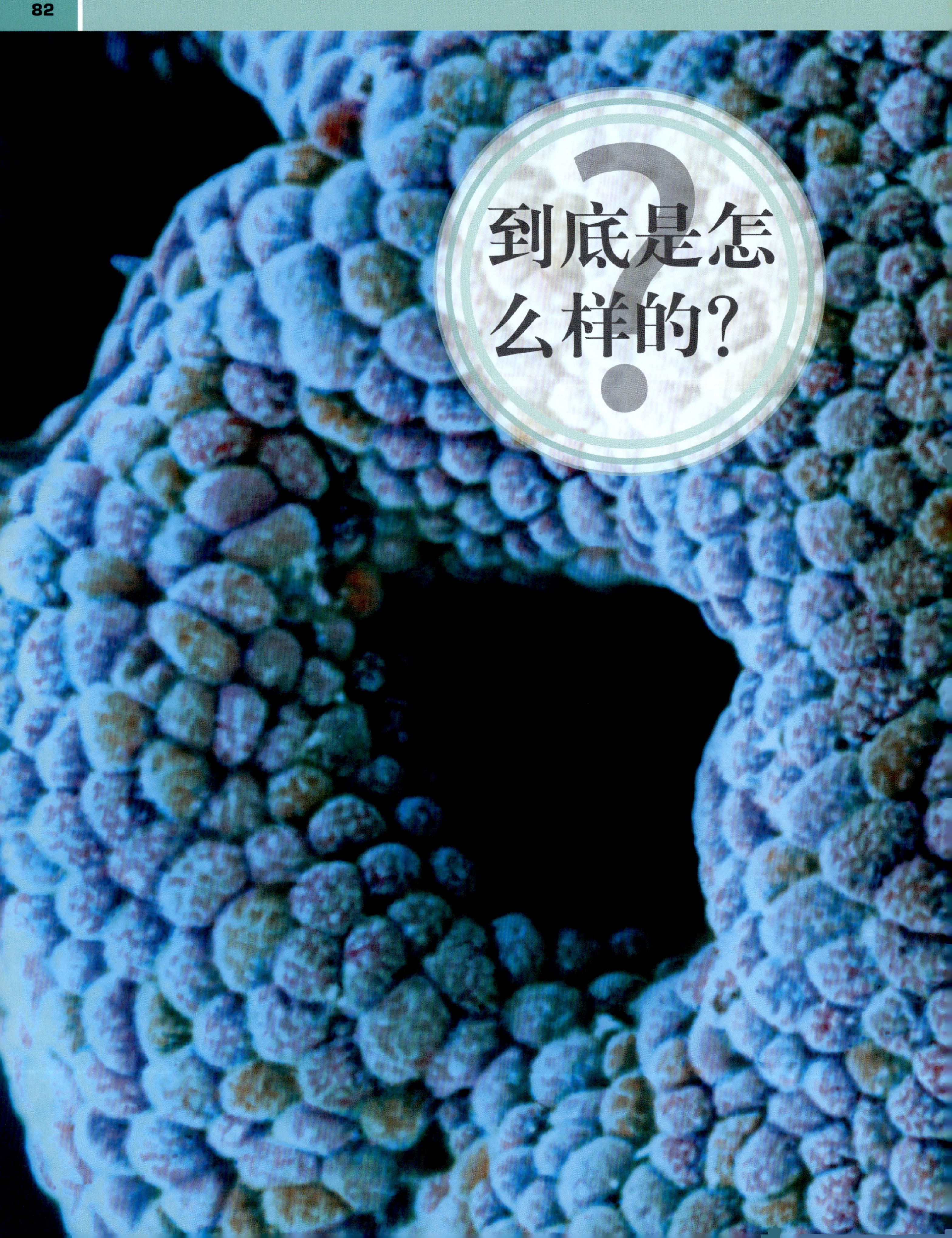

# 到底是怎么样的？

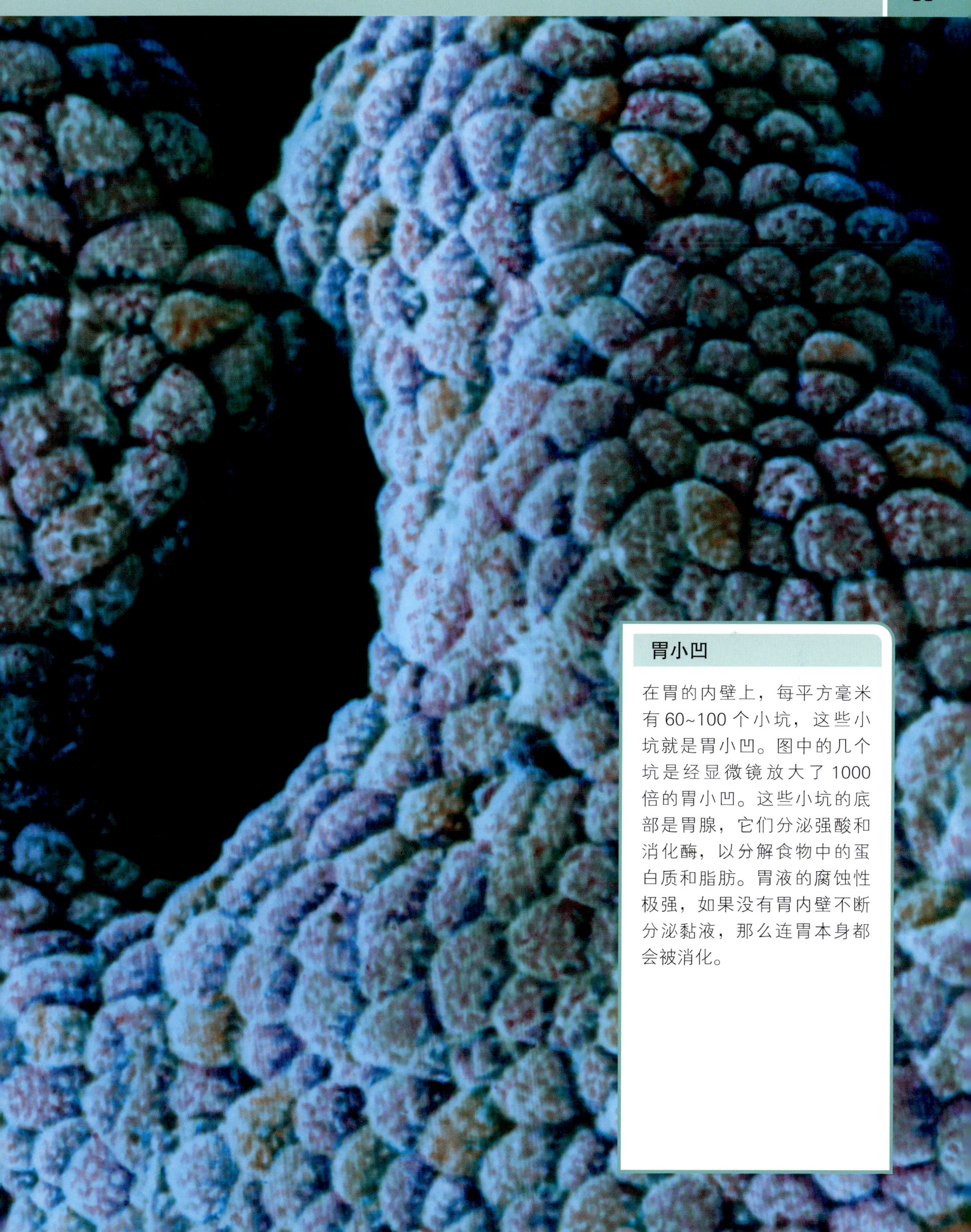

## 胃小凹

在胃的内壁上，每平方毫米有60~100个小坑，这些小坑就是胃小凹。图中的几个坑是经显微镜放大了1000倍的胃小凹。这些小坑的底部是胃腺，它们分泌强酸和消化酶，以分解食物中的蛋白质和脂肪。胃液的腐蚀性极强，如果没有胃内壁不断分泌黏液，那么连胃本身都会被消化。

# 食物去了哪里？

**从进入你口中的那一刻起，食物**便开启了在你体内的奇妙冒险之旅。这一充满曲折的旅程要经过你消化系统的所有主要器官。消化系统长达7米，在通过这座由管道和腔室组成的迷宫时，食物被分解成可以被血液吸收和携带的、结构简单的营养物质，残留物变成有毒废物被排出体外。

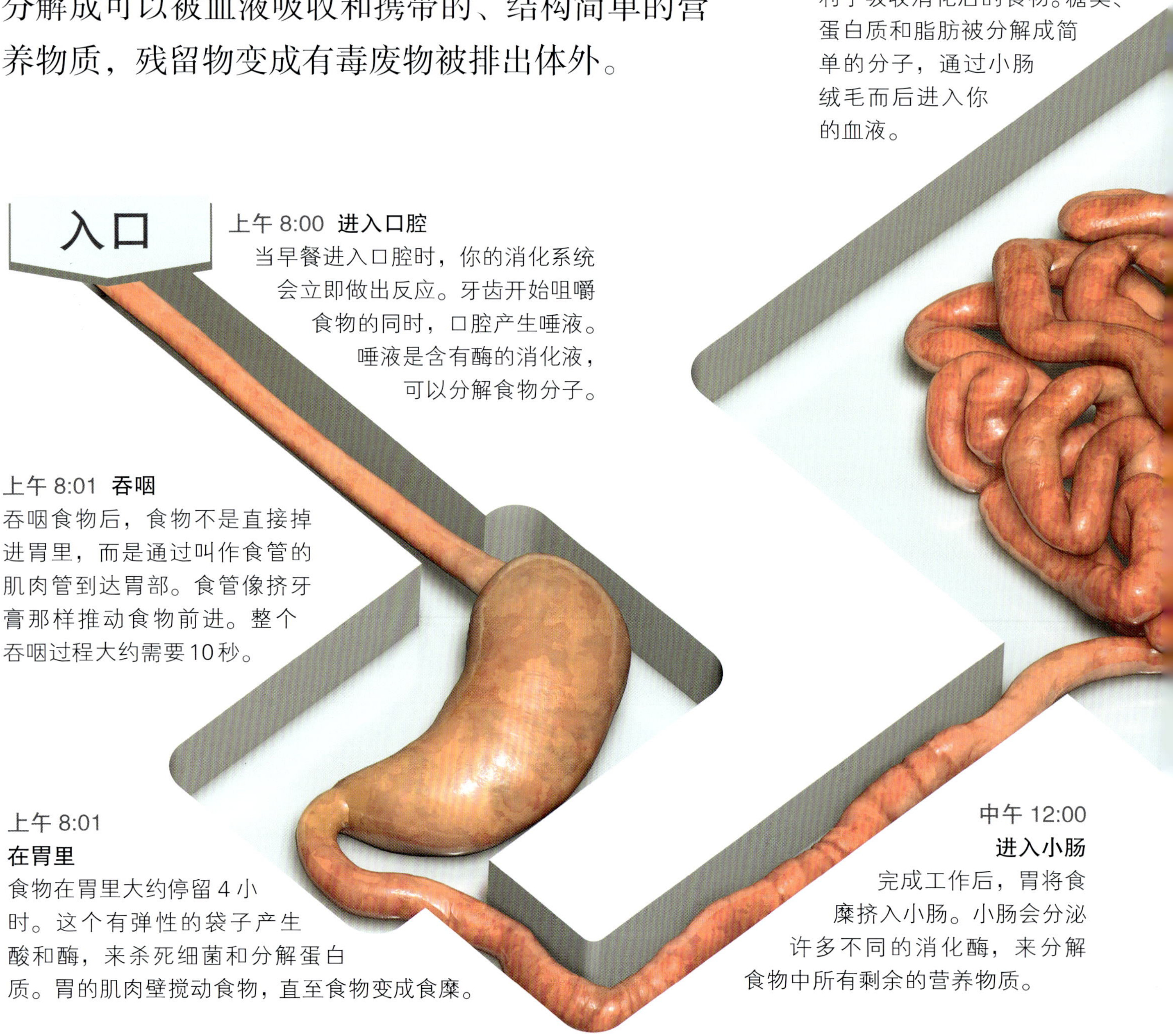

入口

**上午 8:00 进入口腔**
当早餐进入口腔时，你的消化系统会立即做出反应。牙齿开始咀嚼食物的同时，口腔产生唾液。唾液是含有酶的消化液，可以分解食物分子。

**上午 8:01 吞咽**
吞咽食物后，食物不是直接掉进胃里，而是通过叫作食管的肌肉管到达胃部。食管像挤牙膏那样推动食物前进。整个吞咽过程大约需要10秒。

**上午 8:01 在胃里**
食物在胃里大约停留4小时。这个有弹性的袋子产生酸和酶，来杀死细菌和分解蛋白质。胃的肌肉壁搅动食物，直至食物变成食糜。

**中午 12:00 进入小肠**
完成工作后，胃将食糜挤入小肠。小肠会分泌许多不同的消化酶，来分解食物中所有剩余的营养物质。

**下午 3:00 吸收营养**
你的小肠内壁上有数以百万计的微小指状突起，即小肠绒毛。它们增加了小肠内壁的表面积，有利于吸收消化后的食物。糖类、蛋白质和脂肪被分解成简单的分子，通过小肠绒毛而后进入你的血液。

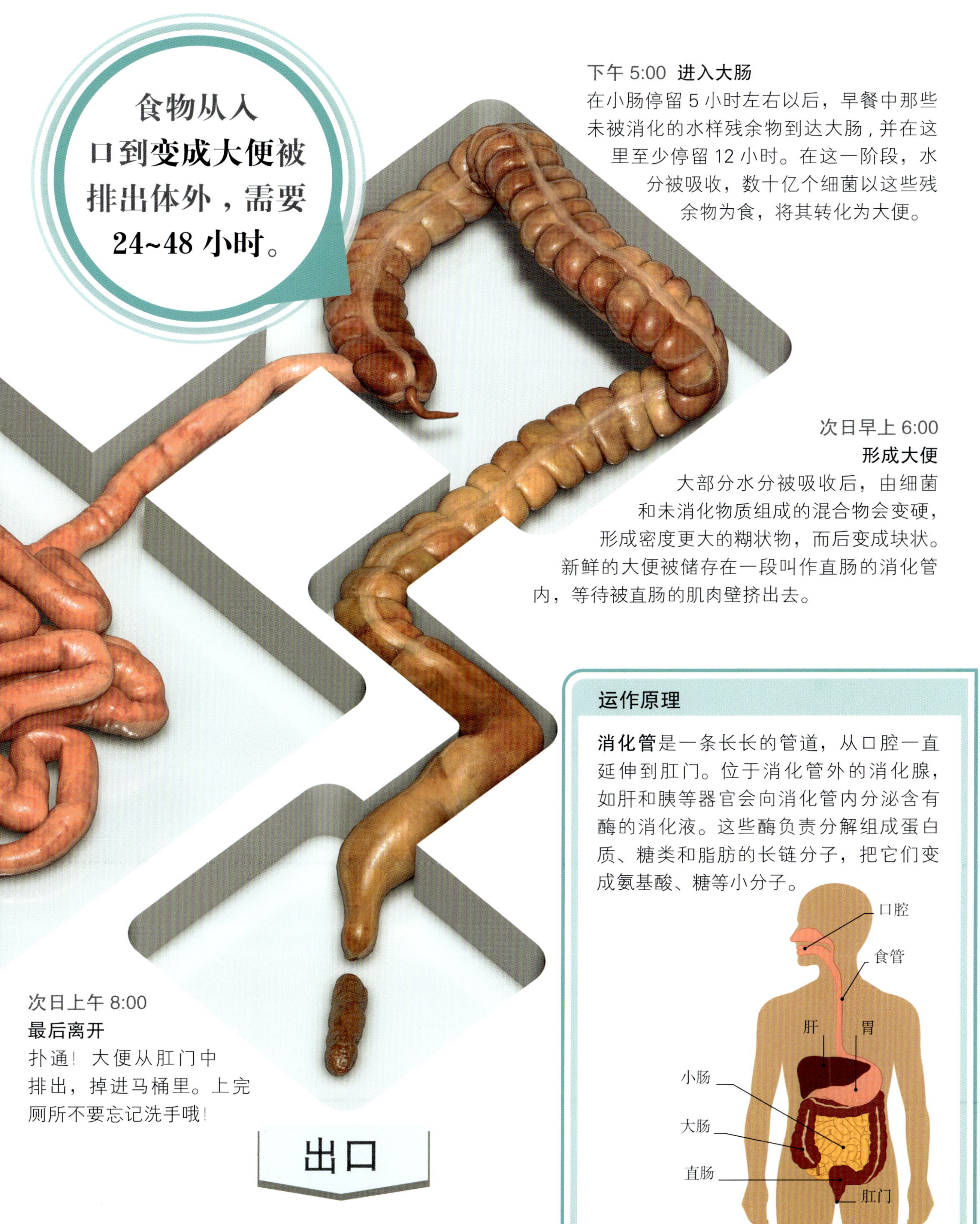


下午 5:00 **进入大肠**

在小肠停留 5 小时左右以后，早餐中那些未被消化的水样残余物到达大肠，并在这里至少停留 12 小时。在这一阶段，水分被吸收，数十亿个细菌以这些残余物为食，将其转化为大便。

次日早上 6:00

**形成大便**

大部分水分被吸收后，由细菌和未消化物质组成的混合物会变硬，形成密度更大的糊状物，而后变成块状。新鲜的大便被储存在一段叫作直肠的消化管内，等待被直肠的肌肉壁挤出去。

次日上午 8:00

**最后离开**

扑通！大便从肛门中排出，掉进马桶里。上完厕所不要忘记洗手哦！

## 运作原理

**消化管**是一条长长的管道，从口腔一直延伸到肛门。位于消化管外的消化腺，如肝和胰等器官会向消化管内分泌含有酶的消化液。这些酶负责分解组成蛋白质、糖类和脂肪的长链分子，把它们变成氨基酸、糖等小分子。

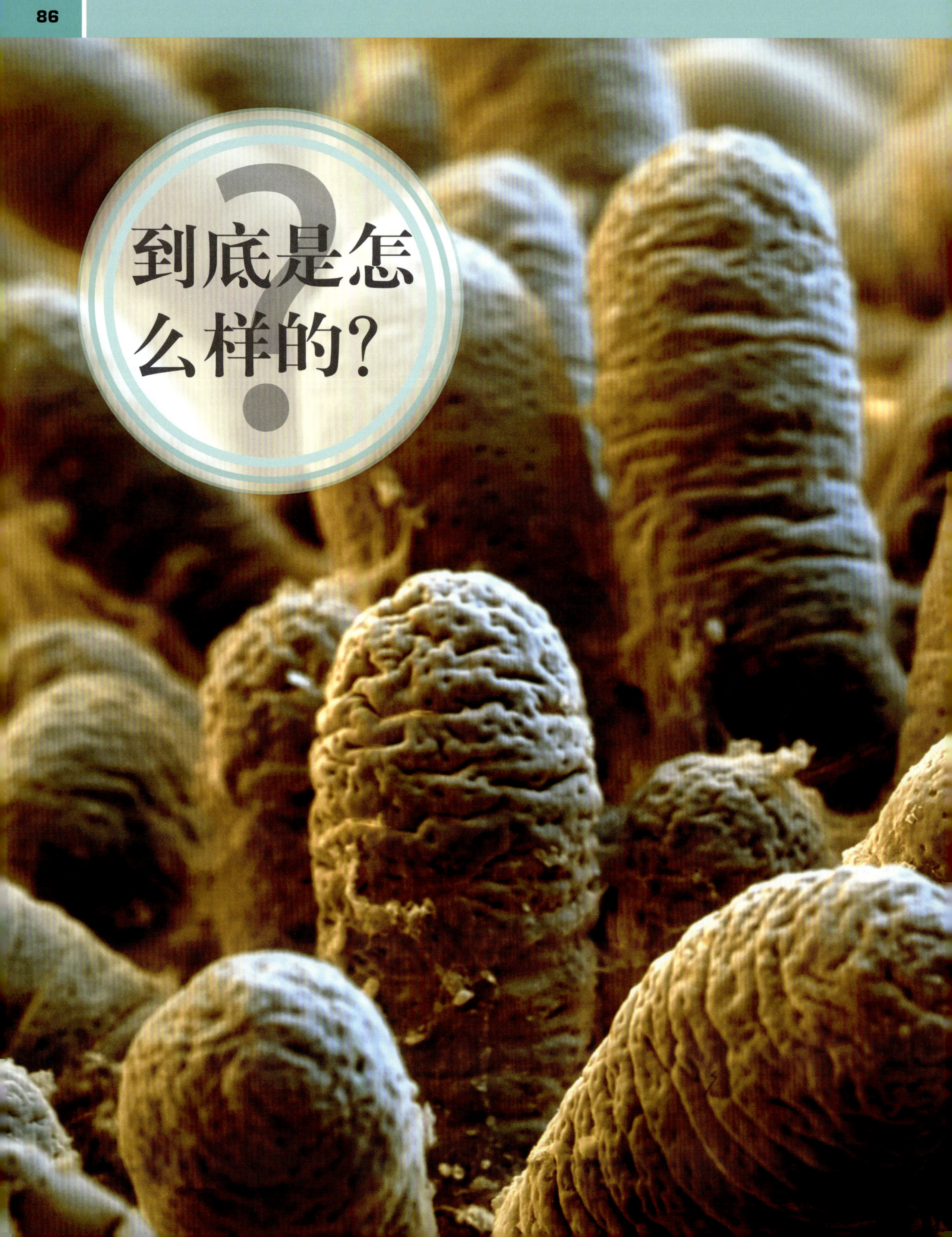

# 到底是怎么样的?

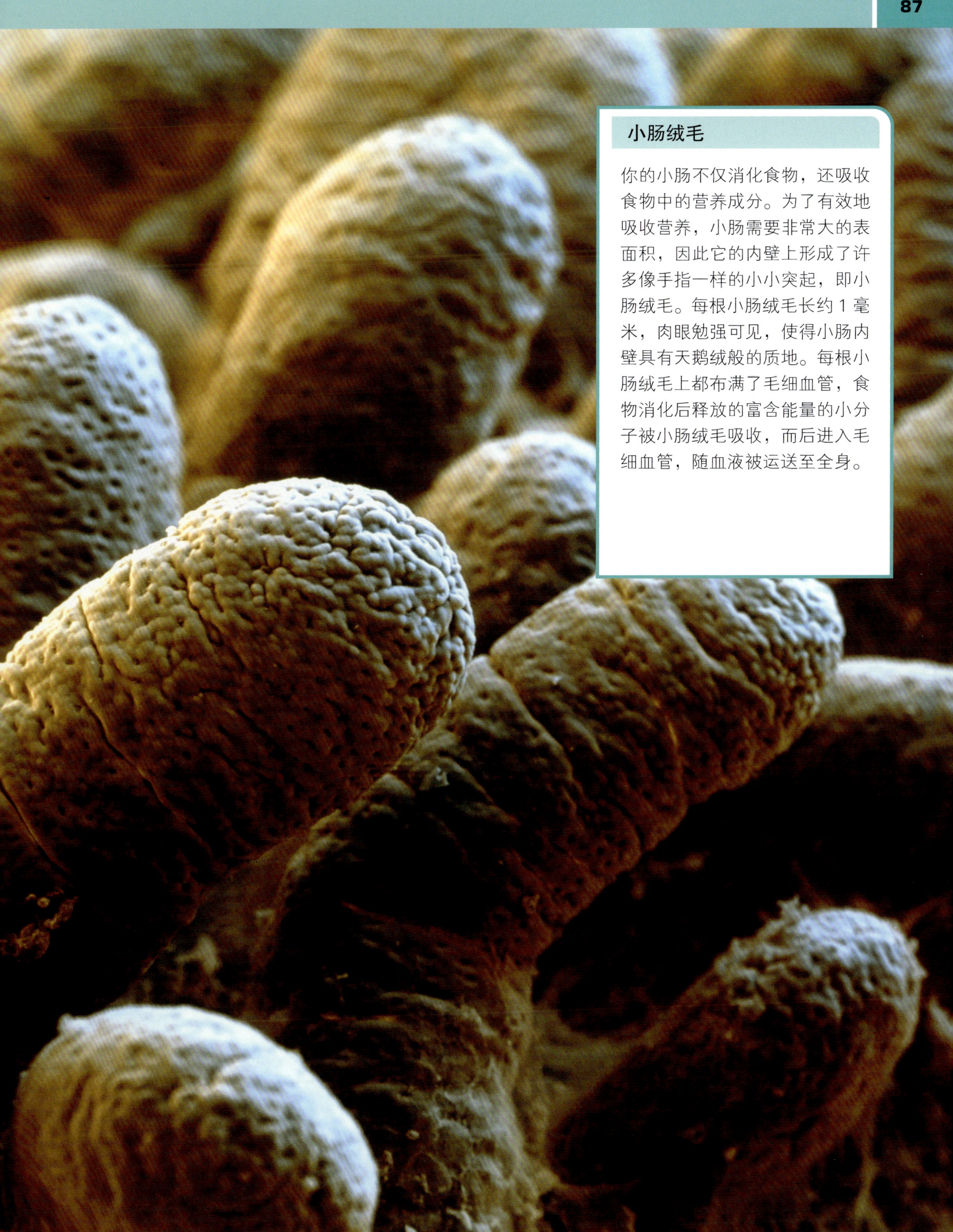

## 小肠绒毛

你的小肠不仅消化食物，还吸收食物中的营养成分。为了有效地吸收营养，小肠需要非常大的表面积，因此它的内壁上形成了许多像手指一样的小小突起，即小肠绒毛。每根小肠绒毛长约 1 毫米，肉眼勉强可见，使得小肠内壁具有天鹅绒般的质地。每根小肠绒毛上都布满了毛细血管，食物消化后释放的富含能量的小分子被小肠绒毛吸收，而后进入毛细血管，随血液被运送至全身。

# 你尿了多少尿?

**你的肾**每年产生约 500 升尿液，足以装满两个浴缸；一生产生约 4 万升尿液，足以装满一个小型游泳池。

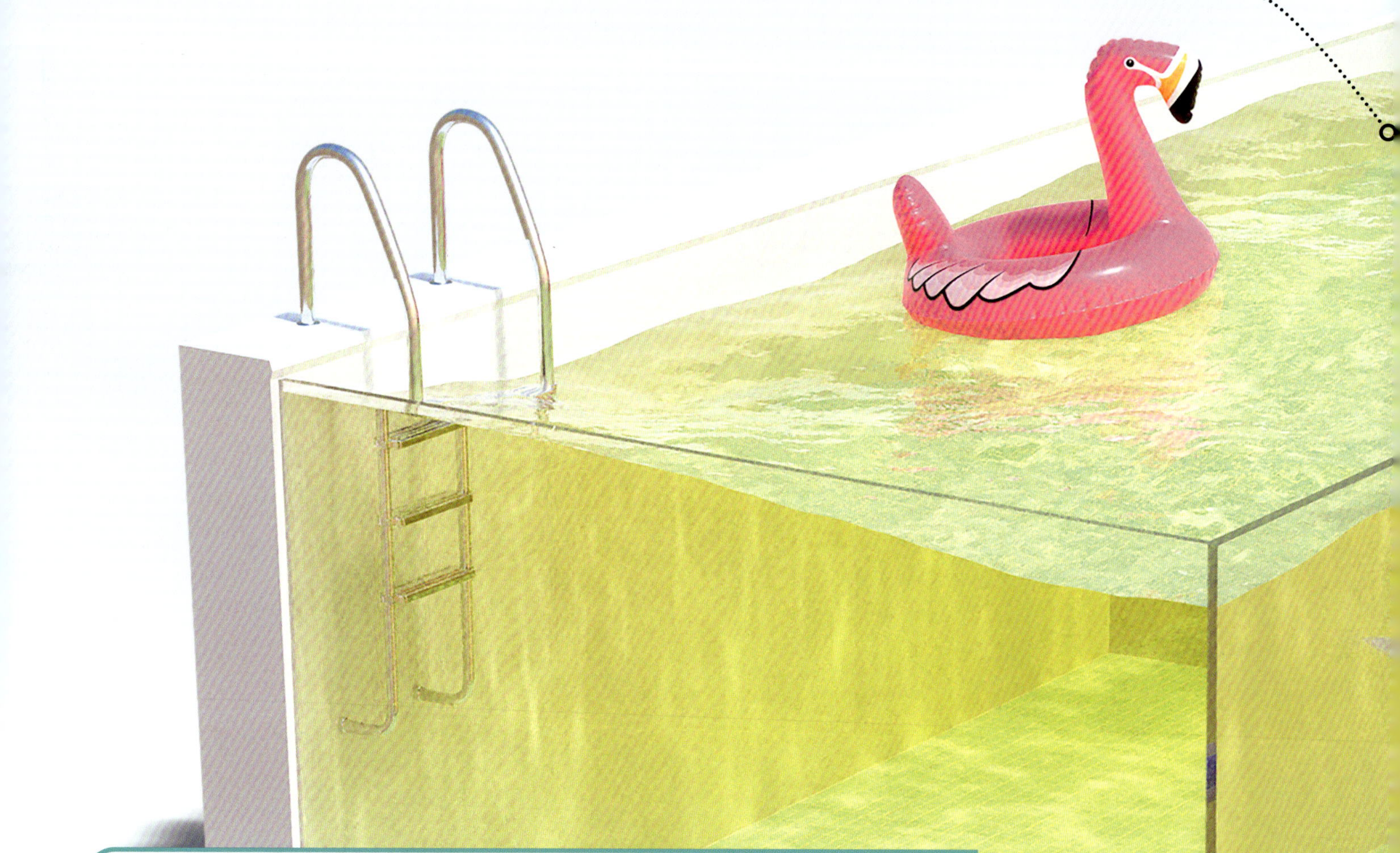

**你的身体每天产生**大约 1.4 升尿液——由肾生成的废液。肾滤过流经你身体的血液，排出多余的水以及积累起来会致命的废物。

衰老的血细胞被分解后生成尿色素，这种化学物质**让尿液呈黄色**。

知识快读

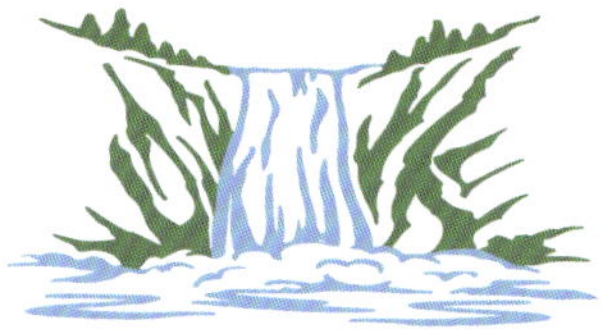

**迄今为止，人类**已排放了约 1400 立方千米的尿液，足以让尼亚加拉大瀑布持续奔腾 19 年之久。

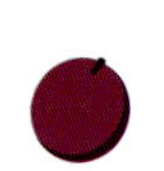
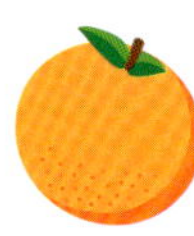
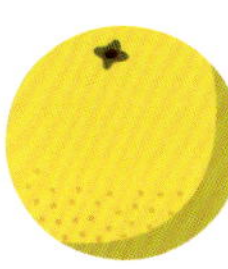

**空膀胱**差不多和李子一样大，半充盈的膀胱差不多和橙子一样大，充盈的膀胱差不多和葡萄柚一样大。

## 运作原理

**尿液被储存**在膀胱中。充满尿液时，膀胱会像气球一样膨胀。膀胱肌肉壁上的牵张感受器会告诉脑，你什么时候该上厕所了。为了排空膀胱，你需要打开叫作尿道括约肌的环形肌肉。膀胱括约肌会自动打开，不受人的意识控制。尿道括约肌是可控的，你可以用它控制尿的流量。

由肾产生的尿液经输尿管进入膀胱。
尿液
膀胱壁
膀胱括约肌
尿道括约肌

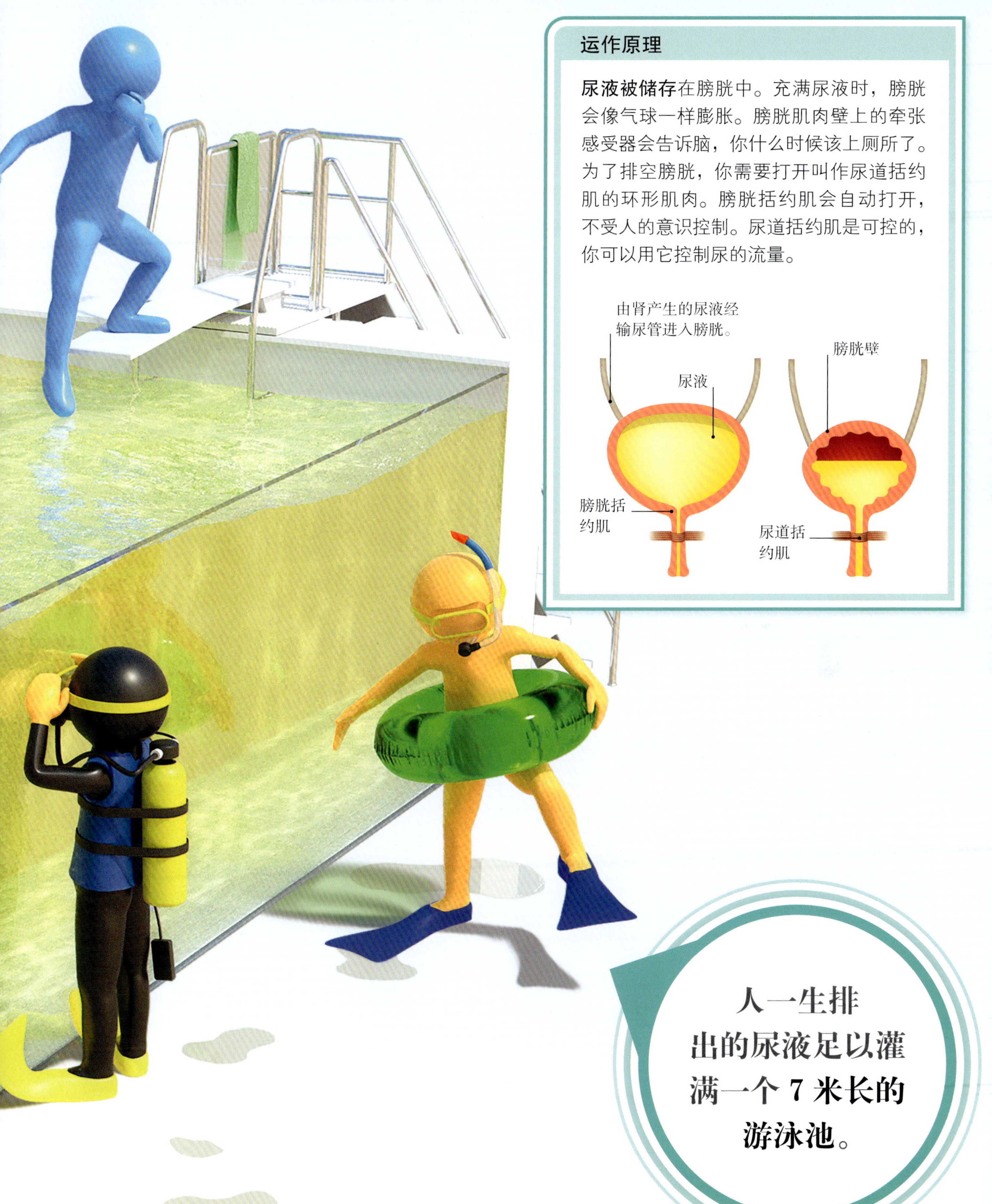

人一生排出的尿液足以灌满一个 7 米长的游泳池。

# 你的**尿液**由什么**组成**？

**尿液看起来并不令人愉悦**，它是由数千种化学物质组成的复杂混合物，其中许多化学物质是有害的。尿液由你的肾制造，肾是位于肋骨下方、脊柱两侧的两个拳头大的器官。它们不停地工作，从血液中滤过身体不需要的和有毒的化学物质。肾对我们至关重要。如果它们停止工作，人就会在几天内死亡。

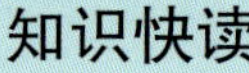


**大多数大型哺乳动物**的排尿时间差不多都是 21 秒。

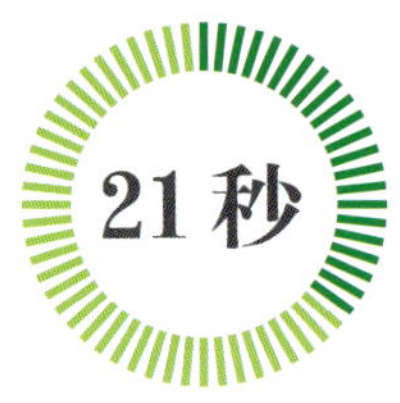


有人说，往被水母蜇伤的部位撒尿能缓解疼痛。**这种做法没用。**

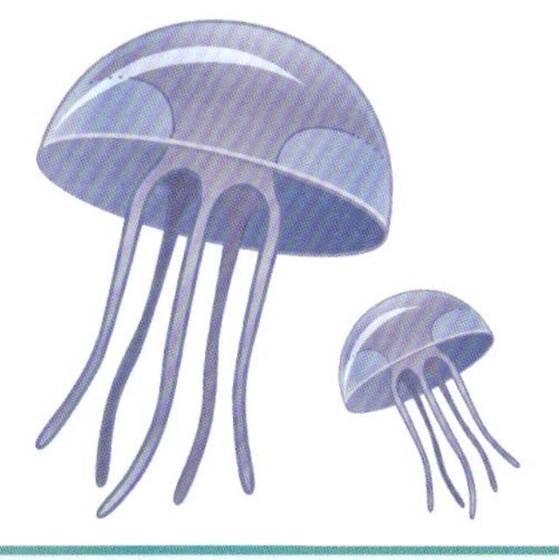

**科学家们已在尿液中发现3000多种化合物废物。**

INGREDIENTS:

尿液的**主要成分**是水和尿素。尿素是一种氮的化合物，由食物中的蛋白质分解产生。尿液中还有其他 3000 多种废物，其化学名称令人匪夷所思。它们的来源很多，包括体细胞内的化学反应、食物、药物和生活在你体内的细菌等。

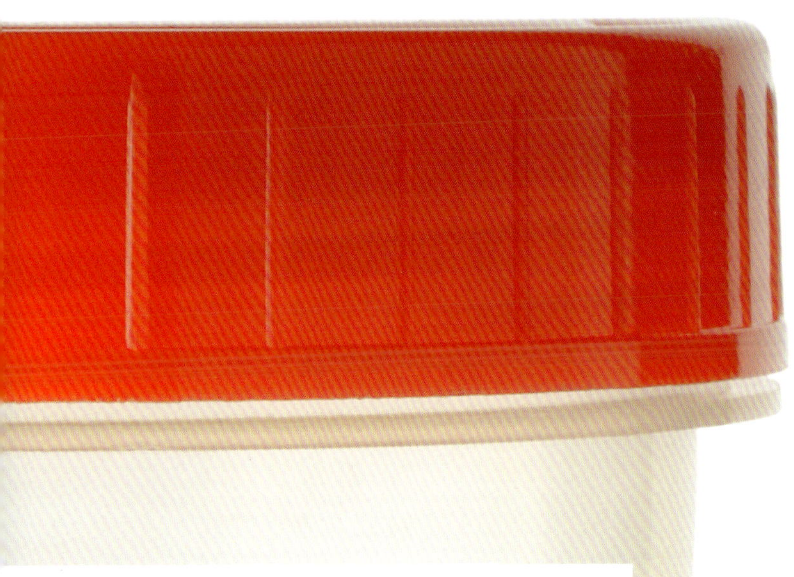

## 运作原理

**每分钟**，你身体中大约 1/4 的血液会流经肾。每个肾包含超过 100 万个被称为肾单元的微小的基本功能单位。肾单元从血液中滤过多余的水和有害的化学物质。

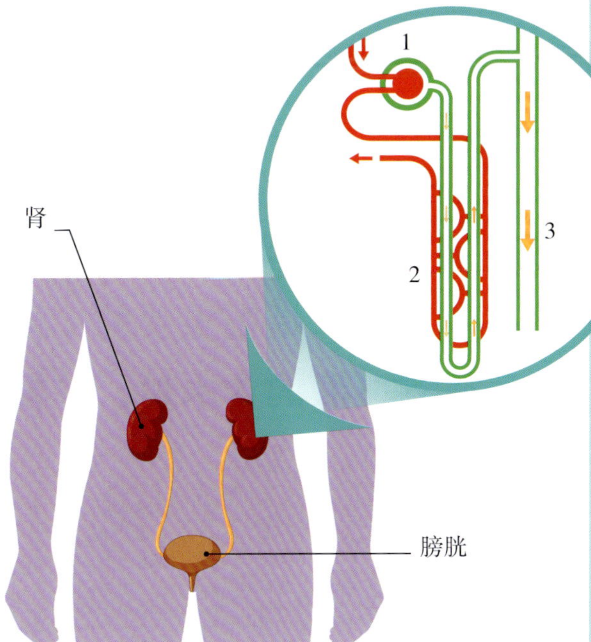


1. **血液流经**肾单元，血液中的水、无机盐、尿素、尿酸、葡萄糖、氨基酸等进入单独的管道，即肾小管。

2. **毛细血管**从肾小管的液体中重新吸收水和有用的化学物质。

3. **剩余的水**和化学物质作为尿液排入膀胱。

# 你的体内有多少水？

你身体的**一半以上**是水。水对生命来说是必不可少的，因为细胞需要水来进行所有的化学反应，以维持生命。体内有适量的水是很重要的，你的脑会一直监测血液的含水量，并根据需要进行调整。

人体的**含水量**主要取决于年龄。新生儿体内的水分大约占体重的3/4，因为肺、脑和肌肉等富含水分的器官构成了其大部分身体。随着年龄增长，肌肉减少，因此人体的含水量也会下降。

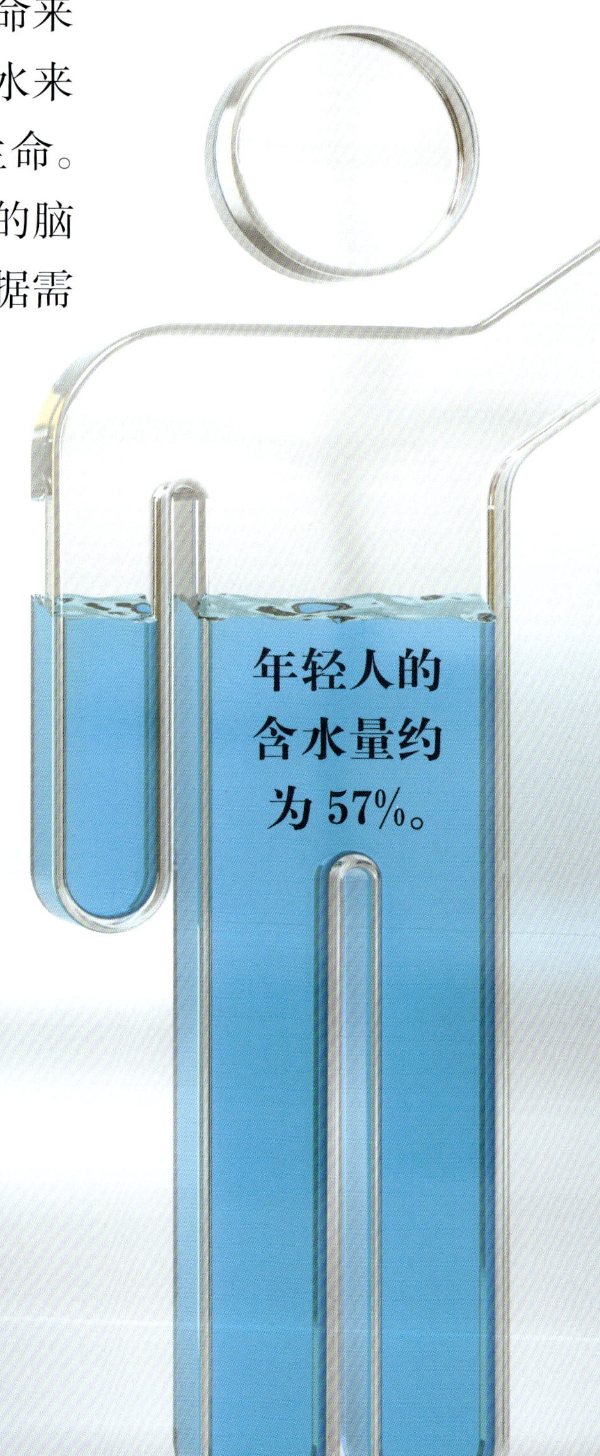

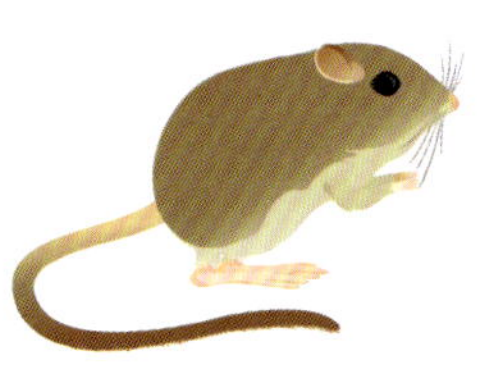

**更格卢鼠**生活在沙漠，从不喝水。它们的细胞通过化学反应从食物分子中获取水。

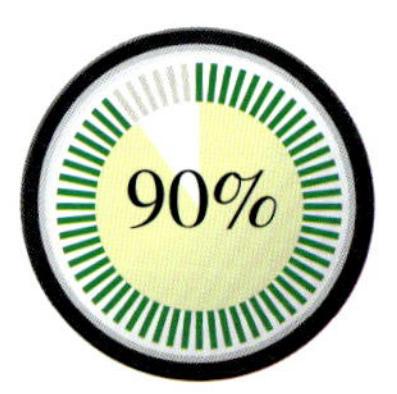


你身体中**大约90%**的水来自食物、饮用水和饮料，其余的水由你的体细胞制造。

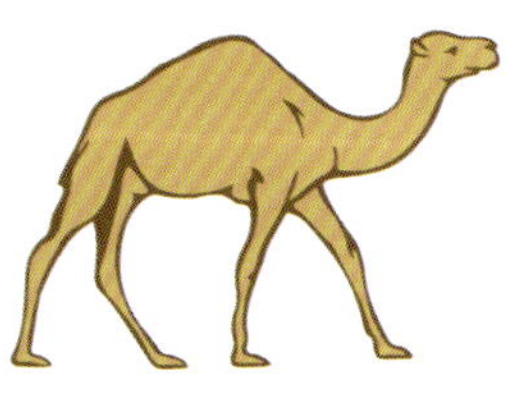

**骆驼**在沙漠里经过长途跋涉后，可以在10分钟内喝下100升水。

## 运作原理

**如果**体内的**水含量**下降，你的脑就会让你产生口渴的感觉，同时分泌一种激素并使其运送至肾，告诉肾从尿液中重新吸收水分，这会使你的尿液颜色变深。当你体内的水含量很高时，你就不会再感到口渴，肾让更多的水进入尿液，这会使你的尿液颜色变浅。

你的脑向肾运送一种激素，告诉肾要从血液中排出多少水。
你的肾调节进入尿液的水量。

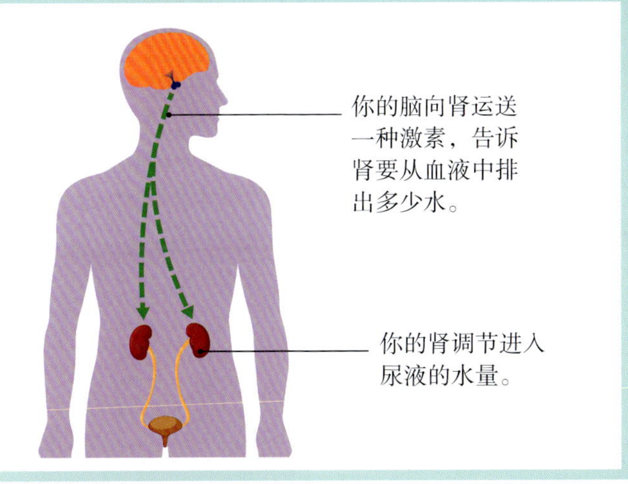

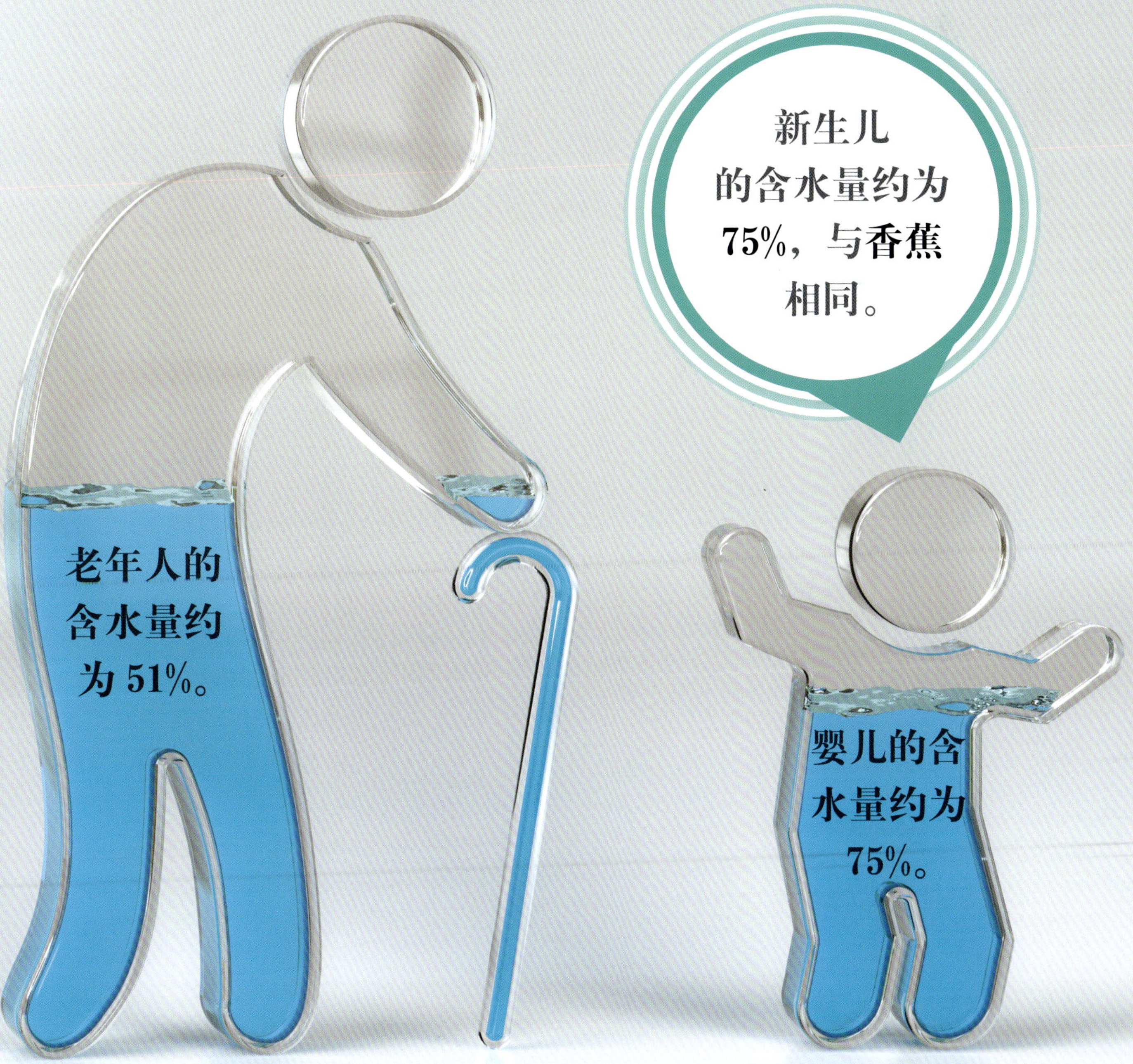

新生儿的含水量约为75%，与香蕉相同。
老年人的含水量约为51%。
婴儿的含水量约为75%。

# 食物和消化的相关事实

## 能量需求

**食物**为你的身体细胞**提供能量**并**维持你的生命**。你所需的能量取决于你的**年龄、性别和运动量**。

12000
10000
8000
6000
4000
2000
0
男性
女性
每日所需能量 / 千焦
1
7~10
15~18
19~49
年龄 / 岁

## 食物中的能量

食物**所含能量**差别很大。你从**脂肪、糖类和蛋白质**中获得能量，脂肪的能量大约是糖类和蛋白质的两倍。你的身体一直在消耗能量，当你**活动**时，你会消耗更多的能量。下图为通过跑步消耗不同食物中能量所需的时间。

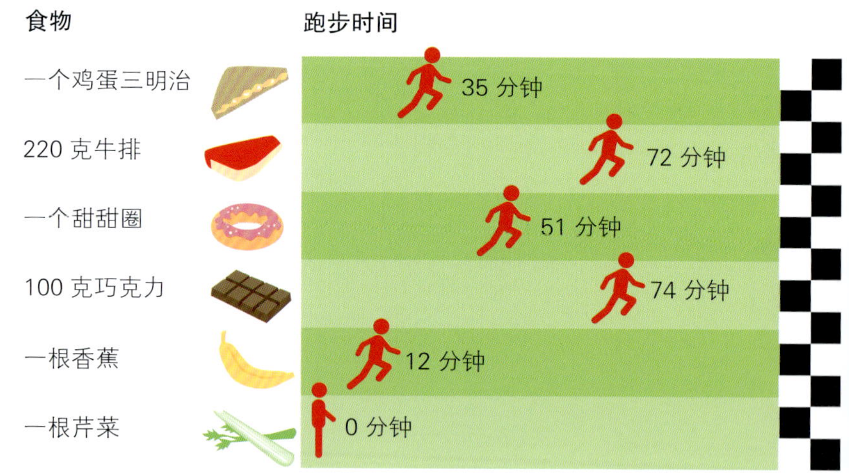


## 能量与运动

你的身体一直在消耗能量，即使休息时也不例外。你的**身体越活跃**，你**消耗的能量就越多**。一根香蕉含有大约 **400 千焦**的能量，这些能量可供进行不同类型**活动**的**时长**也不同。

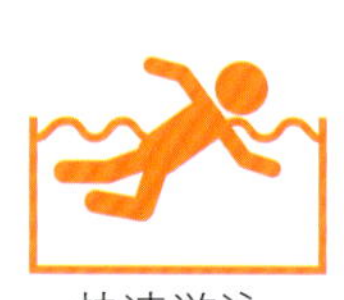
快速游泳
10 分钟

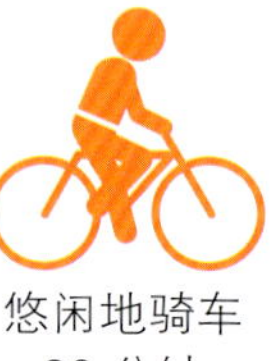
悠闲地骑车
20 分钟

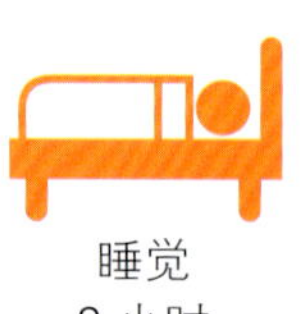
步行
25 分钟

睡觉
2 小时

## 以植物为食

众所周知，**牛羊**是**食草动物**。但你知道吗，我们**人类也主要以植物为食**。我们从食物中获取的能量大约有 2/3 来自农民栽培的**禾本科植物——谷物**，如小麦、水稻、玉米等。

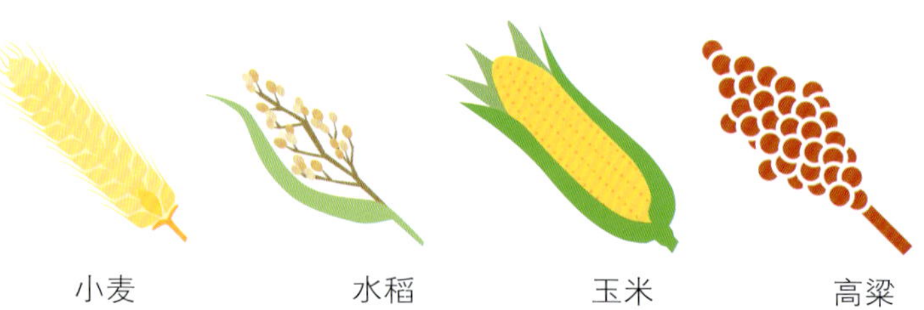

# 消化系统

动物消化系统的长度取决于其**身体的大小**和**食物种类**。**植物**比**肉类**难消化，所以食草动物的**消化系统**比食肉动物的**长**。

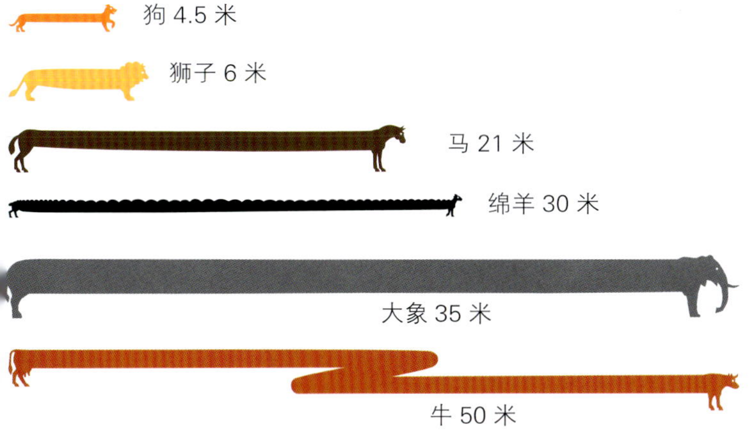


# 废物处理

**消化系统**产生的**废物**以**大便**的形式离开你的身体，但大便并不只是未消化的食物，其**主要成分**是**水**和**细菌**。大便中的大多数细菌是无害的，能够帮助你的身体处理食物，但有些则会**传播疾病**，所以饭前便后一定要洗手。

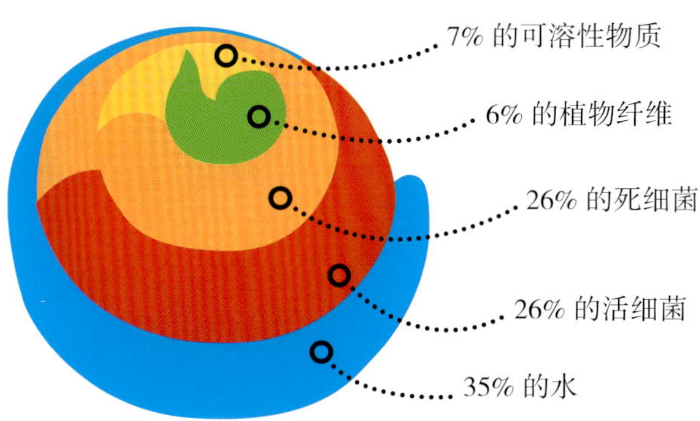


# 水的摄入和排出

你体内的每个细胞都需要水，水使**血液**流动，控制**体温**，润滑**关节**，滋润你的**眼睛**、**口腔**、**呼吸道**和**消化系统**。人体摄入和排出水的方式有多种，但你的**脑**和**肾**会确保身体内的水分保持平衡。

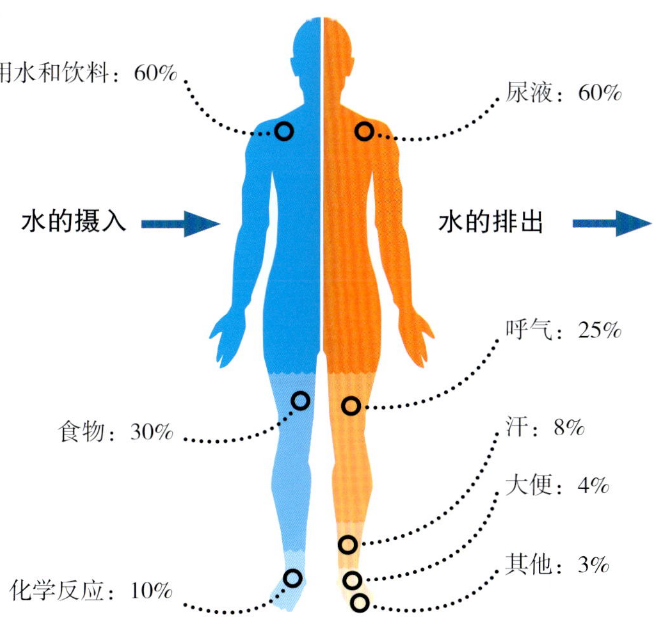


# 稀奇古怪的美食

**有些食物非常受欢迎**，如汉堡包和薯条等；有些食物的**味道**则让大多数人**难以接受**。

**发酵的鲱鱼**是把用盐腌制过的鲱鱼放置几个月，会产生强烈的**臭味**。

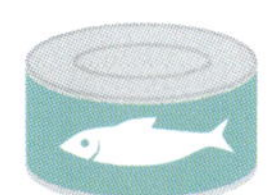

**榴梿果肉**的味道甜美可口，但气味却像**腐烂的洋葱**、**呕吐物**或**污水**。

**卡苏马苏奶酪**是一种含有数百条活蛆的羊奶酪。

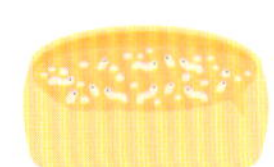

**猫屎咖啡**是由**麝猫**拉出来的**咖啡豆**制成的。

**皮蛋**的制作方法是把鸡蛋或鸭蛋保存在黏土中，直至蛋壳变成绿色并且整颗蛋散发出**类似腥味的刺鼻气味**。

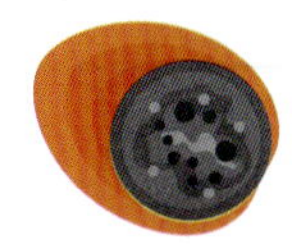

**落基山牡蛎**不是真正的牡蛎，而是油炸的**公牛睾丸**。

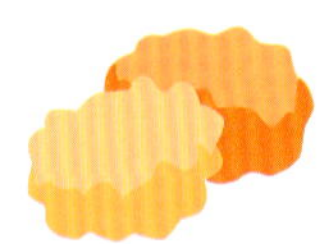

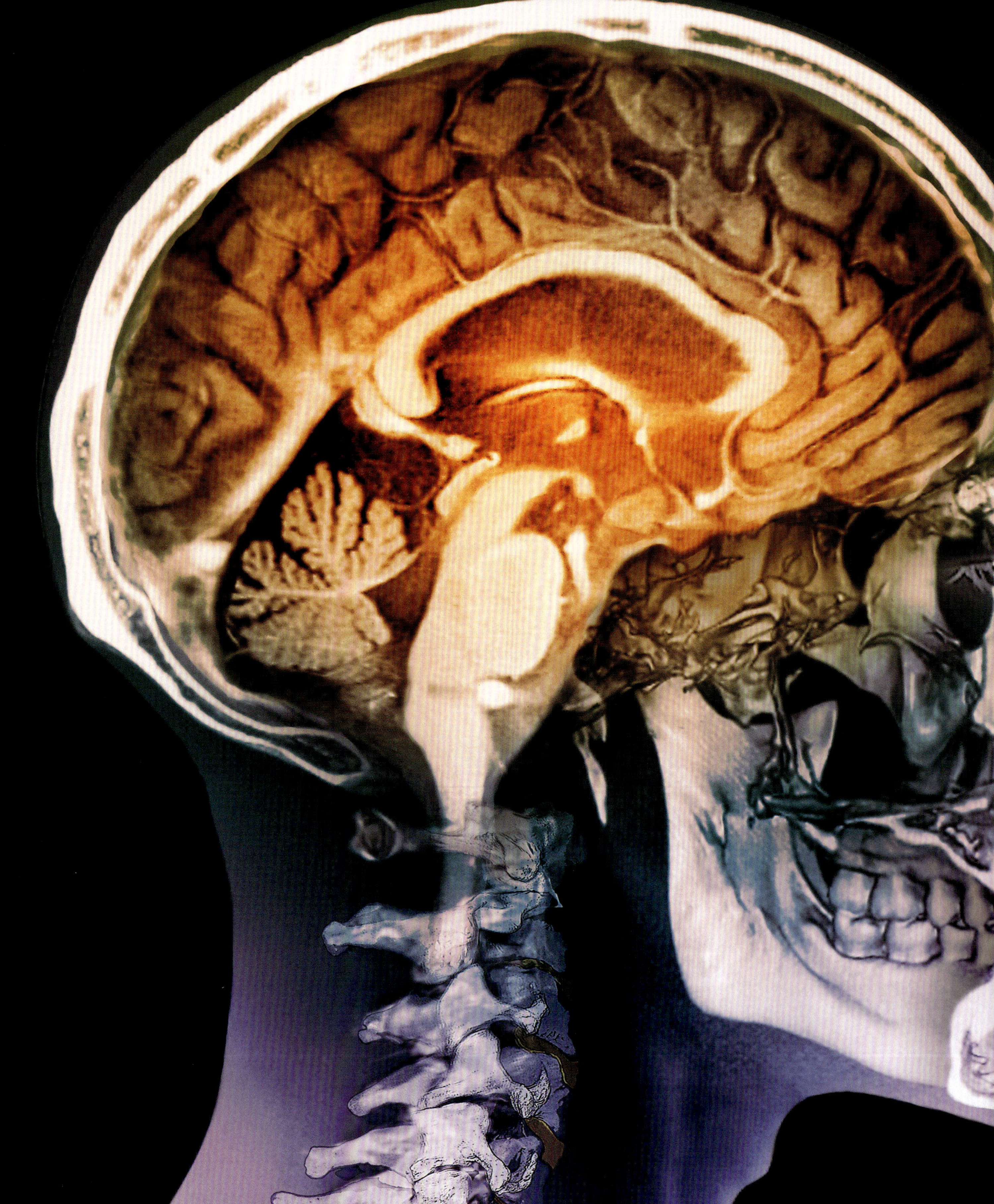

# 控制中心

构成脑的细胞相连，形成一个巨大的网络。每秒钟，数以万亿计的电信号在这个网络中快速传导。作为神经系统的控制中心，脑是人体内最复杂且最神秘的器官。

**人类的脑**大部分是脂肪，这使得它很难通过 X 射线被看到。这张合成图结合了一名男子头部的三维 X 射线影像与 MRI 图。MRI 扫描使他的脑部软组织清晰可见。

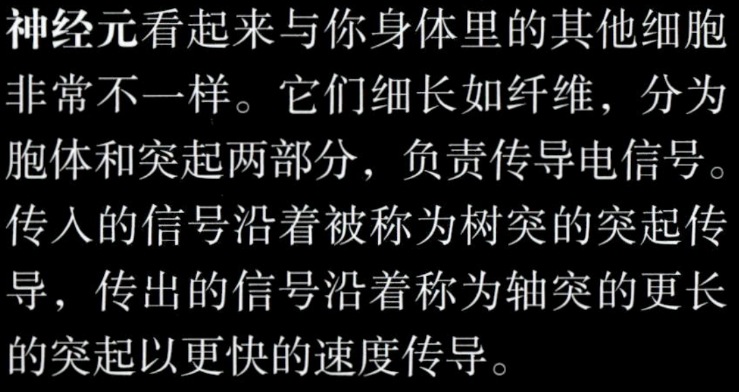

**神经元**看起来与你身体里的其他细胞非常不一样。它们细长如纤维，分为胞体和突起两部分，负责传导电信号。传入的信号沿着被称为树突的突起传导，传出的信号沿着称为轴突的更长的突起以更快的速度传导。

神经元之间的**接触区域**称为突触。

神经元的**代谢中心**称为胞体。

# 神经信号传得有多快？

**你的身体由**高速数据网络**控制**。这个网络叫作“神经系统”，由被称为神经元的高度特化的细胞构成，它们能以高达 288 千米 / 时的速度让电信号在人体内传导。神经元将感觉器官产生的信号传至脑，即你身体的“中央计算机”，使你认识外部世界。神经元还会向肌肉和其他器官传导信号，告诉身体如何反应。

## 运作原理

**你的大部分神经元**位于脑和脊髓。脑和脊髓构成了中枢神经系统。中枢神经系统通过被称为神经的神经纤维集合与身体的其他部位相连，这些神经构成了你的周围神经系统。

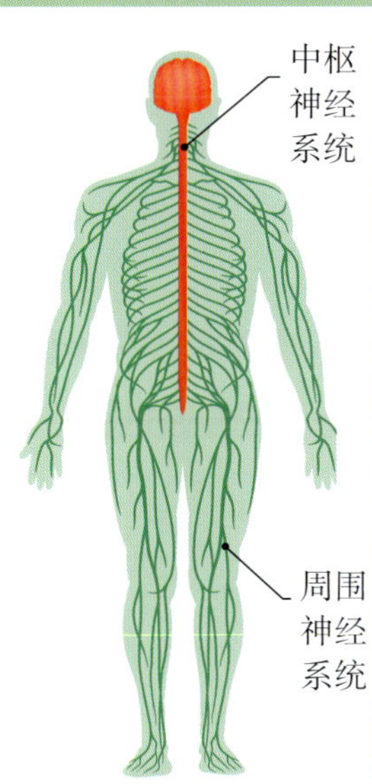


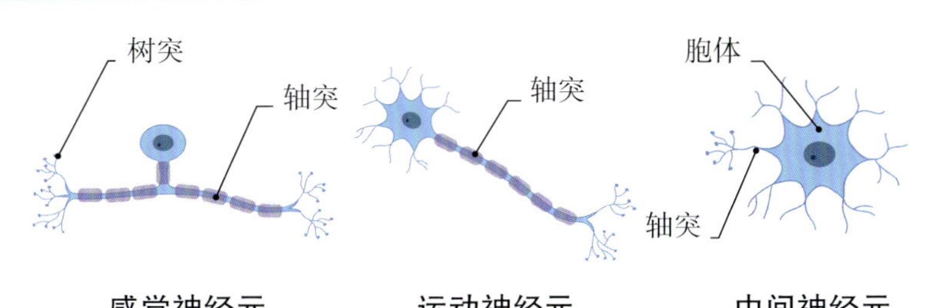


**不同类型的神经元**承担着不同的工作，比如感觉神经元将信号从感觉器官传入中枢神经系统，运动神经元则将信号向肌细胞或腺细胞等传递。你的脑主要由中间神经元构成，它们形成复杂的网络来存储信息。

**所有神经元**都有用来传导电信号的、长长的线状突起。

**电信号以一级方程式赛车的速度穿过你的脑。**

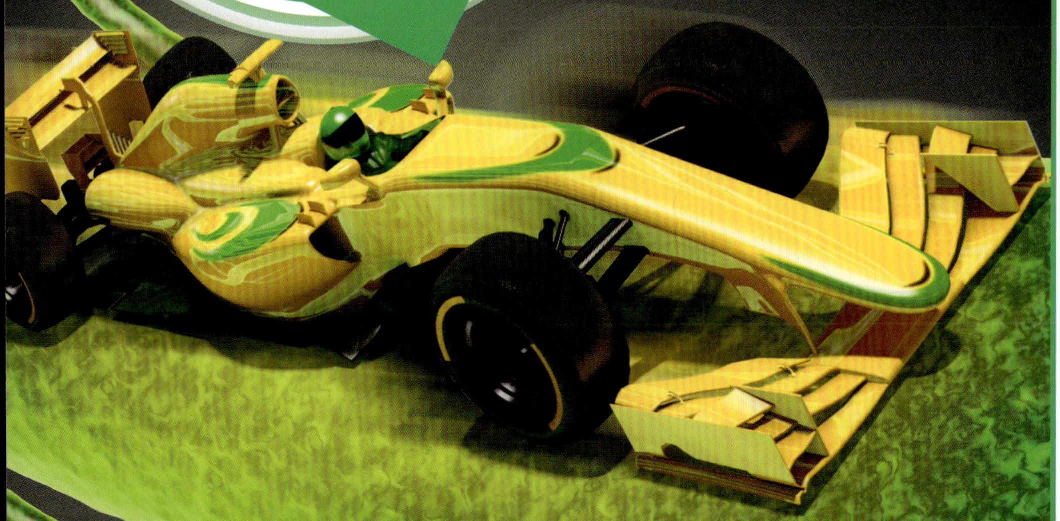

## 知识快读

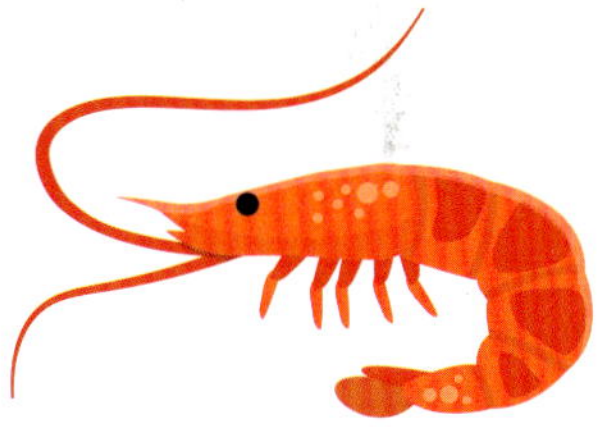

**已知传导最快**的神经信号来自一种虾，其速度约为 760 千米/时。

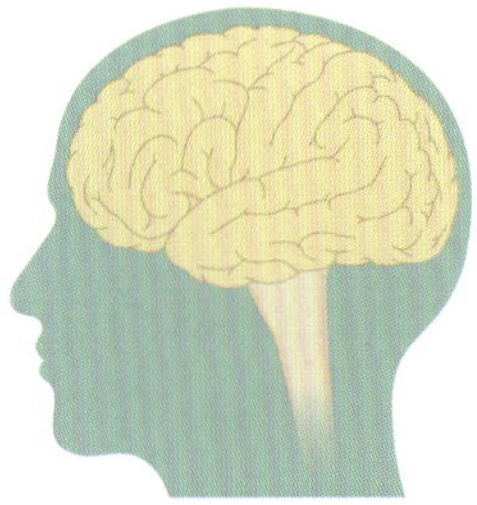

人脑中**大约有** 860 亿个神经元。

## 知识快读

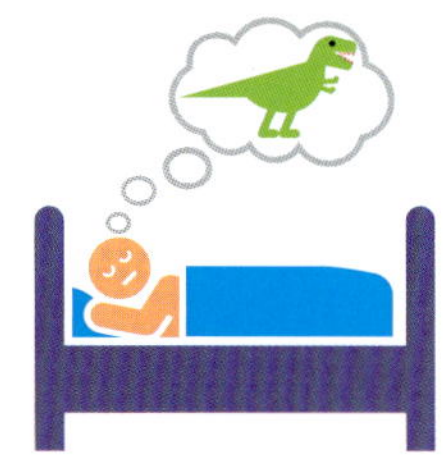

在你做梦和清醒的时候，**脑的活跃度**是一样的。

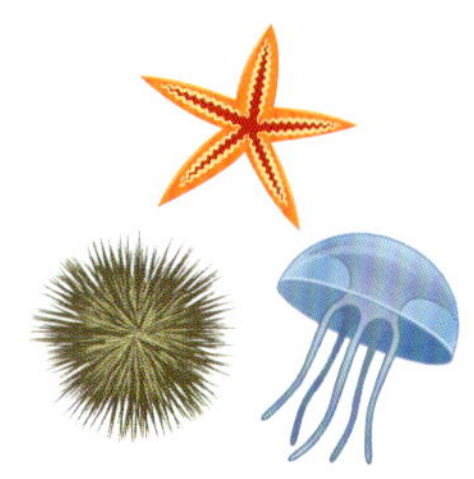

**海星、海胆、水母**等无头动物都没有脑。

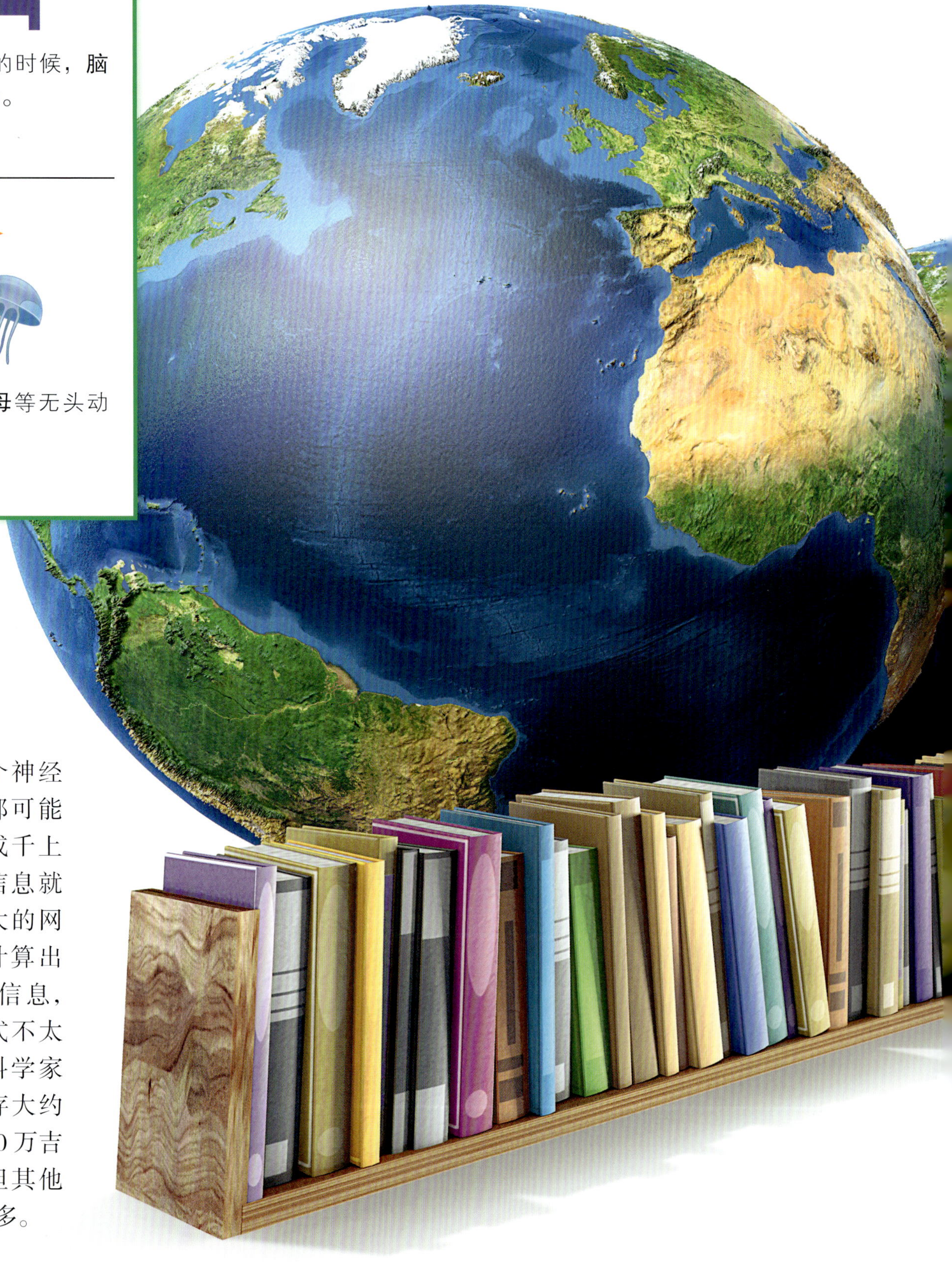

**你的脑**有数百亿个神经元，每个神经元都可能与其他神经元有成千上万个接触区域，信息就被储存在这个巨大的网络中。很难准确计算出人脑储存了多少信息，因为它的工作方式不太像计算机。一些科学家估计人脑可以储存大约1拍字节（等于100万吉字节）的数据，但其他人认为可能比这还多。

# 人脑能储存多少信息？

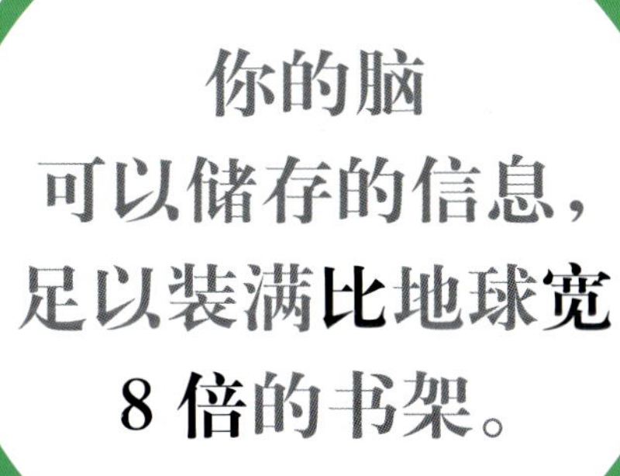


你的脑非常了不起。这团无论大小还是形状都与花椰菜十分相似的细胞，创造了你的整个内心世界，包括你的思想、情感、记忆、梦想和经历。至于脑是如何做到这一切的，目前在很大程度上仍然是个谜。科学家们认为，人脑存储和处理信息的能力源于脑细胞在不断变化的神经网络中的连接方式。

**你的脑可以存储**至少 1 拍字节的数据——等于 50 亿本 0.2 兆字节图书的数据总量。

## 运作原理

**你的脑由**执行不同任务的不同区域组成。例如，负责视觉的区域在脑的后部，负责运动的区域位于耳上方。然而，许多任务需要由遍布脑部的神经元组成的网络来完成，比如记忆是通过改变神经元之间的连接方式来储存的。

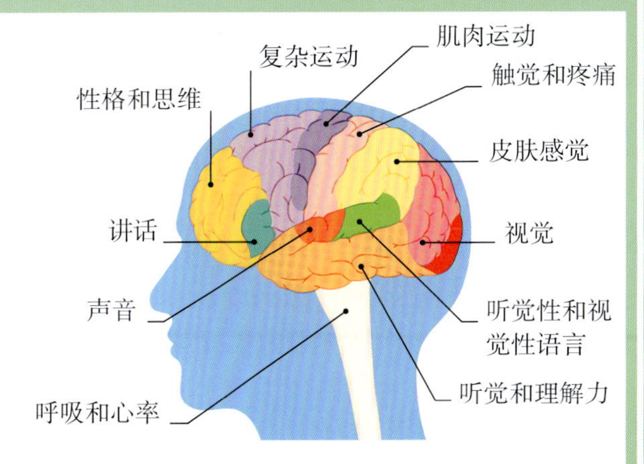

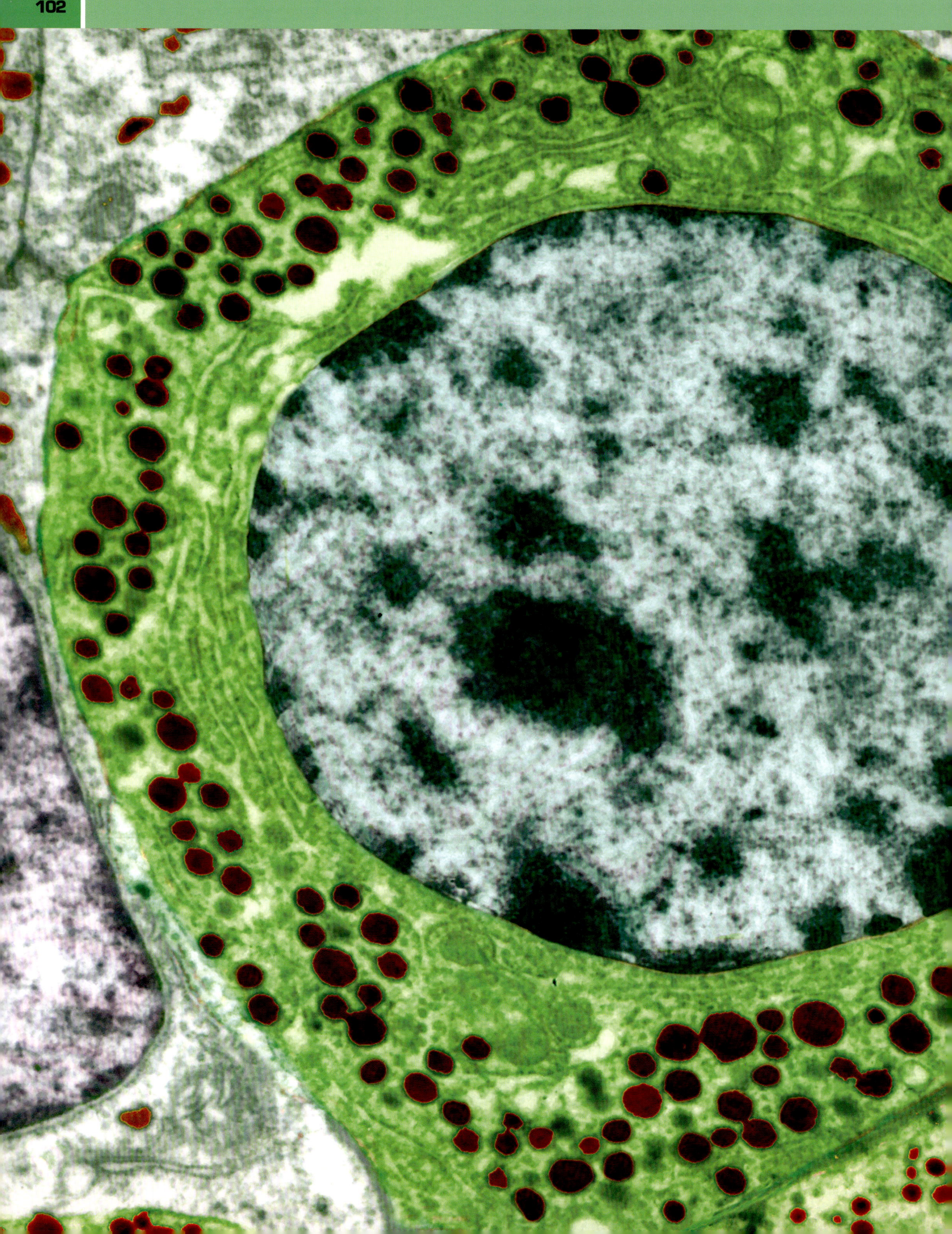

# 到底是怎么样的？

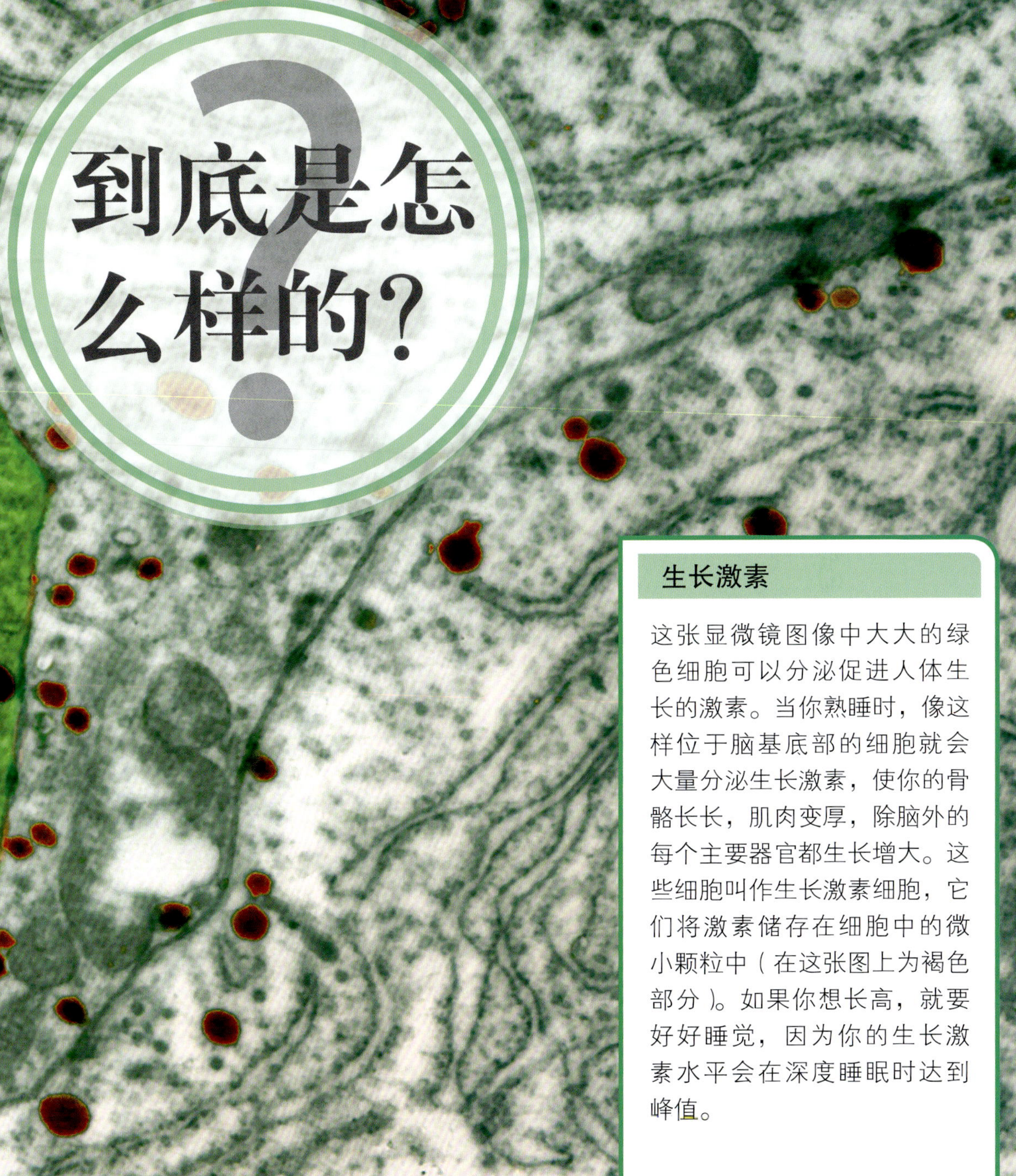

## 生长激素

这张显微镜图像中大大的绿色细胞可以分泌促进人体生长的激素。当你熟睡时，像这样位于脑基底部的细胞就会大量分泌生长激素，使你的骨骼长长，肌肉变厚，除脑外的每个主要器官都生长增大。这些细胞叫作生长激素细胞，它们将激素储存在细胞中的微小颗粒中（在这张图上为褐色部分）。如果你想长高，就要好好睡觉，因为你的生长激素水平会在深度睡眠时达到峰值。

# 脑和神经的相关事实

## 建立连接

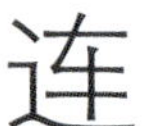
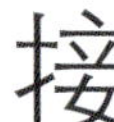

你的脑通过神经网络来学习和记忆。**神经网络**是由神经元相连而成的，人脑可以创建**无限**的神经网络。

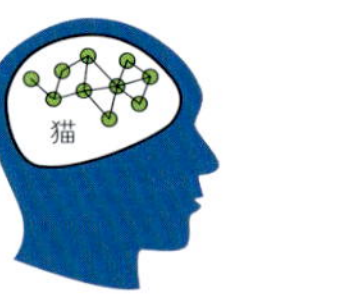

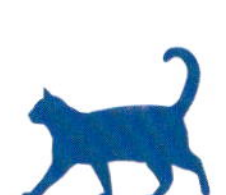
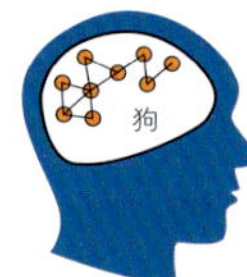

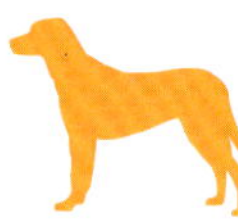

## 反射动作

有时你需要在思考之前就**做出反应**。人类最快速的反应活动是**反射**。反射不需要脑部参与，其过程中的神经信号从**感受器**传至脊髓，然后脊髓**控制肌肉**收缩，使你做出反应。

当膝关节半屈且小腿自然下垂时，**膝跳反射**会使膝关节伸直，帮助你保持站立。

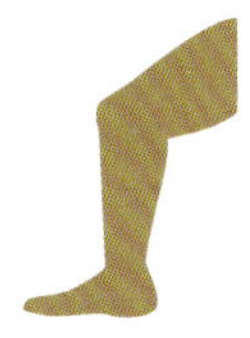

当光线变暗或变亮时，你的**瞳孔会自动扩张**或收缩，帮助你看清事物。

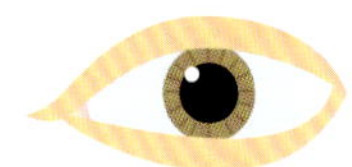

如果有东西碰到你的眼睛或睫毛，**眨眼反射**会让你闭上眼睛。

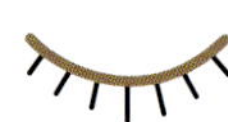

**咽反射**使你的咽部肌肉收缩，以防你被太大的东西噎住而无法安全吞咽。

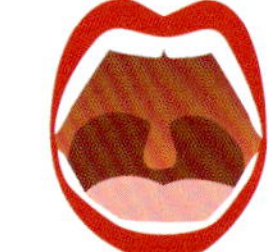

**呕吐**是在你吞下有害物质时，由胃部引发的反射。

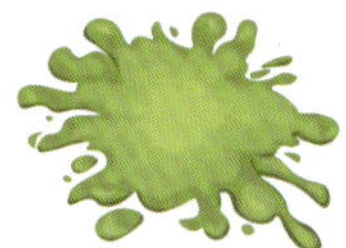

## 突触**间隙**

**突触**之间有狭窄间隙，因此电信号无法通过，但突触会释放出一种叫作神经递质的化学物质。神经递质可以穿过突触间隙，**刺激**另一侧的**细胞**。

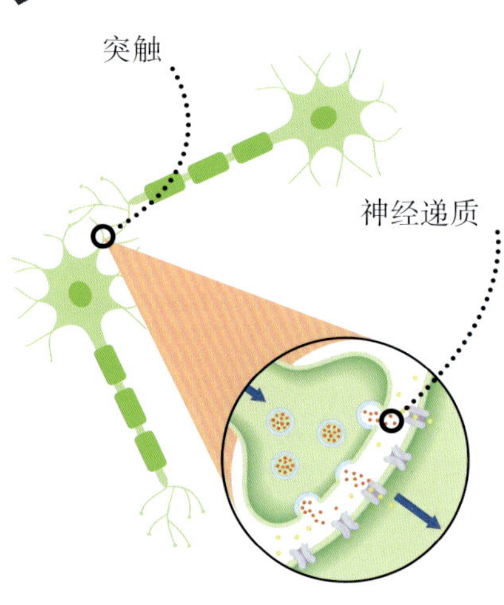


## 脑电波

科学家们通过在头皮上放置传感器获取神经元中的**微弱电信号**，并据此监测一个人的**脑部活动**。这种技术所生成的**脑电波图**可以揭示脑的状态，如活跃状态、放松状态或睡眠状态。**异常的脑电波图**则是疾病的征兆。

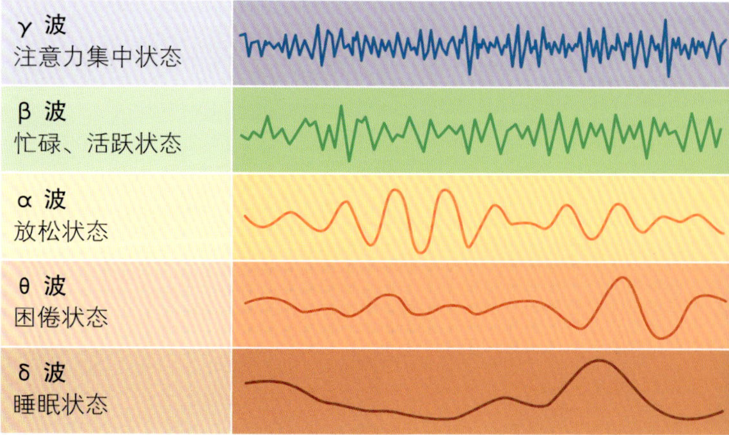

## 睡多久？

你**一生中大约有 1/3 的时间**在睡觉。你每天晚上需要的睡眠时长取决于你的年龄。随着**年龄**的增长，我们睡得越来越少，醒得越来越早。

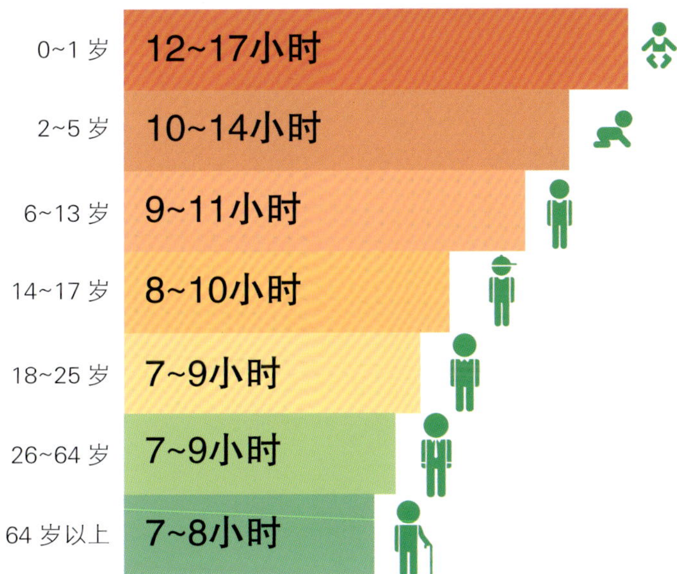

青少年时期，脑部的**生物钟**让人早上起床难度很大。

## 睡眠周期

规律的睡眠对**脑部健康**至关重要，尽管其中的确切原因对科学界来说还是个谜。在一宿的睡眠中，你的脑部状态在 5 种不同的**睡眠期**之间循环，每种睡眠期都有其独特的脑电波和不同的脑部活动水平。做梦发生在快速眼动睡眠期，这时你的**眼球**会在眼睑下**快速运动**。

**觉醒状态**
你的头脑清楚并保持警觉。

**睡眠 Ⅰ 期**
你感到昏昏欲睡，处于朦胧状态。

**睡眠 Ⅱ 期**
体温和心率均有所下降。

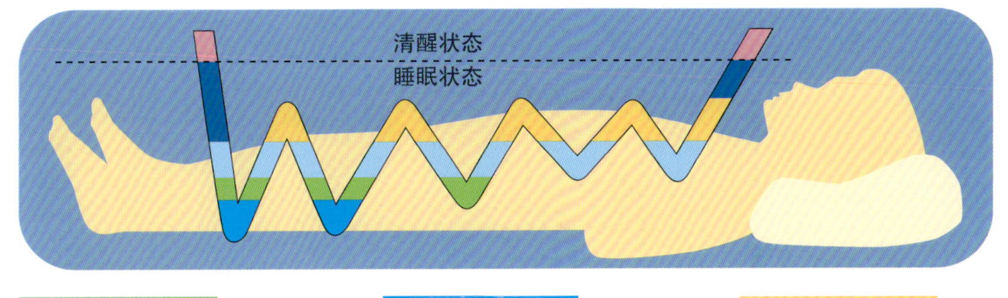


**睡眠 Ⅲ 期**
随着睡眠的加深，脑电波频率降低。

**睡眠Ⅳ期**
处于深度睡眠，很难被叫醒。

**快速眼动睡眠期**
眼球快速运动，梦境出现。

## 你的脑指数是多少？

海豚和黑猩猩**谁更聪明**？我们不能仅仅根据动物脑部的大小来判断它们有多聪明，因为体格越大，**脑就越大**。因此，科学家们有时会使用**脑指数**——一种利用脑的实际大小与预期大小的比值来衡量脑的相对大小的度量——进行测算。**人类的脑指数为 7.5**，这意味着我们脑部的尺寸是预期值的 7.5 倍。

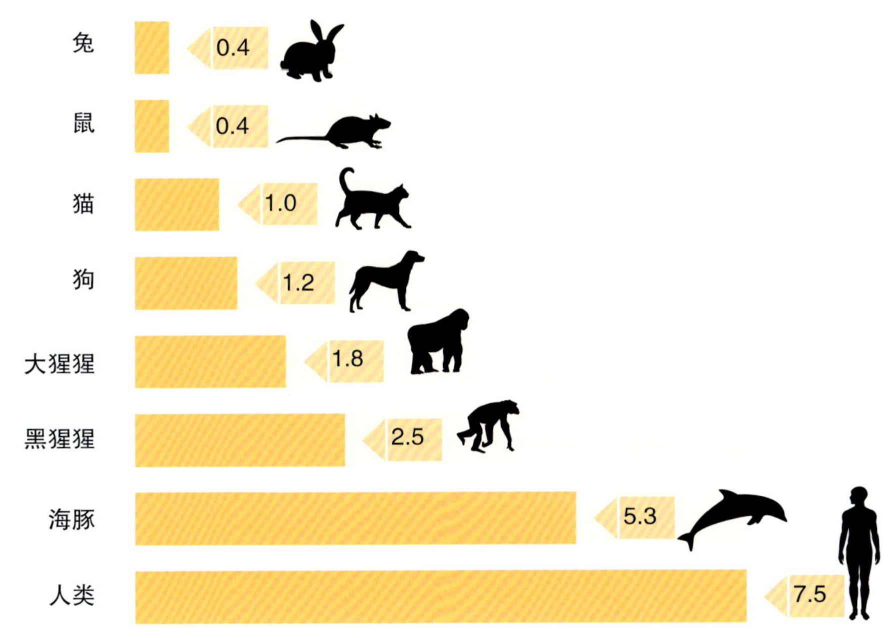

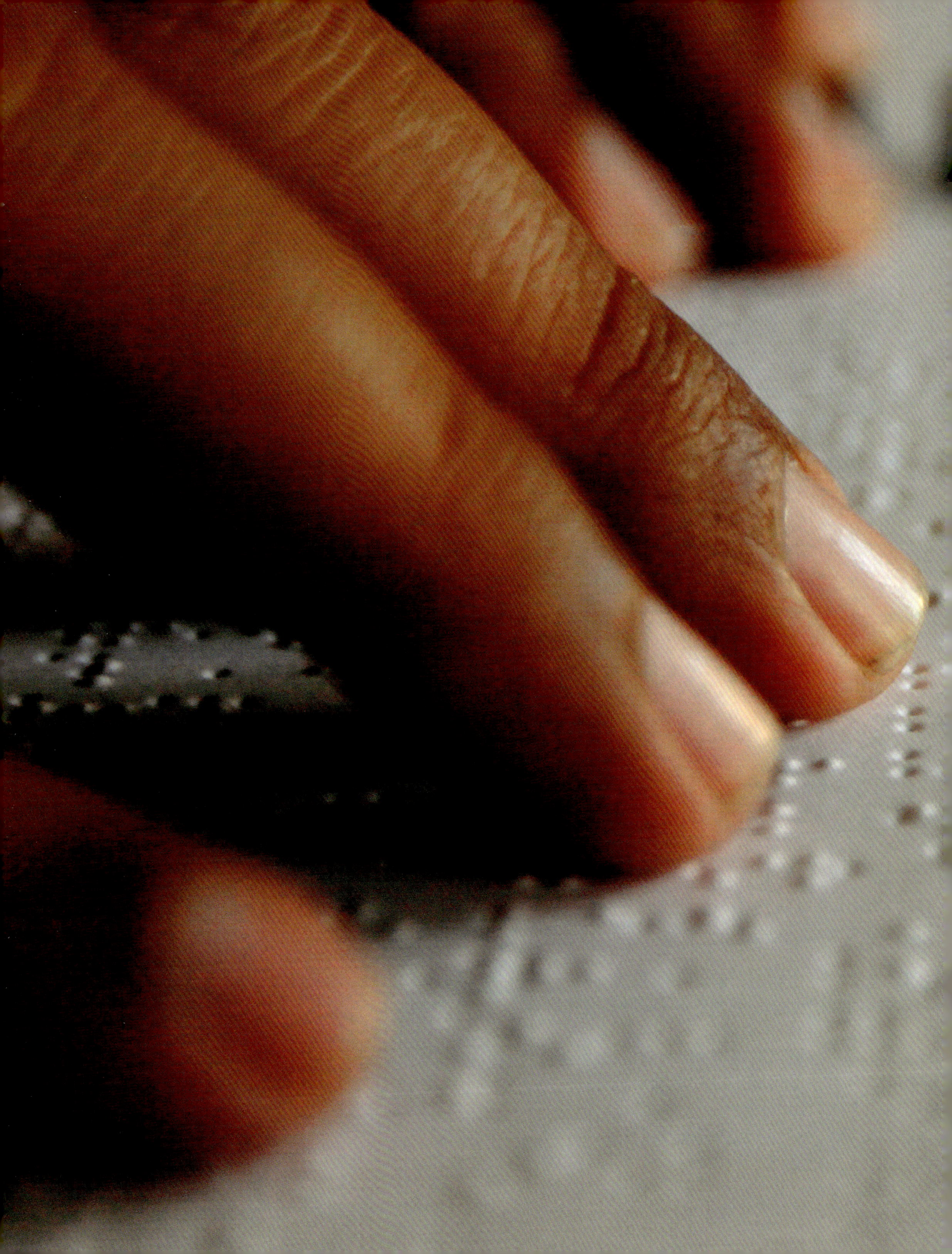

# 超级感觉

视觉、听觉、嗅觉、味觉和触觉是你的主要感觉，但远非全部。感觉器官不断向脑发送数据流，你的脑利用这些信息建立起一个五彩缤纷的内心世界。

**如果一个人失去**了视觉，其他感觉有时可以补偿。盲文书使用以 6 个凸点为基础的结构来表示文字，使盲人能够通过触觉而不是视觉来阅读。

# 你有多少种感觉？

**你可能认为**自己只有视觉、听觉、嗅觉、味觉和触觉5种感觉。错！人类的感觉远不止这5种。你的身体还能感受温度、疼痛、重力、运动、四肢的位置、肌肉的拉伸，以及内脏（如胃和膀胱）的充盈程度。

**你的平衡感**使你在站、走和跑时不会摔倒。负责平衡的主要器官位于你的内耳。

**声波**一直以人类看不见的方式在空气中传播。耳朵能够捕捉声波，让你拥有听觉。

**疼痛感受器**遍布全身，保护你的身体免受伤害。

## 运作原理

**感觉神经元是感觉的基础。**这些神经元在感受到光、声音、触摸、化学物质或热等刺激时，会向脑部发送电信号。你的脑让你意识到这些刺激并决策身体如何反应。如果需要快速行动，脑就会向肌肉发送信号。

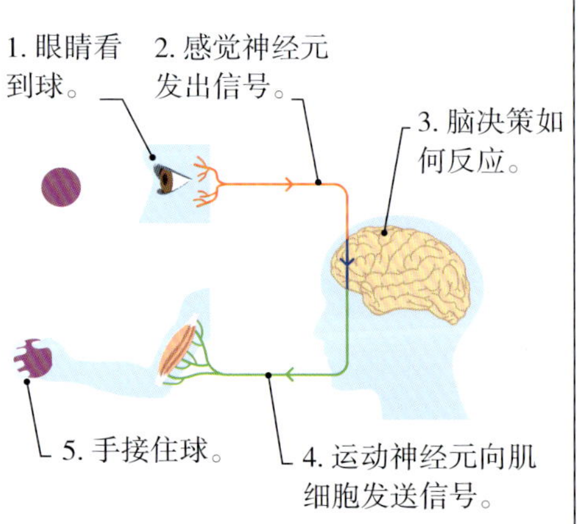


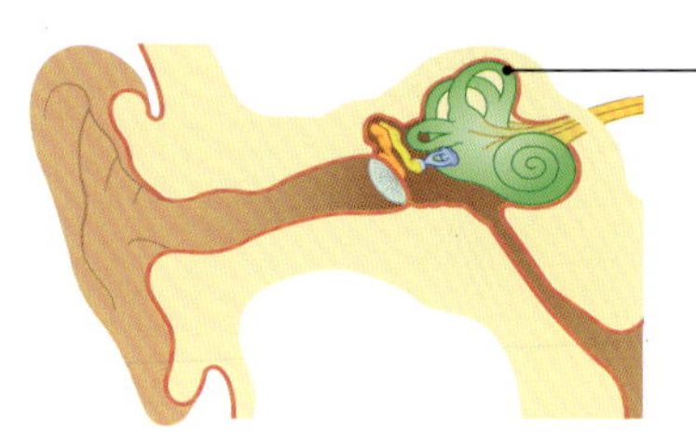

你的运动传感器所在的3个管道叫作半规管。

**耳朵**不仅能感受声音，还能感受运动和重力。你的内耳有3个充满液体的、微小的半环形管道，它们就是人体的运动传感器，当其中的液体晃动时，传感器就会被触发。内耳中的这些结构可以感受不同类型的头部运动，如旋转、倾斜、升降。

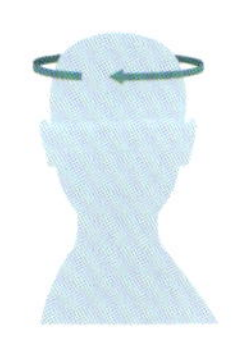

旋转

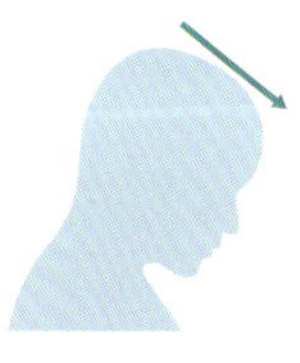

倾斜

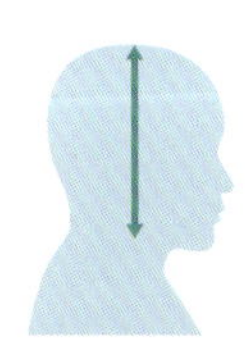

升降

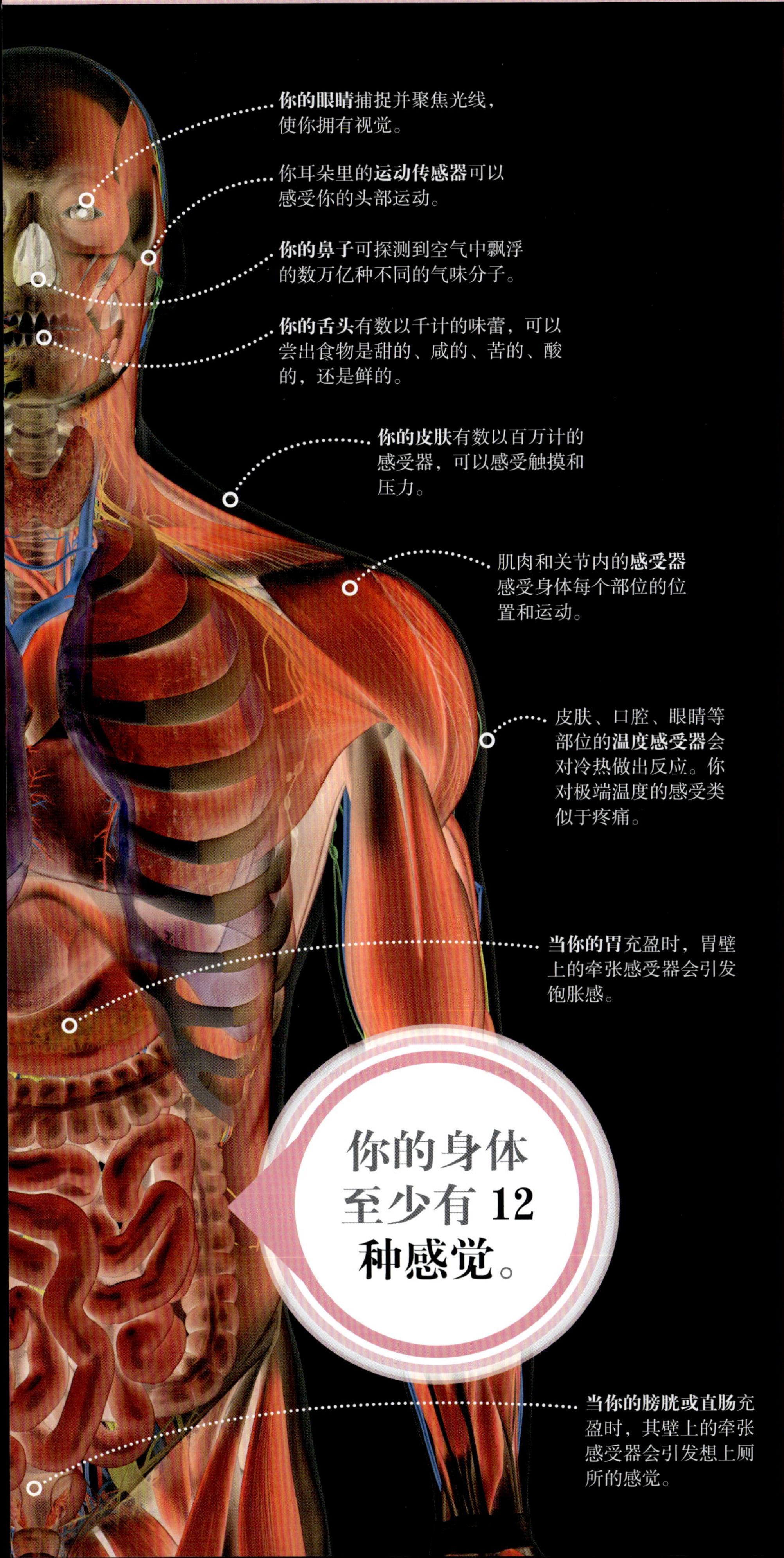

**你的眼睛**捕捉并聚焦光线，使你拥有视觉。

你耳朵里的**运动传感器**可以感受你的头部运动。

**你的鼻子**可探测到空气中飘浮的数万亿种不同的气味分子。

**你的舌头**有数以千计的味蕾，可以尝出食物是甜的、咸的、苦的、酸的，还是鲜的。

**你的皮肤**有数以百万计的感受器，可以感受触摸和压力。

肌肉和关节内的**感受器**感受身体每个部位的位置和运动。

皮肤、口腔、眼睛等部位的**温度感受器**会对冷热做出反应。你对极端温度的感受类似于疼痛。

**当你的胃**充盈时，胃壁上的牵张感受器会引发饱胀感。

**你的身体至少有 12 种感觉。**

**当你的膀胱或直肠**充盈时，其壁上的牵张感受器会引发想上厕所的感觉。

## 知识快读

**动物可以感受**到人类无法感受的东西。

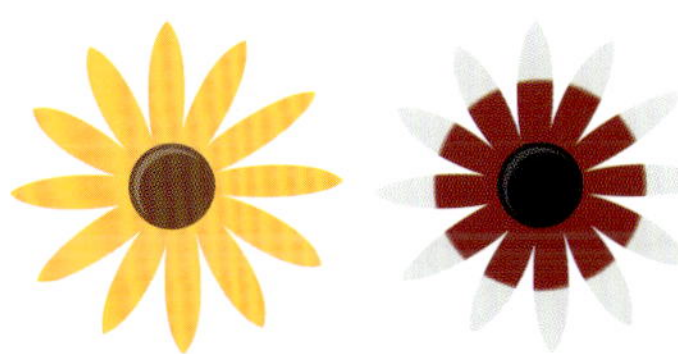

**蜜蜂可以看见**紫外线，这有助于它们发现有花蜜的花朵。

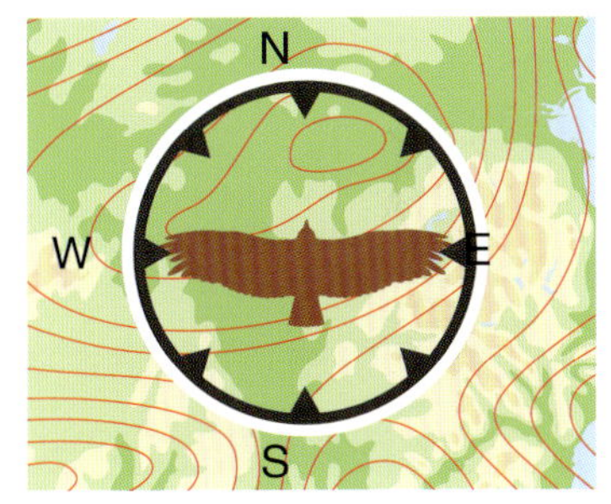


**鸟类能感知**地磁场，这赋予它们内置的指南针，使它们在长途旅行时不会迷失方向。

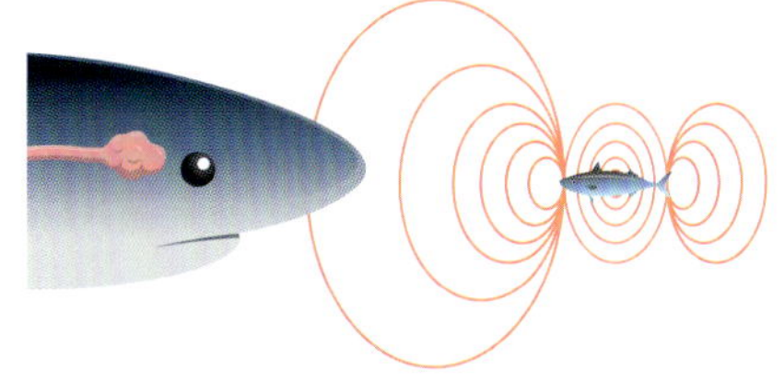

**鲨鱼和其他鱼类**可以感知猎物周围的电场。

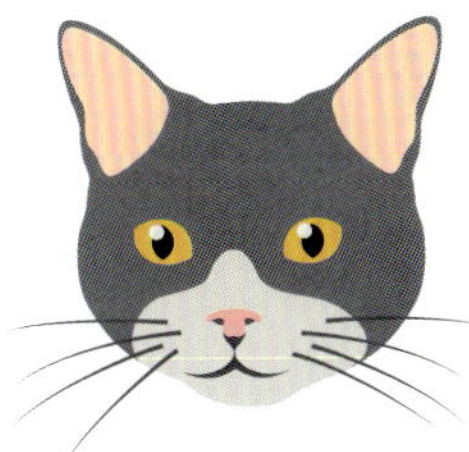

**大多数哺乳动物**都有长须，不过我们人类没有。长须可以碰触东西和感受空气流动，告诉动物身体是否可以挤进洞中。

# 你能**看到**多少种**颜色**？

**眼睛是**观察世界的**窗口**。它们吸收光线并使其聚焦形成图像，让你拥有视觉。你看到的颜色是由眼球后面的特殊细胞捕获的。这些细胞叫作视锥细胞，人类只有 3 种视锥细胞，但通过协同工作，它们可以感受 1000 万种不同的颜色。有些动物的视锥细胞种类比我们的要多，因此它们可以看到我们看不到的颜色。

**彩虹的颜色**构成了我们所说的可见光谱，其中只有 7 种主要颜色：赤、橙、黄、绿、蓝、靛、紫，但在这 7 种颜色之间还有其他许多颜色。光谱中的每一种颜色都来自特定波长的光波。我们的脑会将真实的颜色混合在一起，创造出光谱中不存在的假想颜色。例如，当蓝光和红光按照一定比例混合时，我们就会看到洋红色。

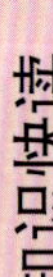


**猫和狗只有**两种视锥细胞，所以它们看到的颜色比我们看到的要少。鸟类、爬行动物和两栖动物有 4 种视锥细胞，能看到我们无法看到的颜色。

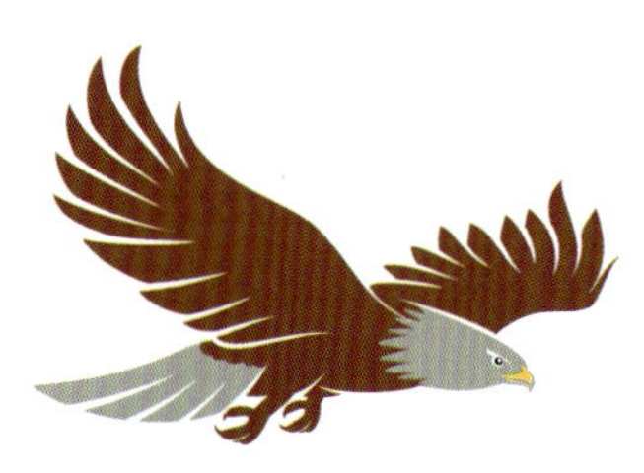

**鹰的视力**是人类的 5 倍，这让它们可以在飞行中发现猎物。拥有鹰一般的眼睛，你就可以在房间的一头看清另一头手机屏幕上的信息。

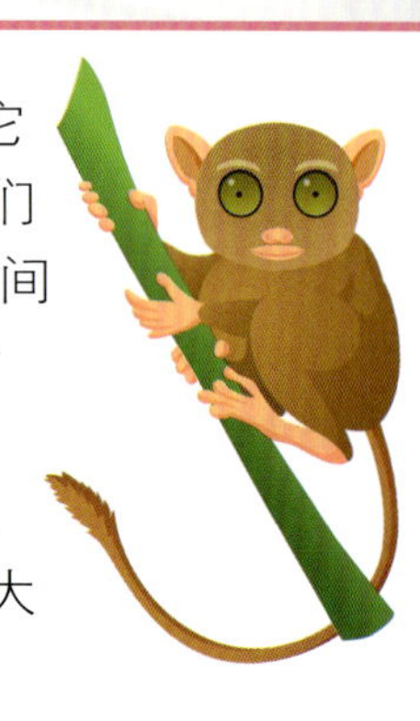

**眼镜猴的眼睛**比它们的脑还要大。它们虽是色盲，但在夜间捕食昆虫时却能看得很清楚。在动物世界中，大王酸浆鱿的眼睛最大，其大小和篮球差不多。

运作原理
肌肉调节晶状体的焦距。
瞳孔
物体在你的视网膜上形成倒像。
视网膜
晶状体让进入眼睛的光线聚焦。
信号传到你的脑部，脑部会将图像正过来。

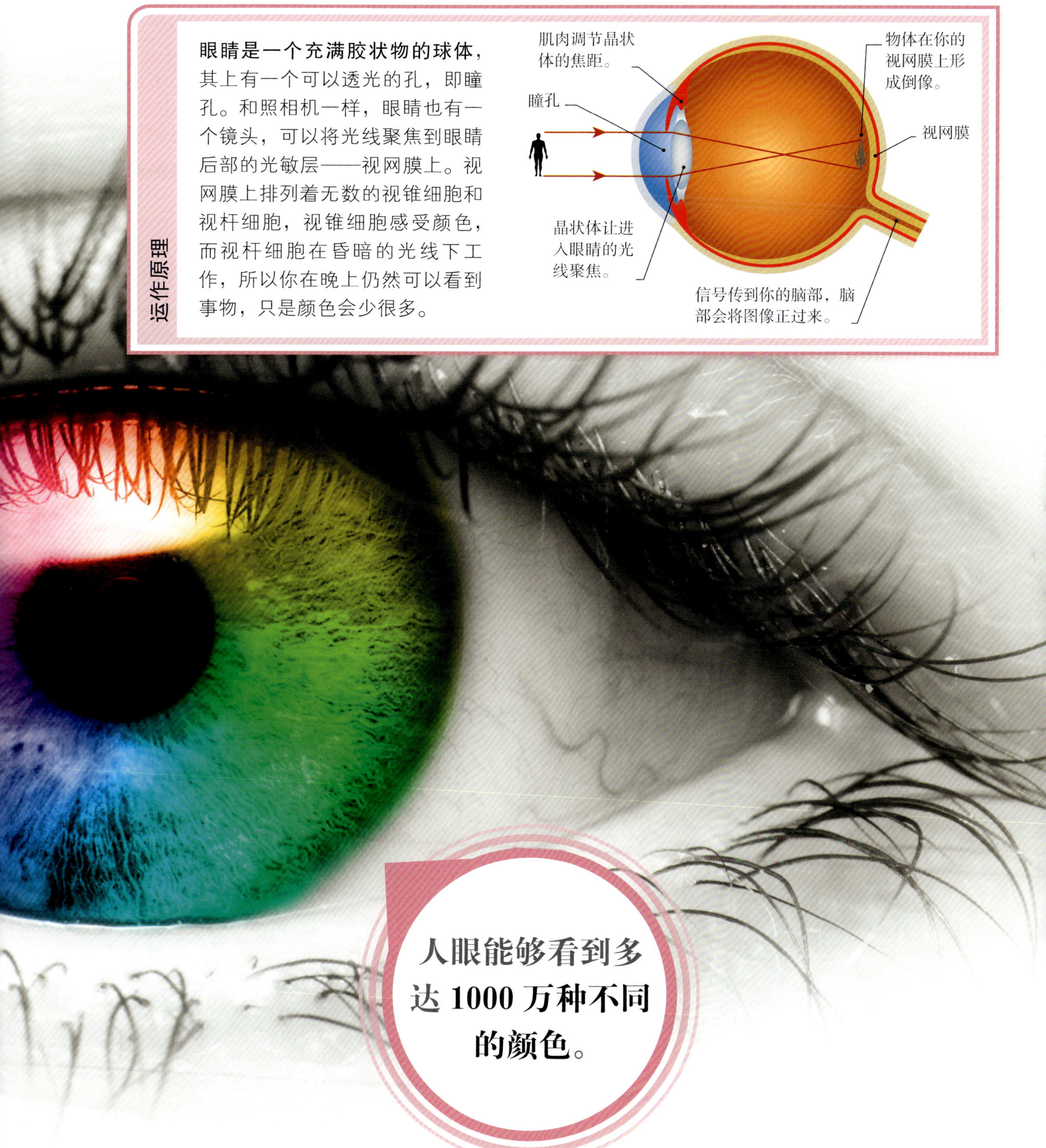

## 运作原理

**眼睛是一个充满胶状物的球体，**其上有一个可以透光的孔，即瞳孔。和照相机一样，眼睛也有一个镜头，可以将光线聚焦到眼睛后部的光敏层——视网膜上。视网膜上排列着无数的视锥细胞和视杆细胞，视锥细胞感受颜色，而视杆细胞在昏暗的光线下工作，所以你在晚上仍然可以看到事物，只是颜色会少很多。

**人眼能够看到多达1000万种不同的颜色。**

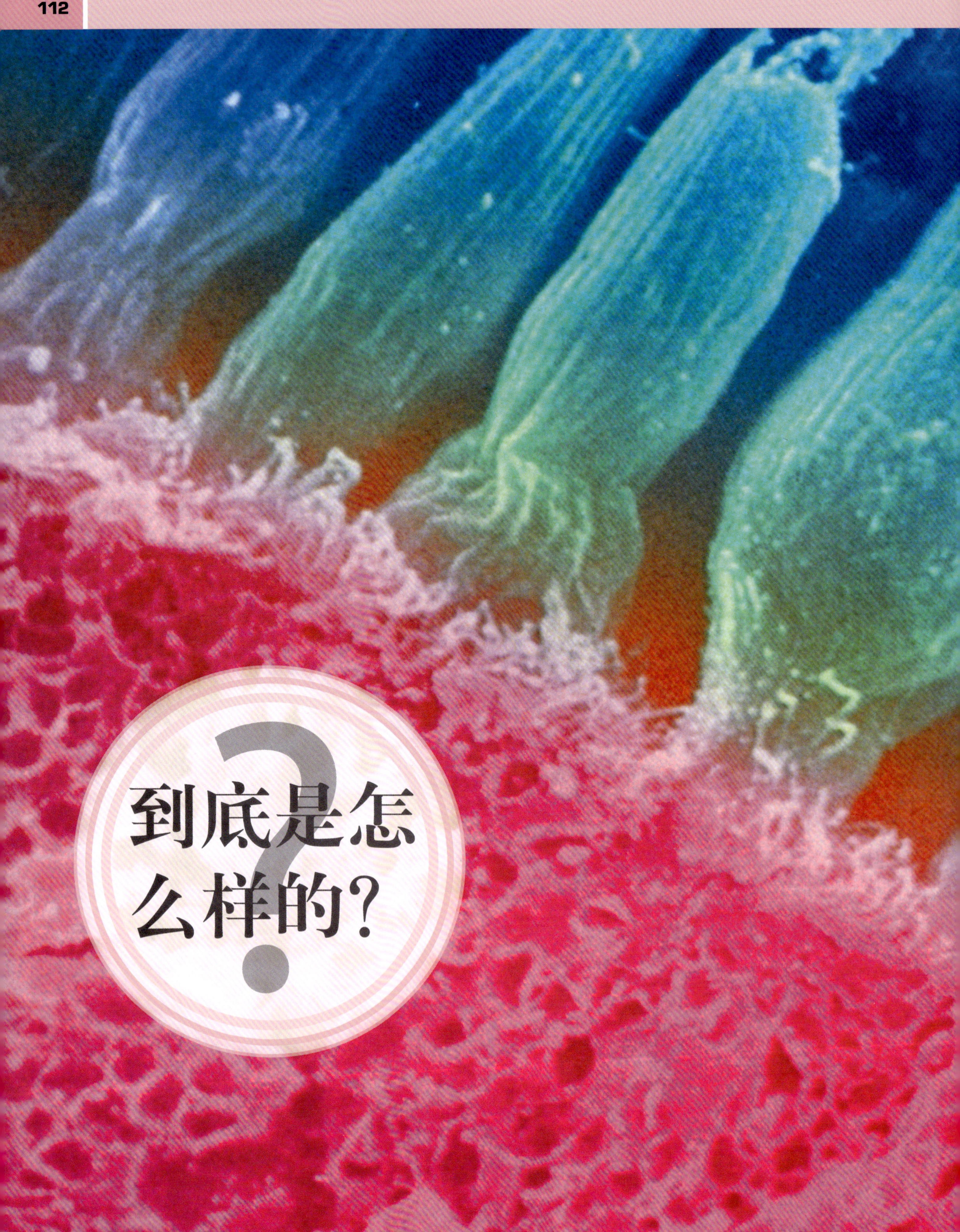

# 到底是怎么样的？

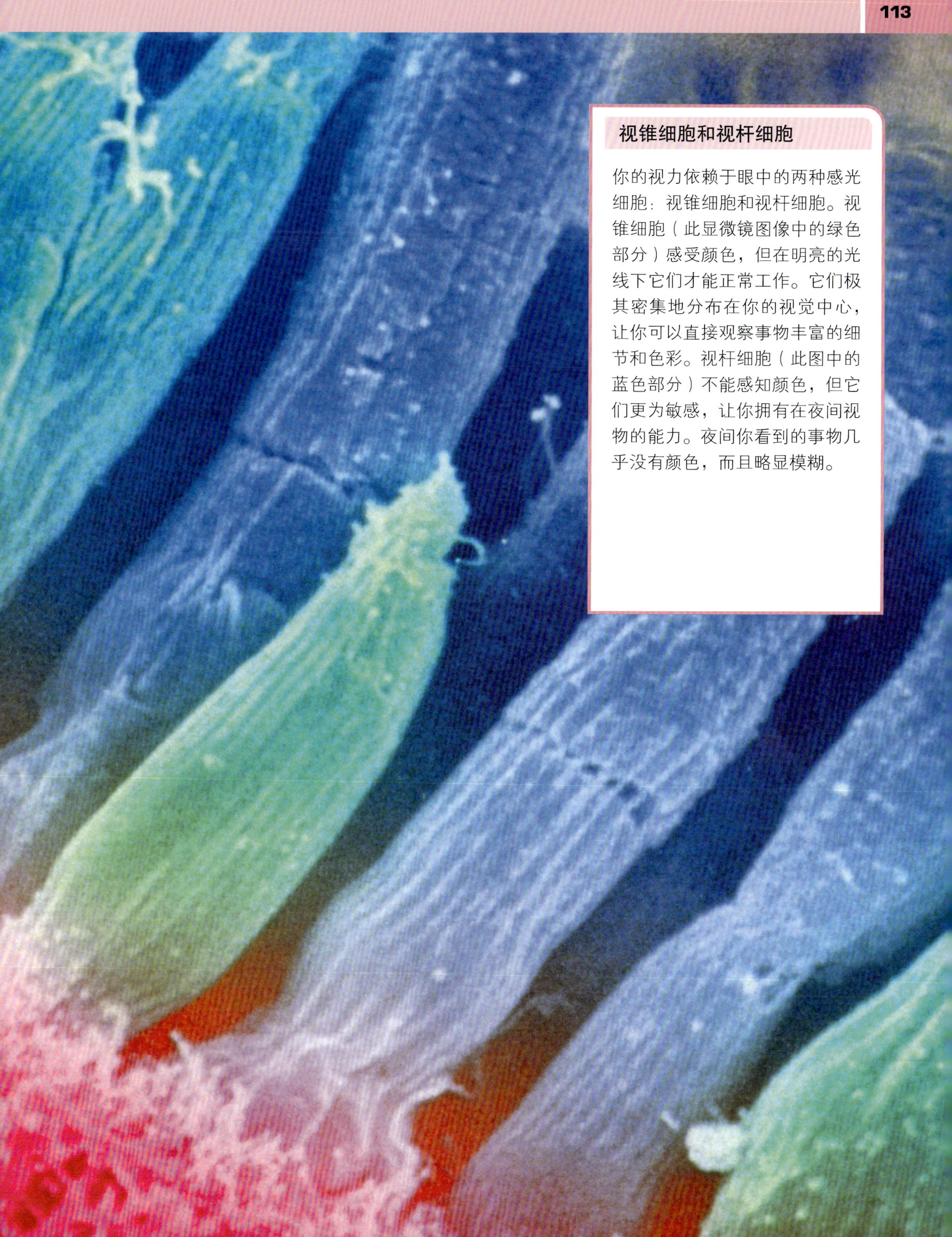

## 视锥细胞和视杆细胞

你的视力依赖于眼中的两种感光细胞：视锥细胞和视杆细胞。视锥细胞（此显微镜图像中的绿色部分）感受颜色，但在明亮的光线下它们才能正常工作。它们极其密集地分布在你的视觉中心，让你可以直接观察事物丰富的细节和色彩。视杆细胞（此图中的蓝色部分）不能感知颜色，但它们更为敏感，让你拥有在夜间视物的能力。夜间你看到的事物几乎没有颜色，而且略显模糊。

# 错觉是怎么产生的？

**你不能完全相信你的眼睛！**视觉既依赖你的眼睛，也依赖你的脑。但你的脑会通过捷径来处理来自眼睛的数据流，并判断你正在看什么。视错觉就是利用这些捷径来欺骗你的，让你看见不存在的东西。

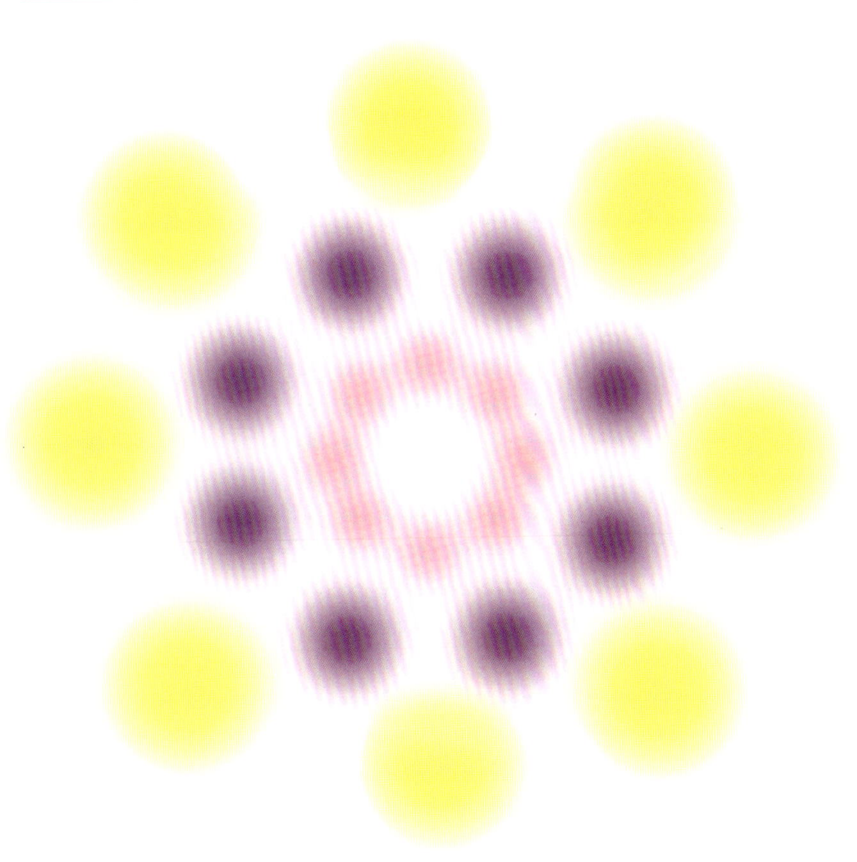

**消失的颜色**
靠近书页，盯着上图的中心，不要眨眼，也不要转动眼睛，从 1 数到 30，颜色就会消失。如果你眼睛里的感光细胞不断向脑部发送相同的信号，眼睛就会疲劳并短暂地停止工作。

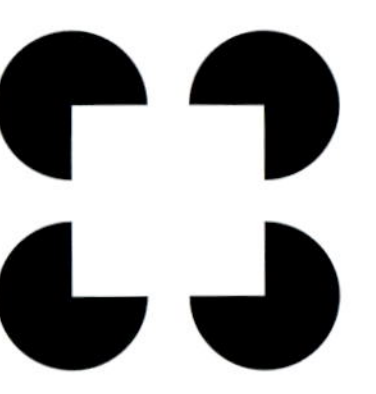

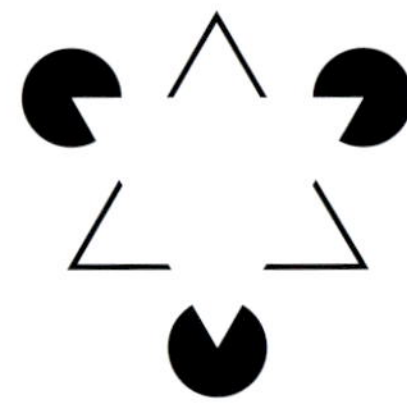

**图形错觉**
在这个插图中，你是不是仿佛看到了一个白色的正方形和一个白色的三角形？但这两个图形实际上并不存在，你的脑将黑色的图形解读为圆形，因此它认为白色的图形在黑色圆形前面，挡住了你的一部分视线。

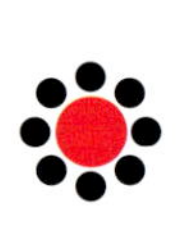

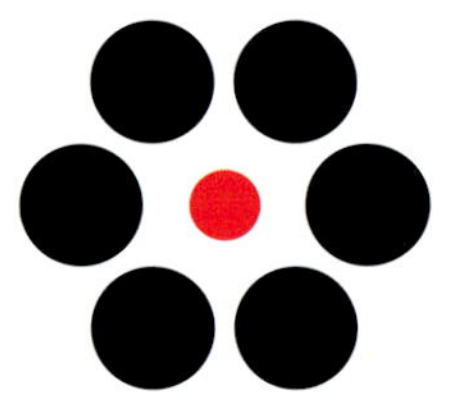

**尺寸比较**
脑中负责视觉处理的部分，通过与周围物体进行比较来判断物体的大小。上图中的黑色圆形欺骗了你的脑，让你认为左边的红色圆形比右边的大，但实际上它们的大小是完全一样的。

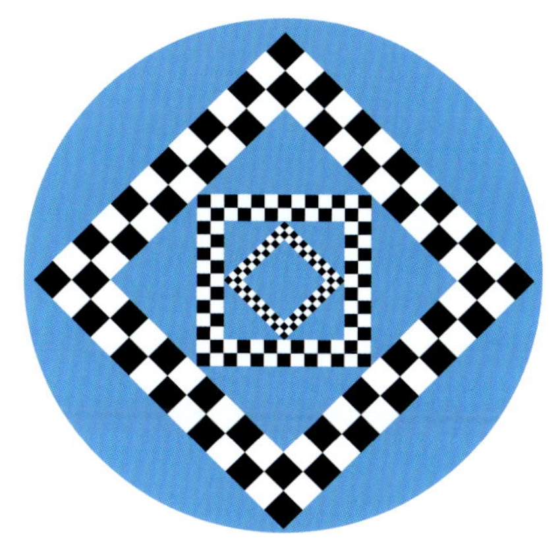
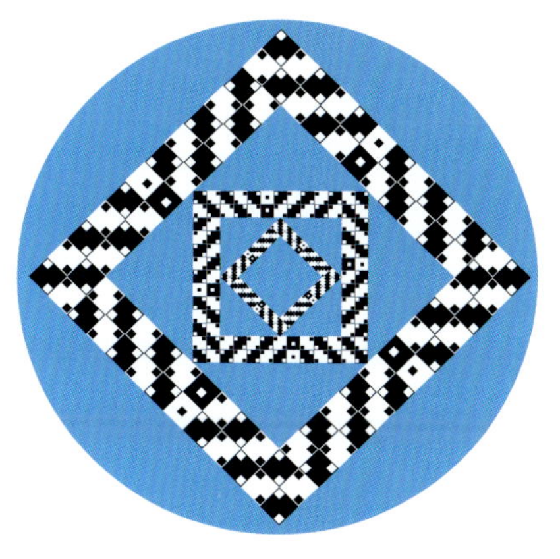

### 歪斜的方块

这些方块的每条边都是笔直的，但是右图中的方块看起来却是歪歪斜斜的。这是因为这些黑色和白色方块上的小点欺骗了你的脑，但具体的原因仍是个谜。去掉这些小点，视错觉就会消失。

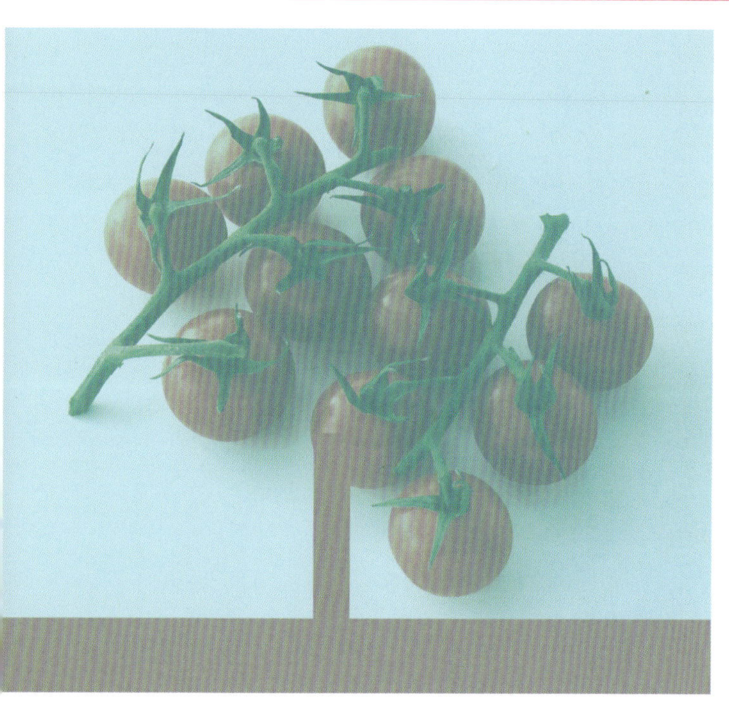

### 颜色错觉

上图中没有红色——西红柿与图片底部区域是相同的灰色。你的脑创造了虚幻的红色，因为蓝绿色的色调欺骗了它，使它将图中的灰色感知成红色。

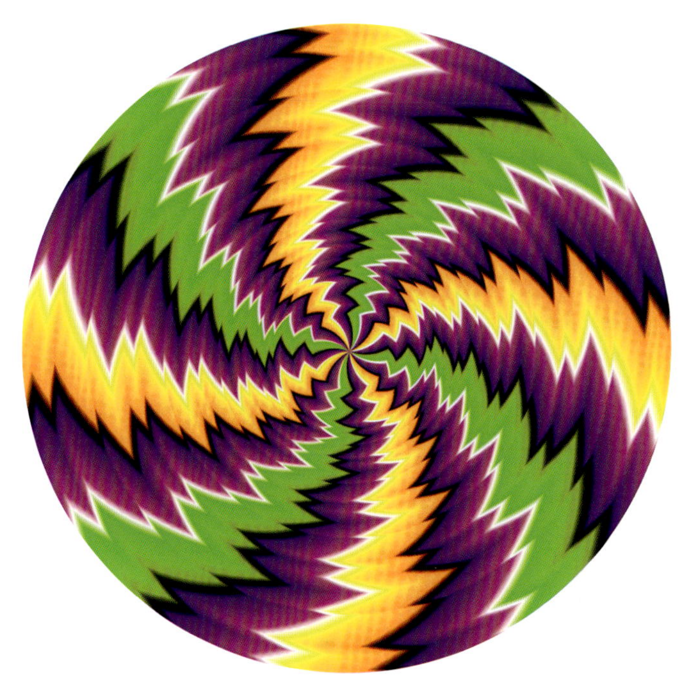

### 运动错觉

当你转动眼睛时，这个图案是不是看上去也在动？你的脑选择相信这种突然的变化而不是运动感觉。这张图使用高对比度的图案来欺骗你的脑，并在你的眼睛转动时产生运动错觉。

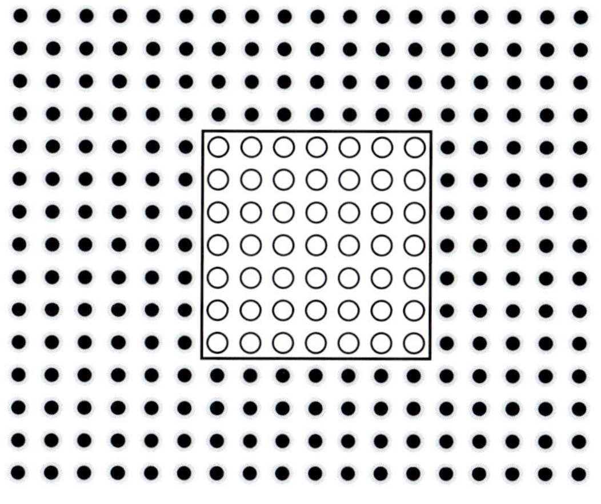

### 飘浮的圆圈

白点是不是好像“飘浮”在黑点之上？你的脑依据焦点判断距离。在这张图上，白点是清晰的，黑点是模糊的，所以黑点看起来更远。如果你的视线在图像上移动，由白点组成的浮物可能会晃动。

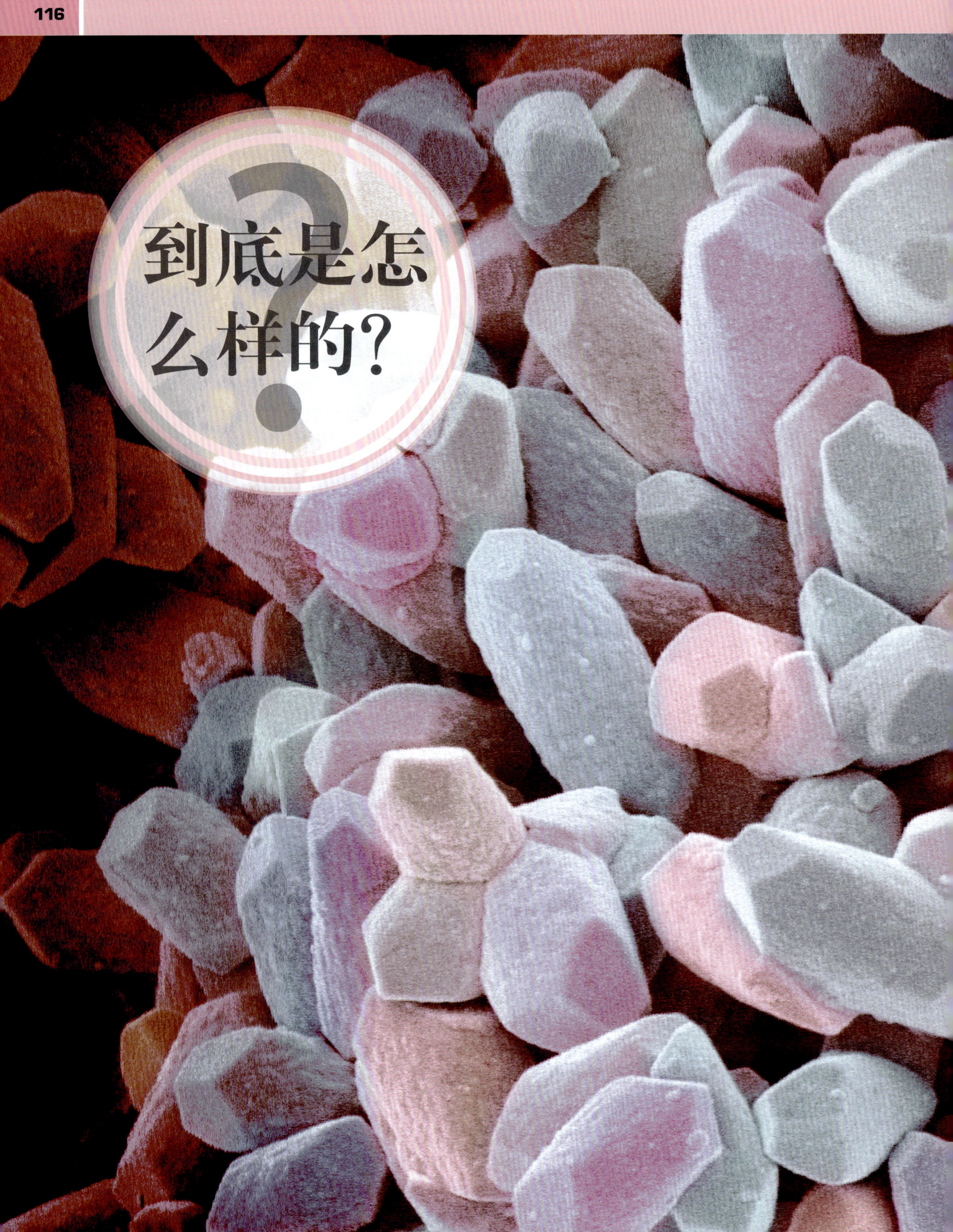

# 到底是怎么样的？

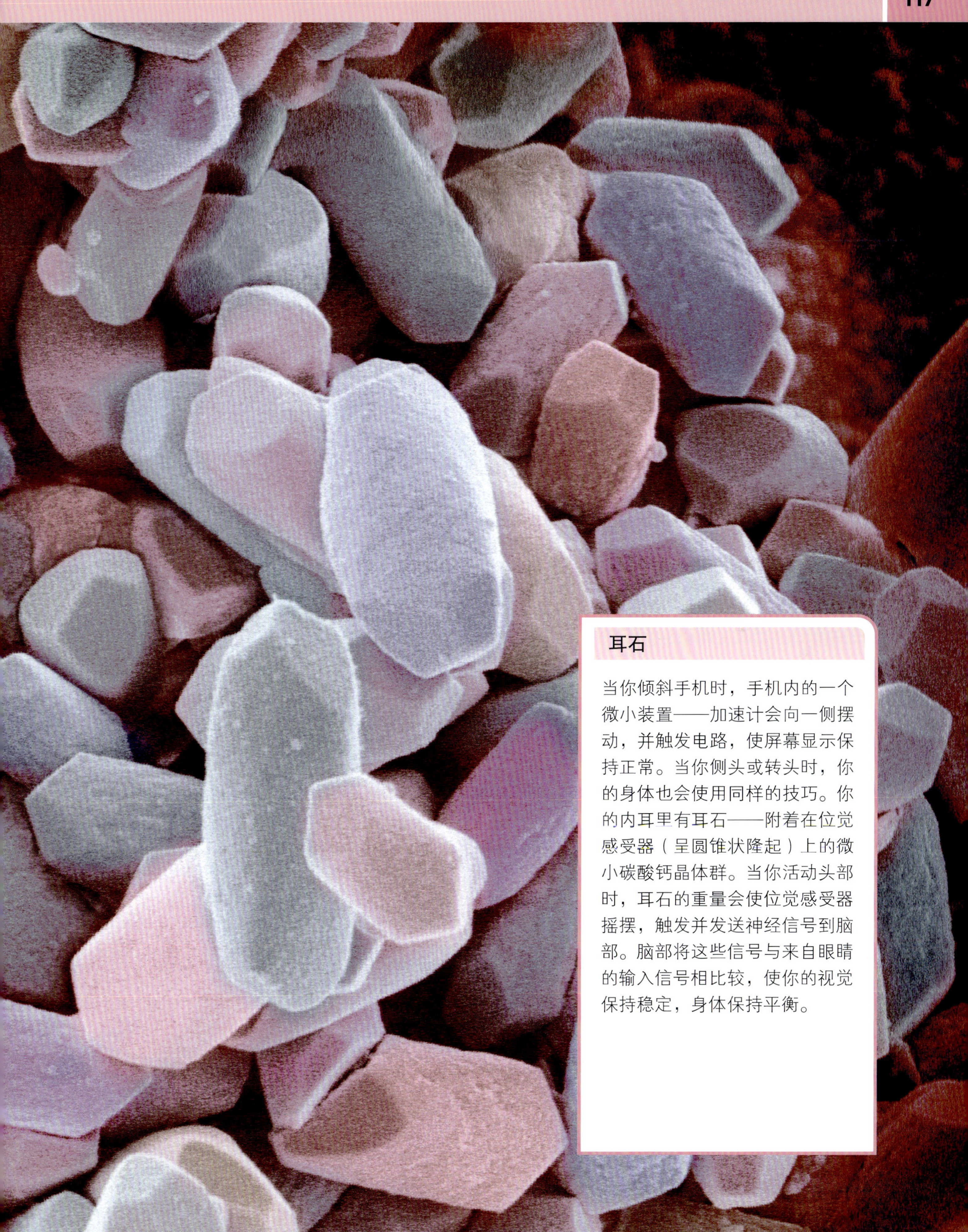

## 耳石

当你倾斜手机时，手机内的一个微小装置——加速计会向一侧摆动，并触发电路，使屏幕显示保持正常。当你侧头或转头时，你的身体也会使用同样的技巧。你的内耳里有耳石——附着在位觉感受器（呈圆锥状隆起）上的微小碳酸钙晶体群。当你活动头部时，耳石的重量会使位觉感受器摇摆，触发并发送神经信号到脑部。脑部将这些信号与来自眼睛的输入信号相比较，使你的视觉保持稳定，身体保持平衡。

# 你能尝出多少种味道？

你从食物中获得**味道主要**靠鼻子，而不是嘴。你口腔中的味蕾只能尝出 5 种味道，但鼻子却能分辨大约 1 万亿种气味。吃东西时，食物的味道和气味会在你的脑中结合，使每一种食物都具有独特的风味。除此之外，食物的质地、温度和被咀嚼时发出的脆响也会影响你的体验。

## 运作原理

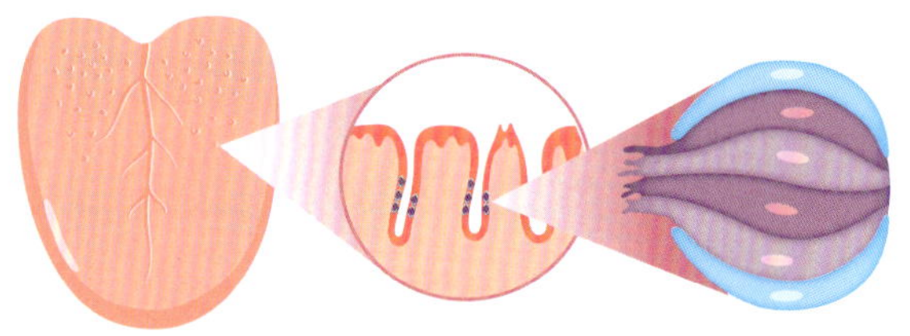


味蕾是**味觉**感受器。大多数味蕾都藏于舌头上被称为舌乳头的微小突起中。当你把食物吃进嘴里时，唾液会溶解呈味物质并把它们带到味蕾，然后味蕾向你的脑部发送信号。

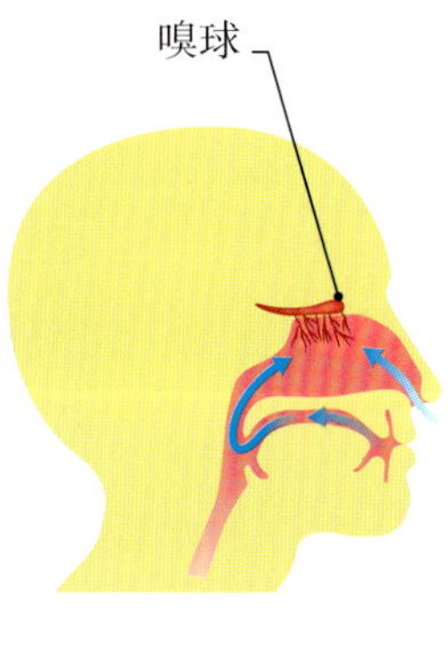


在你开始吃东西之前，**气味**就已飘进你的鼻子。当你咀嚼时，气味分子从口腔后部进入鼻腔，到达嗅球，嗅球继而将信号发送至你的脑。

## 知识快读

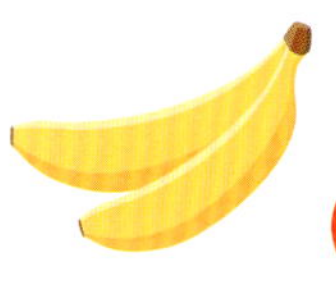
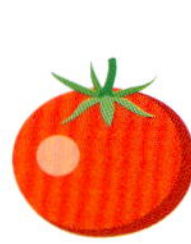
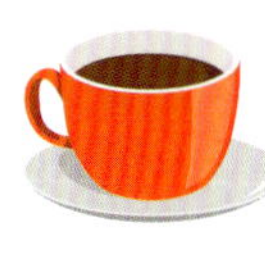

**食物的独特气味**往往是许多不同气味分子的组合。香蕉的气味由多达 300 种气味物质组合而成。西红柿可以产生大约 400 种气味物质，咖啡则可以产生 600 多种气味物质。

**辣椒的辣味**是由疼痛感受器感受的，而不是味蕾。辣椒的辣度以斯科维尔辣度单位（符号为 SHU）来衡量，其中墨西哥辣椒的辣度约为 5000 SHU。最辣的辣椒是卡罗来纳死神辣椒，辣度高达 220 万 SHU。

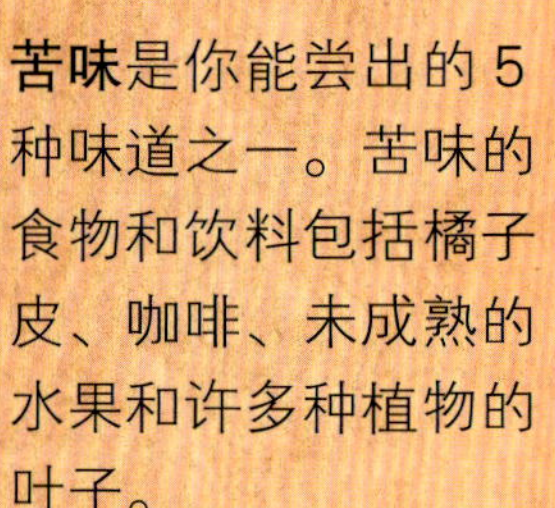

**苦味**是你能尝出的 5 种味道之一。苦味的食物和饮料包括橘子皮、咖啡、未成熟的水果和许多种植物的叶子。

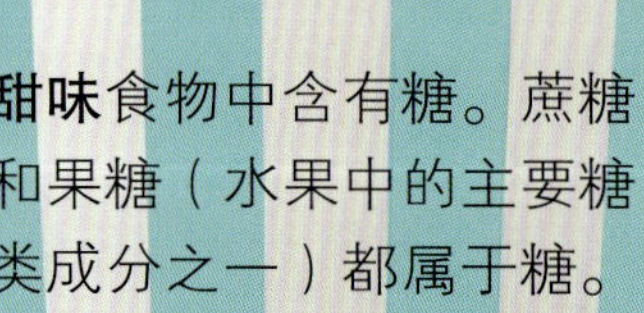

**甜味**食物中含有糖。蔗糖和果糖（水果中的主要糖类成分之一）都属于糖。

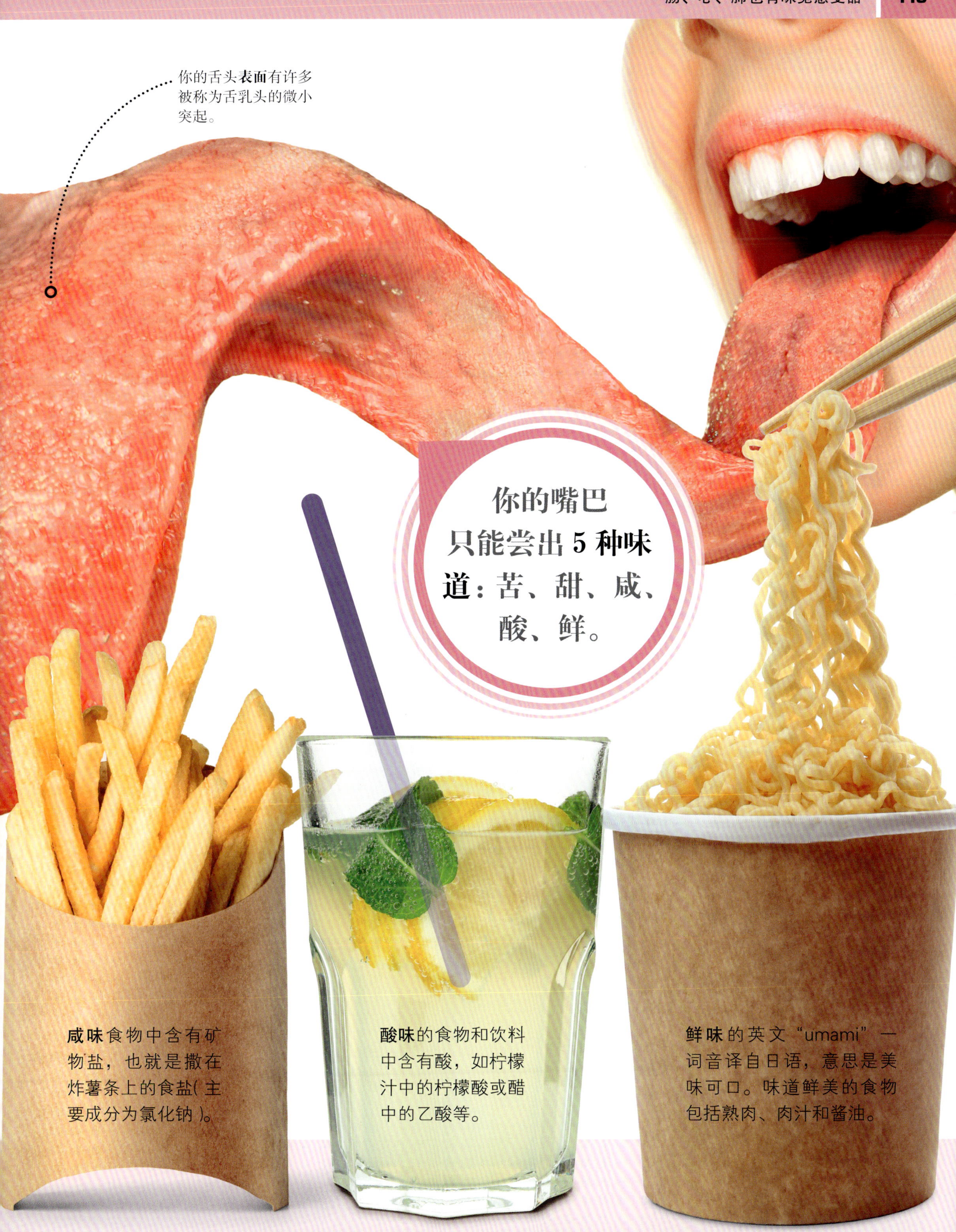
你的舌头**表面**有许多被称为舌乳头的微小突起。
你的嘴巴只能尝出 5 种味道：苦、甜、咸、酸、鲜。
**咸味**食物中含有矿物盐，也就是撒在炸薯条上的食盐（主要成分为氯化钠）。
**酸味**的食物和饮料中含有酸，如柠檬汁中的柠檬酸或醋中的乙酸等。
**鲜味**的英文“umami”一词音译自日语，意思是美味可口。味道鲜美的食物包括熟肉、肉汁和酱油。

# 人体中**最小的骨**叫什么？

**人体中最小的骨**叫镫骨。它还没有一粒芝麻大，藏在你的耳朵深处，与另外两块小骨一起组成一个杠杆系统，作用是放大鼓膜捕捉到的声波，然后将声波传送到内耳，使你产生听觉。

**镫骨**因形状像骑马时使用的马镫而得名。一只蚂蚁能轻而易举地扛起这块小骨，因为它的重量只有 3 毫克，大约是一粒米的 1/10。

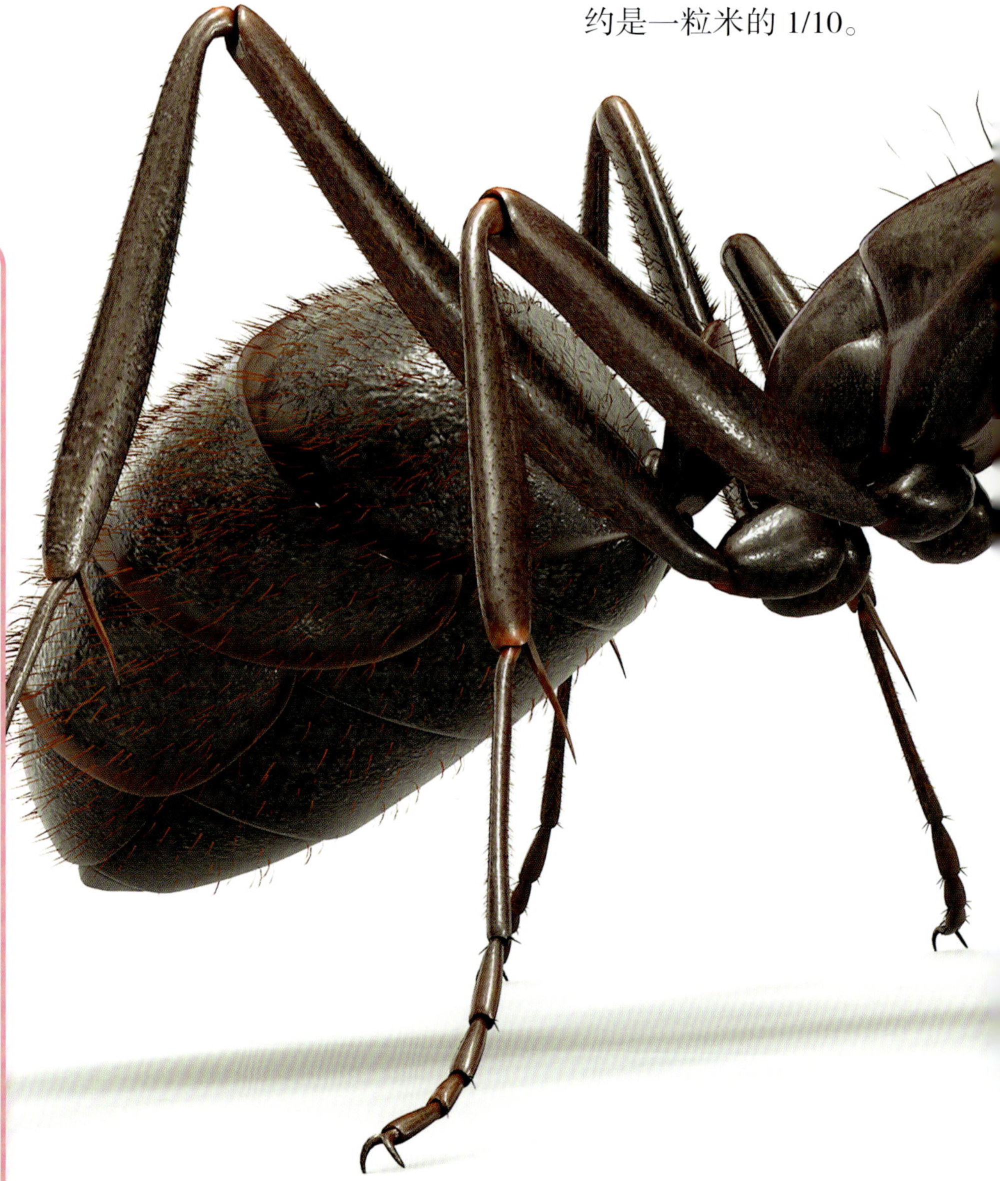

## 知识快读

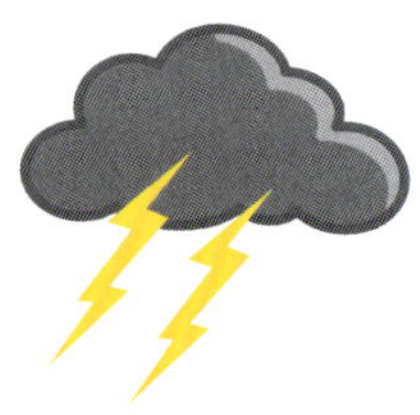

**声音**在空气中的**传播速度**大约是光速的百万分之一，这就是为什么你在看到闪电几秒后才会听到轰隆隆的雷声。

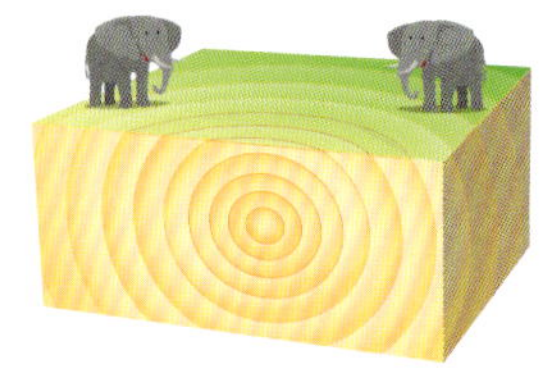

**大象**可以通过脚底“**听到**”声音。它们低沉的叫声所产生的振动能通过地面传播数千米，这样同类之间就可以进行远距离交流。

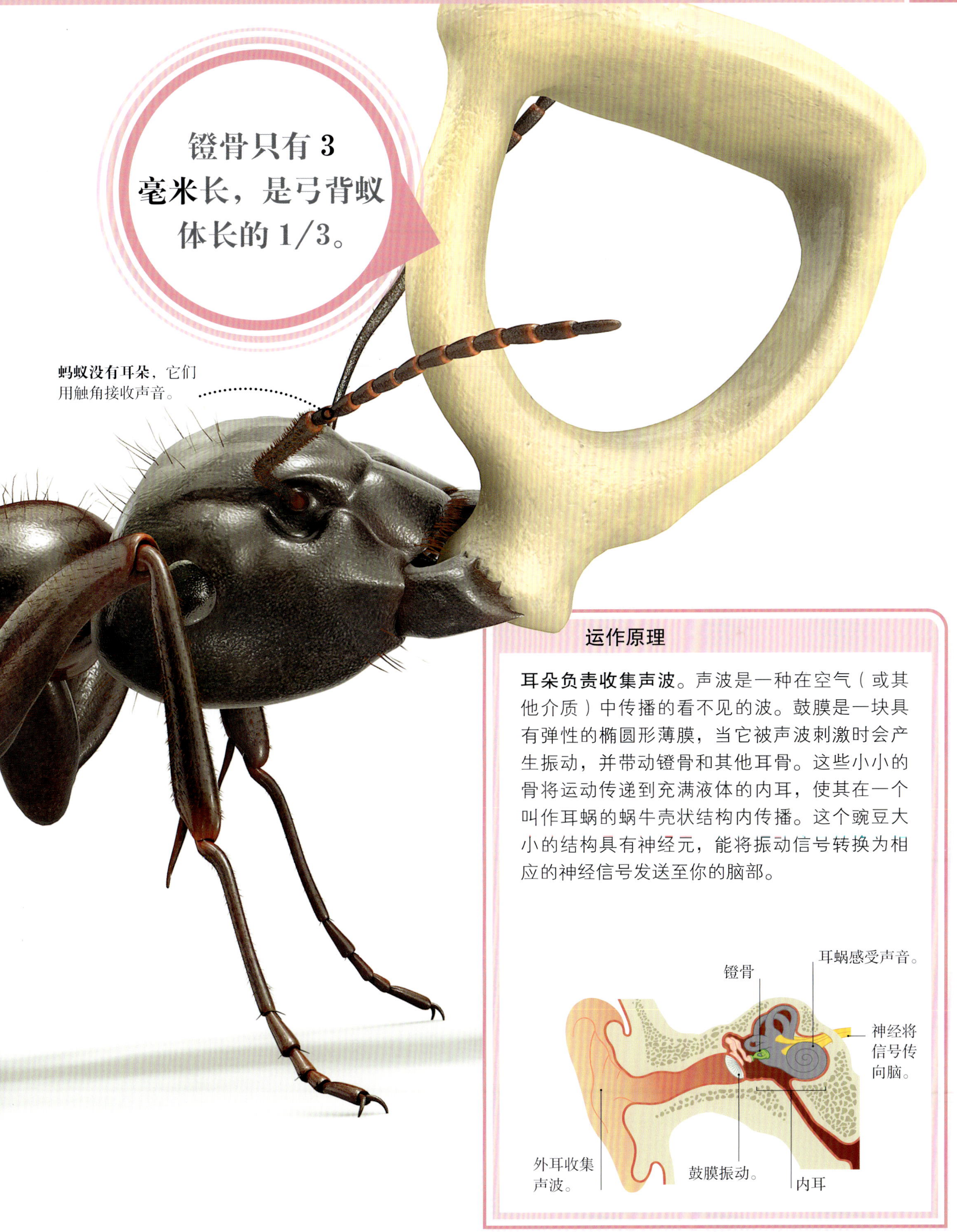


## 运作原理

**耳朵负责收集声波**。声波是一种在空气（或其他介质）中传播的看不见的波。鼓膜是一块具有弹性的椭圆形薄膜，当它被声波刺激时会产生振动，并带动镫骨和其他耳骨。这些小小的骨将运动传递到充满液体的内耳，使其在一个叫作耳蜗的蜗牛壳状结构内传播。这个豌豆大小的结构具有神经元，能将振动信号转换为相应的神经信号发送至你的脑部。

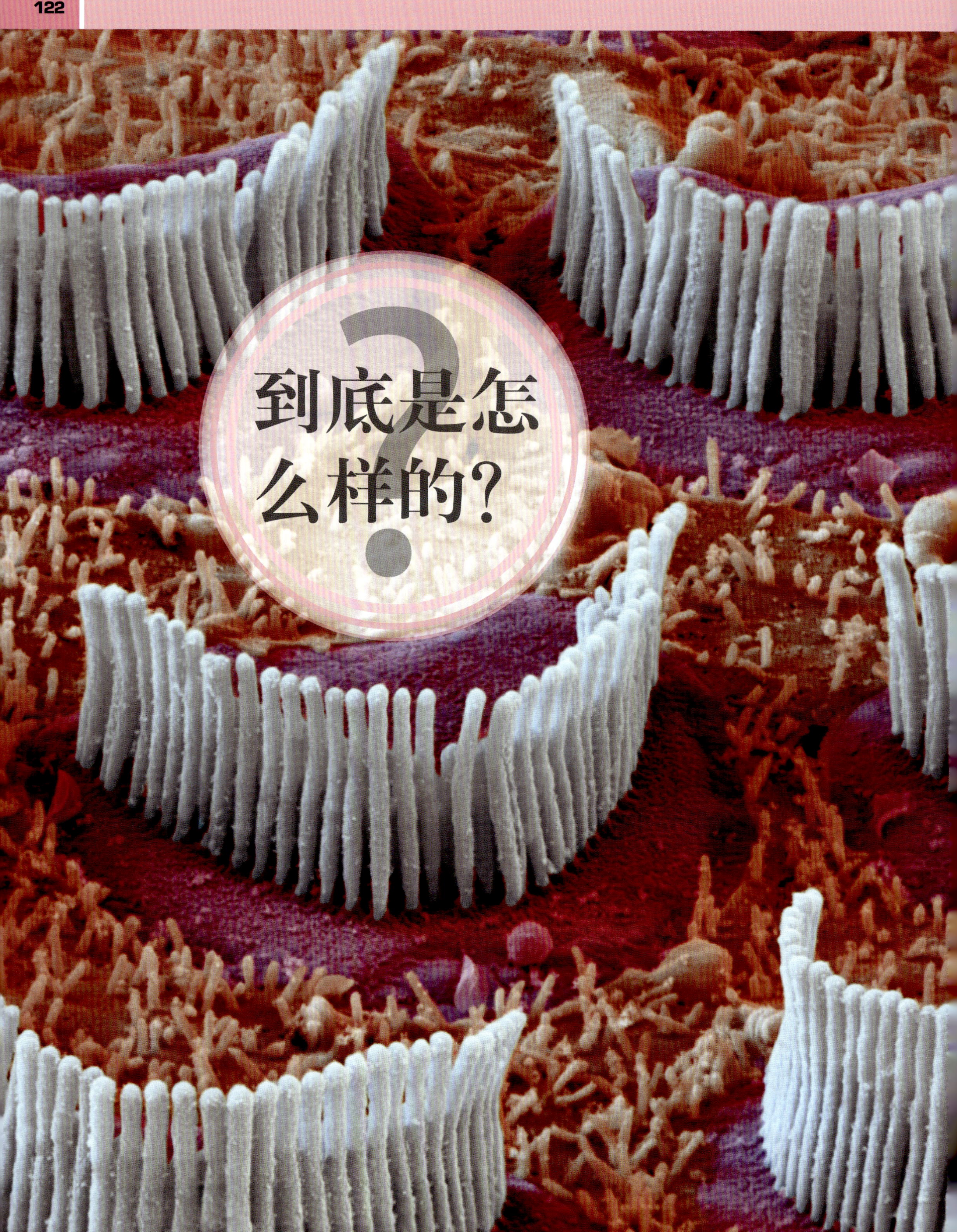
到底是怎
么样的？

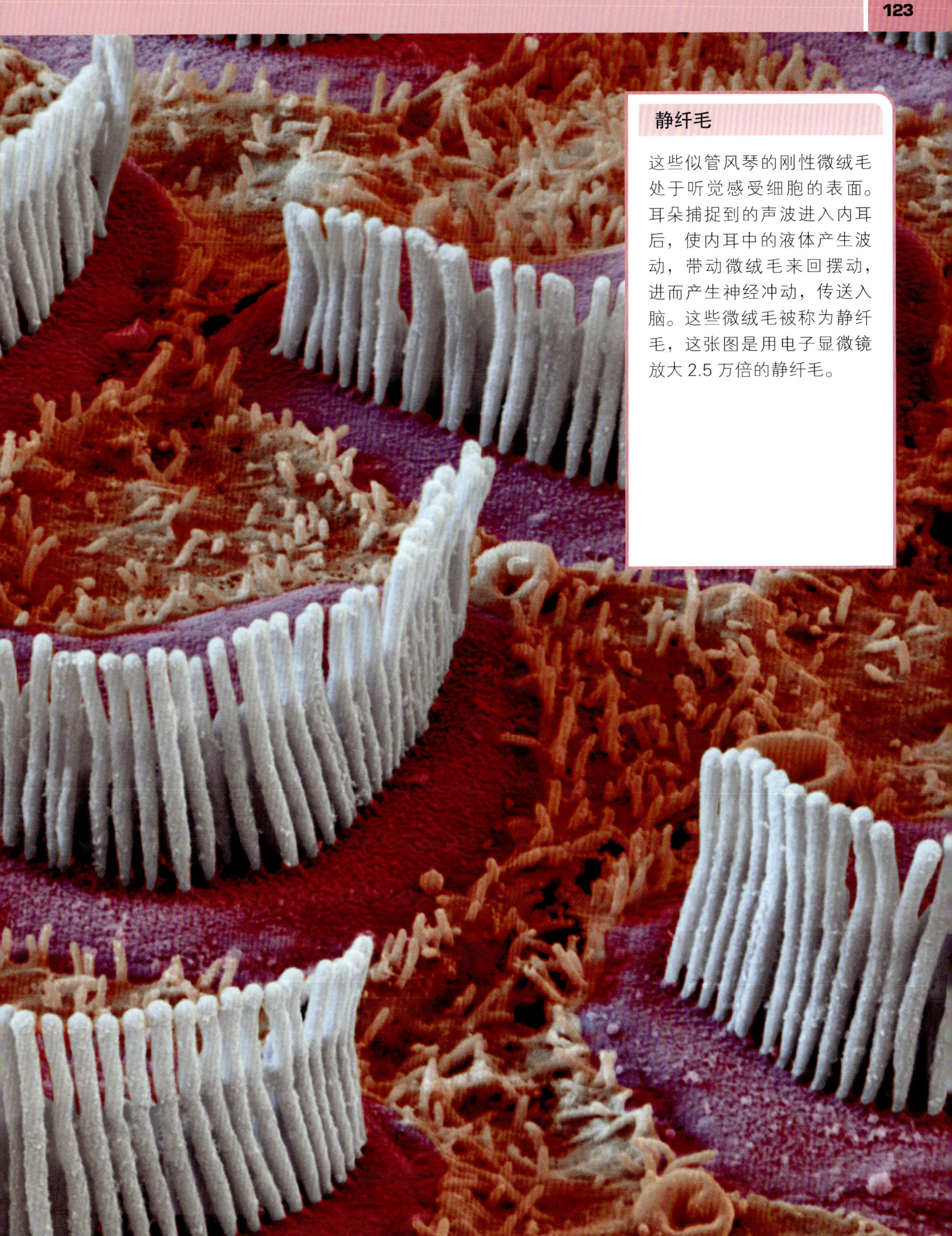

## 静纤毛

这些似管风琴的刚性微绒毛处于听觉感受细胞的表面。耳朵捕捉到的声波进入内耳后，使内耳中的液体产生波动，带动微绒毛来回摆动，进而产生神经冲动，传送入脑。这些微绒毛被称为静纤毛，这张图是用电子显微镜放大 2.5 万倍的静纤毛。

# 感觉的相关事实

## 声音有多大？

声音的**响度**，即**音量**以**分贝**（符号为 dB）为单位，其大小取决于声波的**能量**。

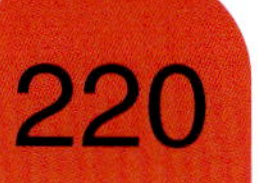


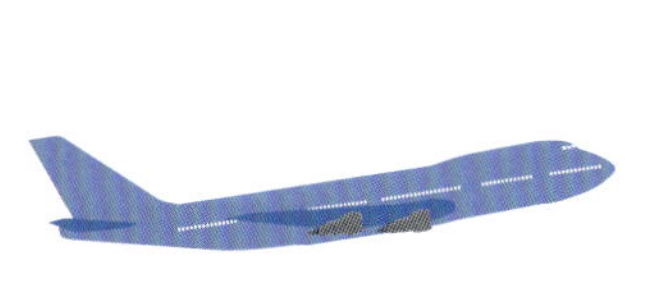

飞机起飞
110~140 分贝

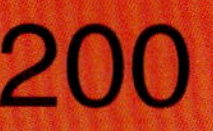


原子弹爆炸
210 分贝（人类有史以来制造的最响的声音）

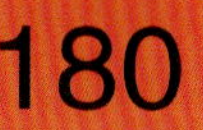


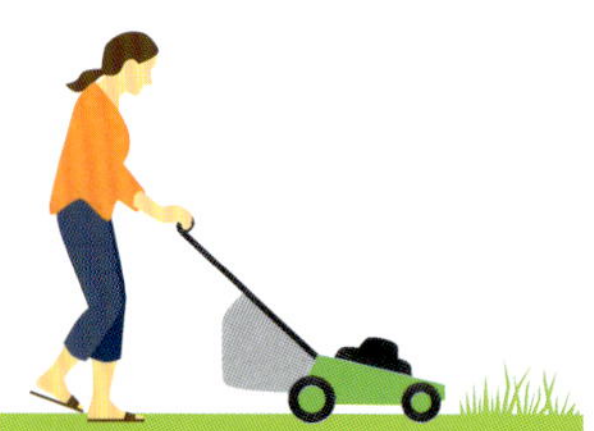

割草机工作
约 90 分贝

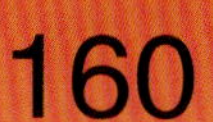


雷声
约 120 分贝

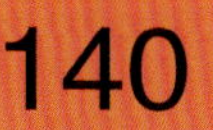


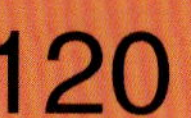


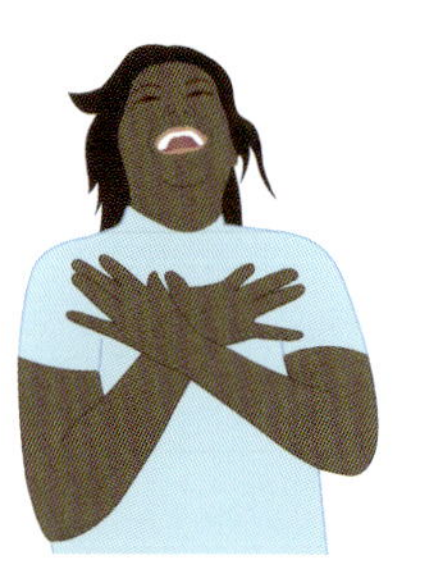

笑声
约 60 分贝

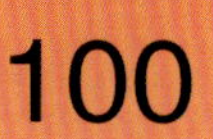


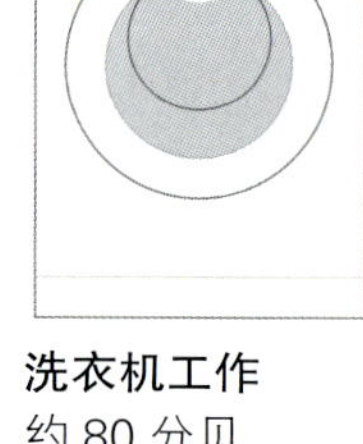

洗衣机工作
约 80 分贝

80

60

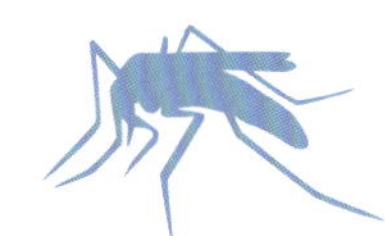

蚊子的嗡嗡声
约 20 分贝

40

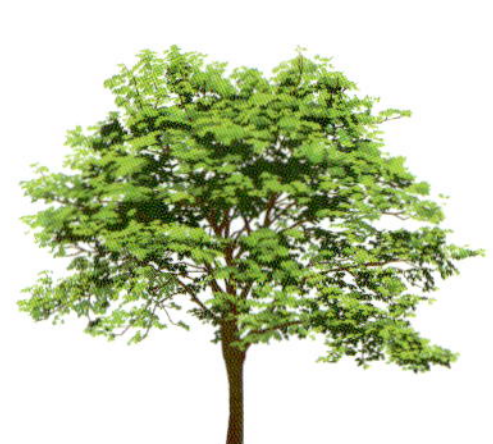

树叶沙沙作响
约 10 分贝

20

人类听力的下限
0 分贝

## 听力范围

声音的**频率**，即**音调**以**赫兹**（符号为 Hz）为单位。人类能听到的声音频率为 **20~20000 赫兹**。频率高于 20000 赫兹的声波为**超声波**，频率低于 20 赫兹的声波为**次声波**。人类无法听到超声波和次声波，不过有些动物却可以听到。

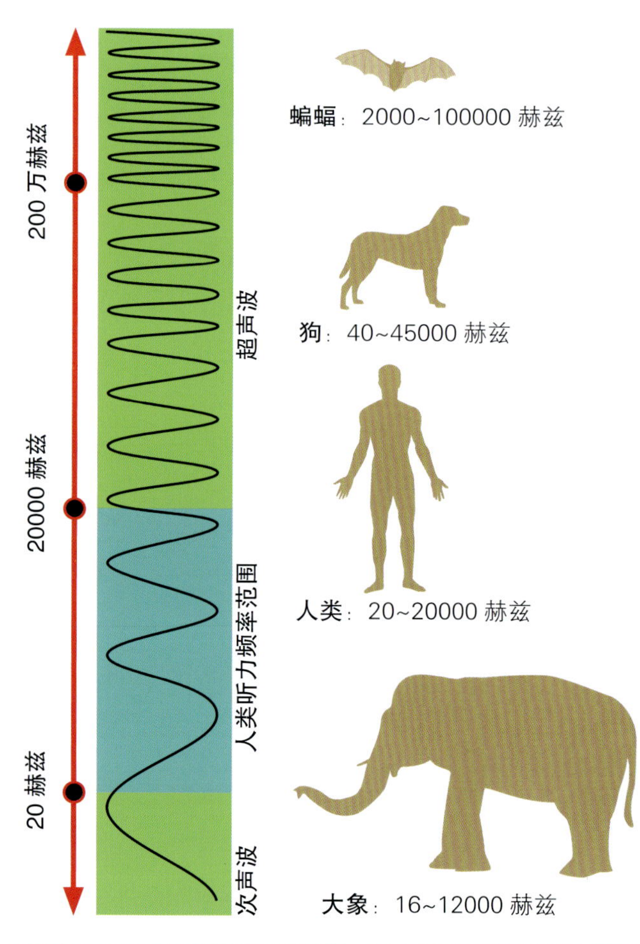


## 远景

肉眼能看到的**最遥远的物体**是**仙女星系**，它竟然在 **250 万**光年之外！这意味着你现在看到的是它 250 万年前的样子。

# 视锥细胞感受颜色

我们的眼睛有**3种**感受颜色的**视锥细胞**，它们分别对**红、绿、蓝**光敏感。但组合起来，它们可以感受由这3种基本色混合而成的**1000万种颜色**。

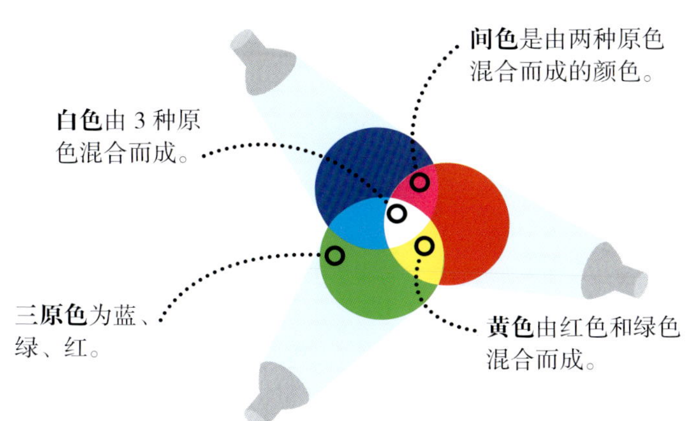


# 色盲

你能看到下图中的**数字8**吗？有些人的3种视锥细胞中有1种**存在缺陷**，导致色觉下降，形成**色盲**。不过患有色盲的人仍然可以看到大多数颜色。

**红绿色盲检测**

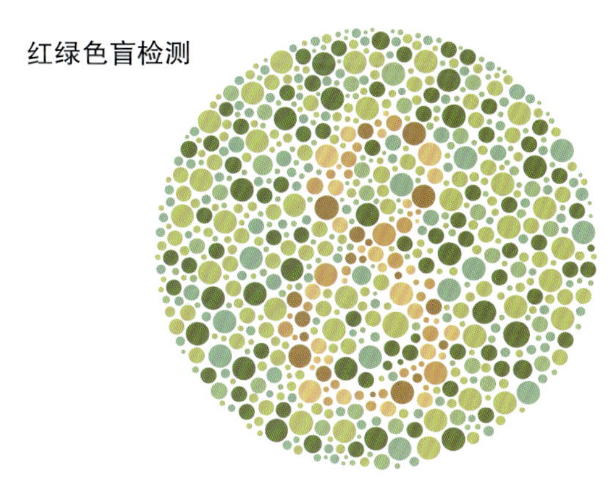

# 嗅觉超级灵敏的动物

一些动物依靠**惊人的嗅觉**，可以**嗅**出数千米之外的异性、食物或天敌。

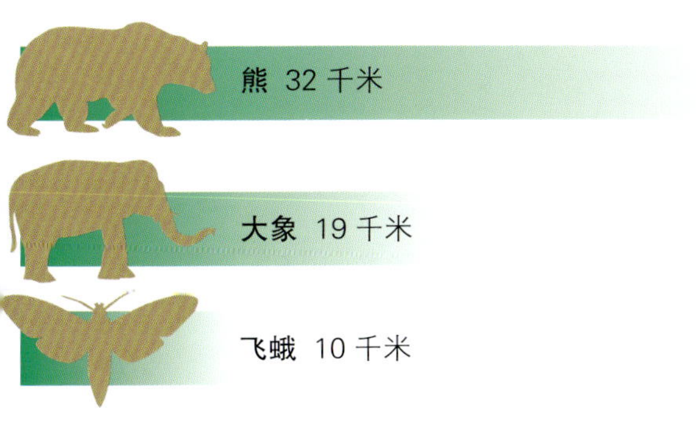


# 通过触觉阅读

许多**盲人**通过敏感的指尖阅读**盲文**。盲文是专为盲人设计、靠触觉感知的以6个**凸点**为基本结构的文字。

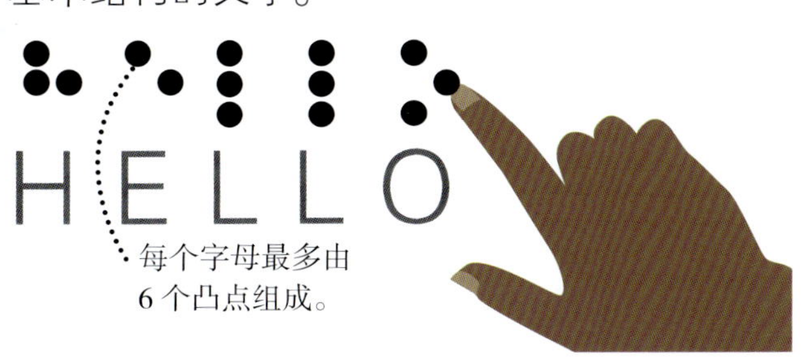


# 在黑暗中视物

具有**良好夜视能力**的动物，其眼睛中的**视杆细胞与视锥细胞的比例**往往更高。尽管它们的色觉差，但它们在**微弱的光线**下也能视物。

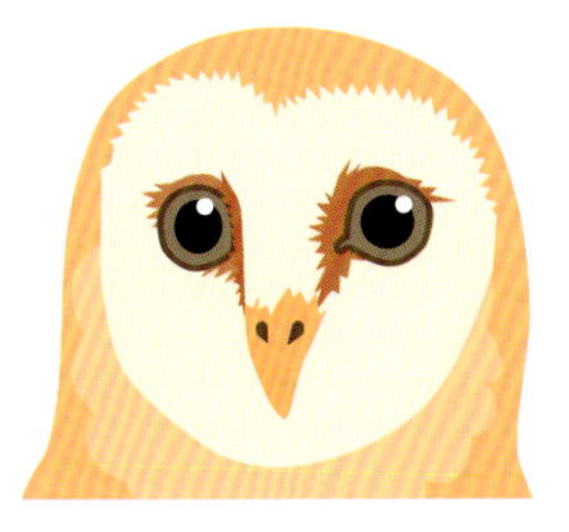

▲ **大眼睛**
**猫头鹰的眼睛**占其体重的3%，而我们的眼睛只占体重的0.02%。

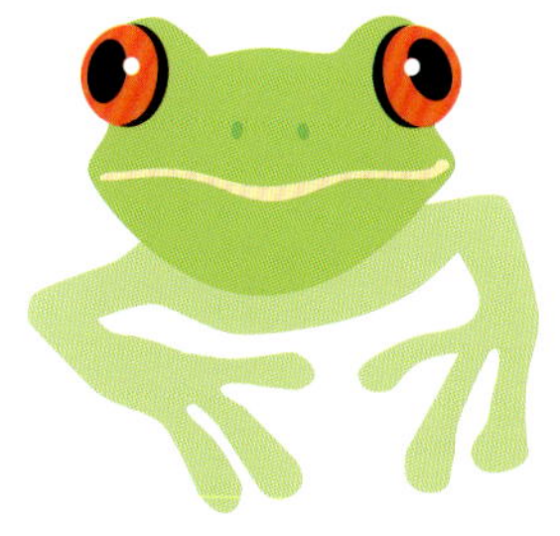

▲ **宽大的瞳孔**
许多夜行动物的**瞳孔**都**非常大**，以便尽可能多地摄入光线。

▲ **反射层**
猫的眼睛里有一层叫作"**反光组织**"的细胞，可以将光线再次反射到视网膜上，起到**弱光增大**的效果。

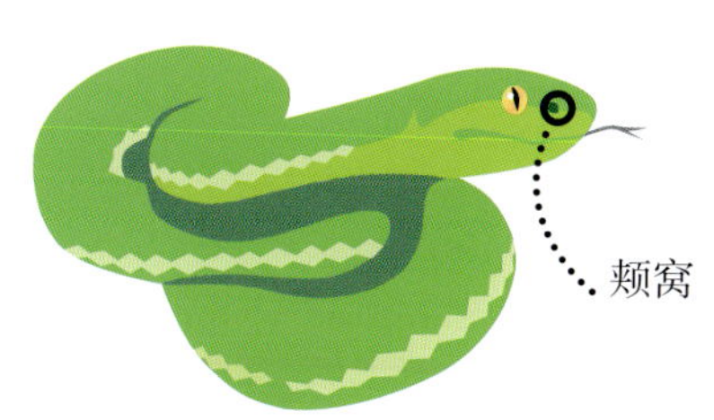


▲ **看见热量**
一些蛇类用头部的热测位器——**颊窝**来"看见"温血猎物在夜间发出的**红外线（热辐射）**。

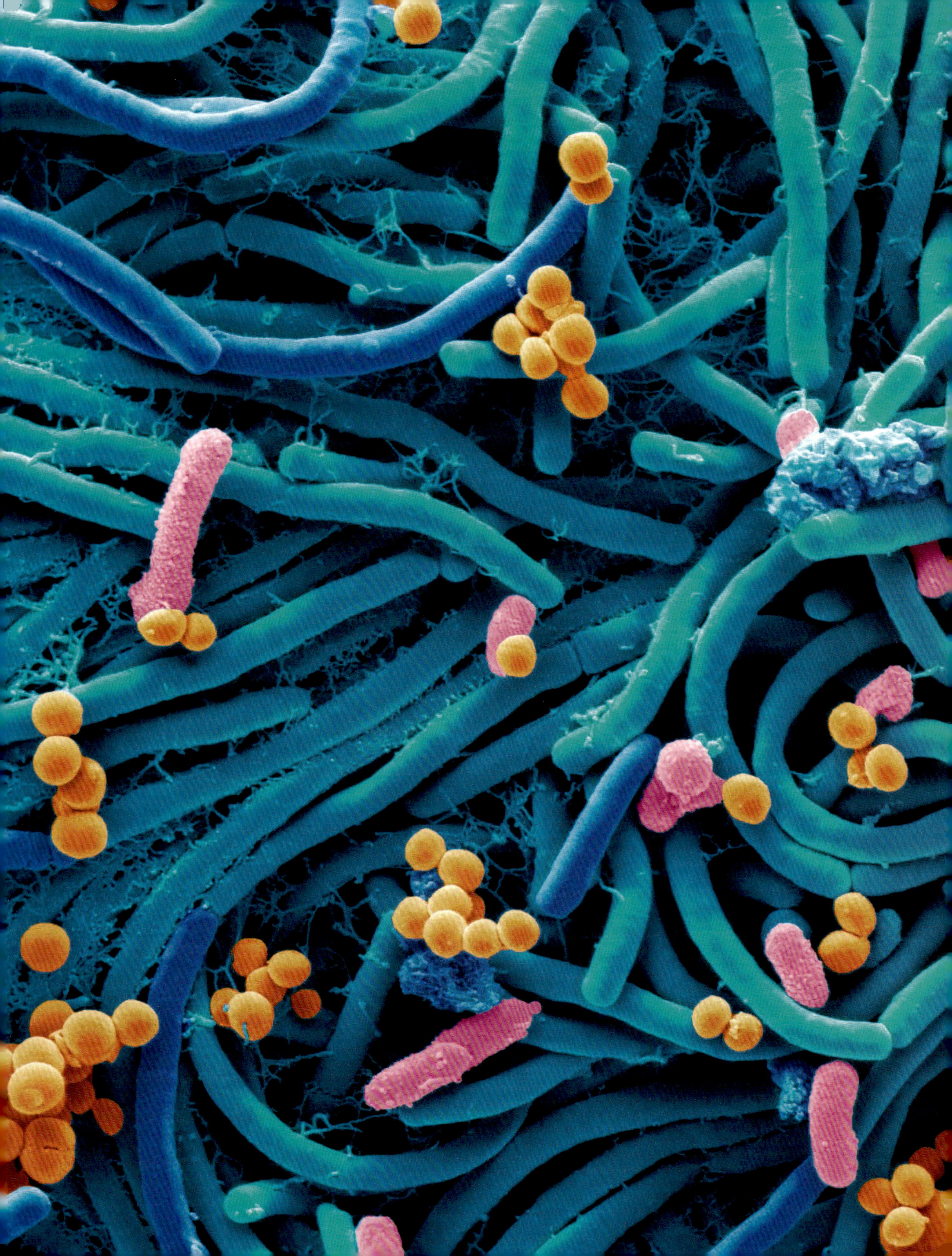

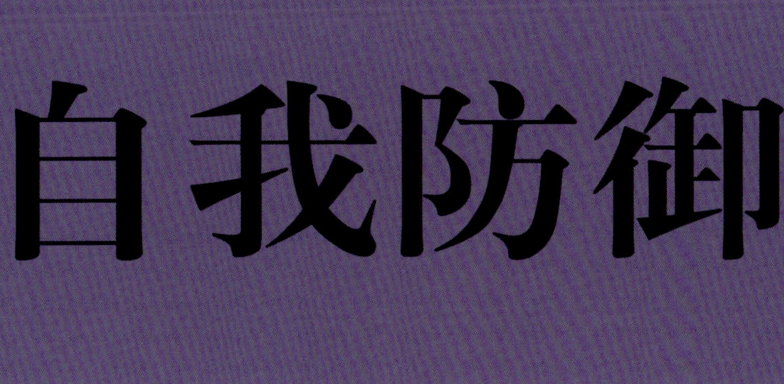

# 自我防御

病毒、细菌和其他微生物不断地试图侵入你的体内并繁殖，这可能使你感到身体不适。幸运的是，你身体的免疫系统非常善于击退这些微小的入侵者。

这张**显微镜图像**显示的是从手机屏幕的指印上生长出来的细菌。测试显示，每平方厘米的手机外壳上的细菌数量是马桶座垫上的 10 倍左右，其中包括致病细菌。

# 你的体内有多少**微生物**？

**你的身体是**数以万亿计的其他生物的**家**，只是这些生物都太小了，无法被你看到。它们被称为微生物，遍布你的体表，也常见于口腔、鼻腔、耳朵以及大部分消化系统里。它们大多数是无害的，甚至是有益的。然而，如果它们进入了错误的身体部位，有时就会使你生病。能够使宿主生病的各类微生物被称为病原体。还有比微生物大得多的病原体，比如生活在你肠道中的蠕虫。

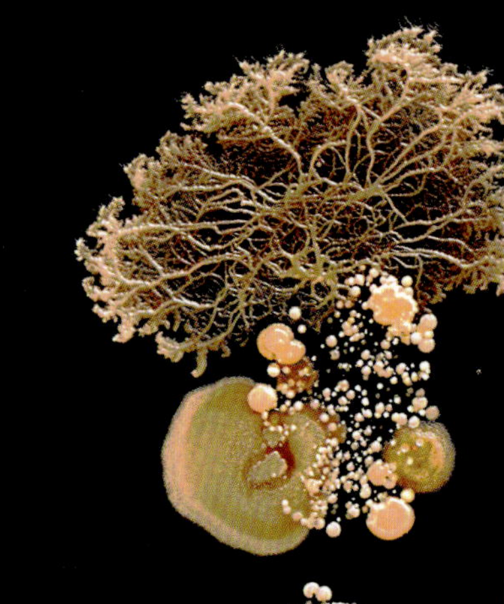

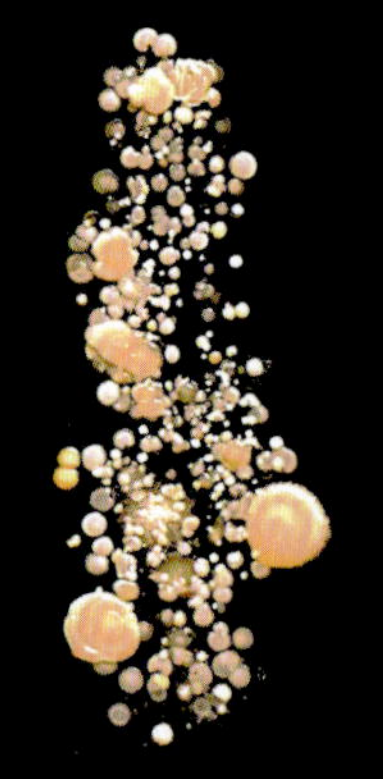

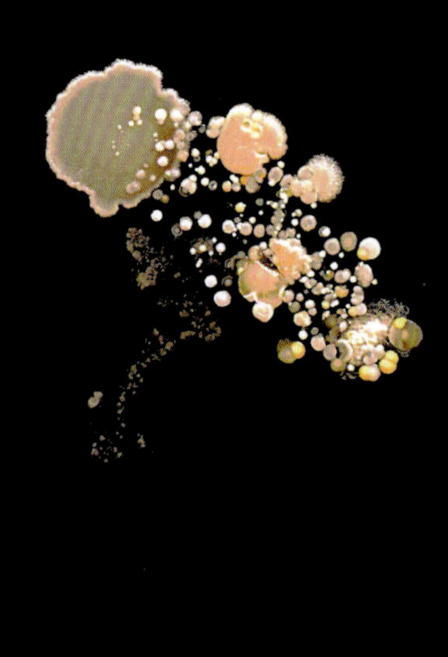

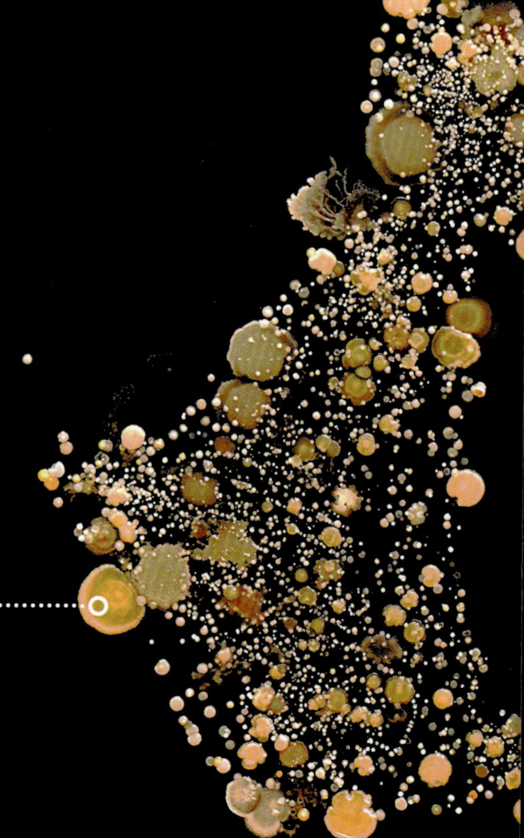

这个手印上的**每一个斑点**都是一个细菌或真菌群落。

## 知识快读

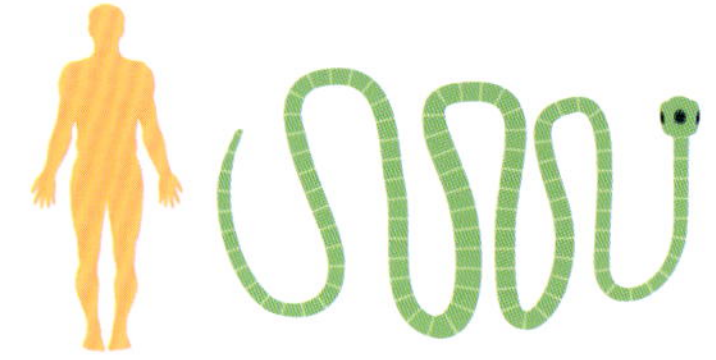

能够感染人体的**最大**病原体是绦虫，它在人类的肠道里可以长到 9 米长。

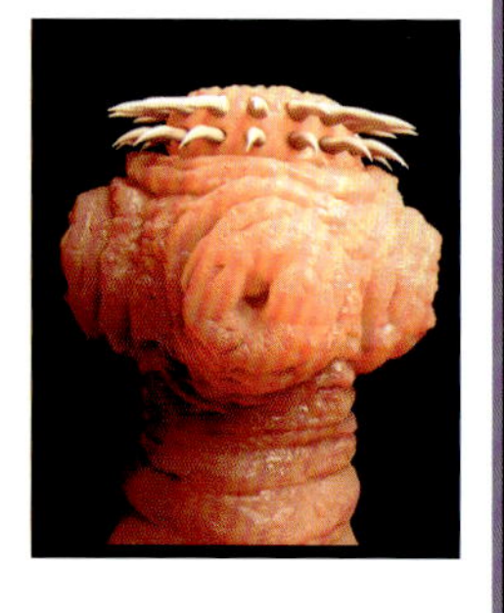

**绦虫**通过头节上的小钩将自己固定在宿主的肠道内。它们没有眼、口、胃，通过体表吸收被宿主消化后的食物生存。

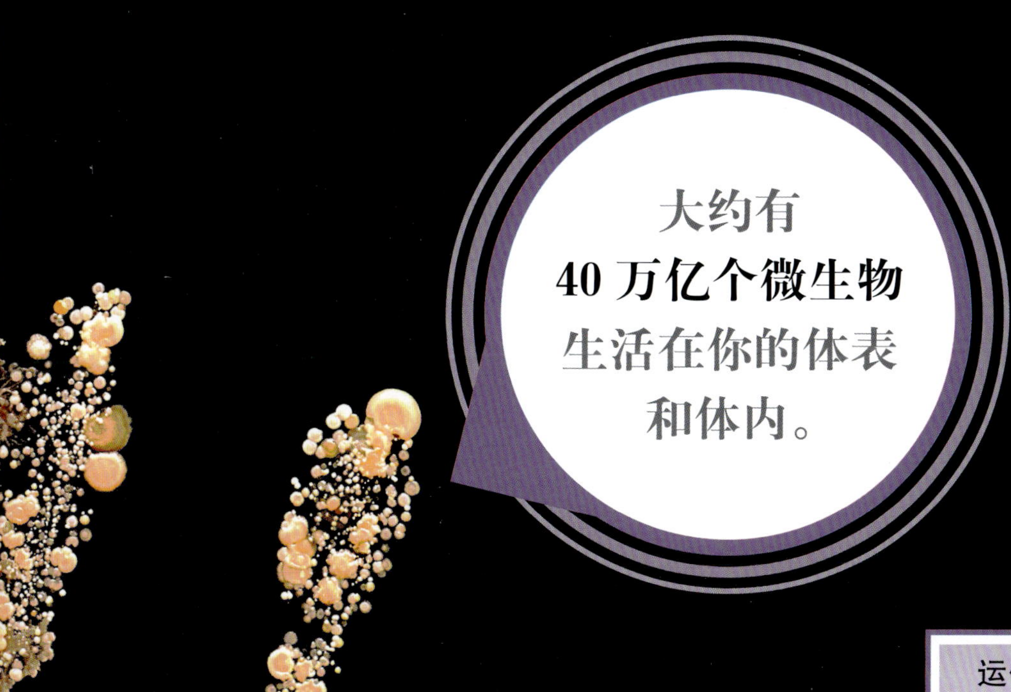

大约有
**40万亿个微生物**
生活在你的体表
和体内。

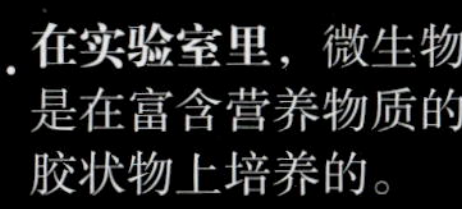

**在实验室里**，微生物是在富含营养物质的胶状物上培养的。

**这张照片显示了一个人手印上的微生物**在实验室环境中的培养结果。每个斑点或斑块是由成千上万的微生物组成的群落，这些微生物都是由一个单独的个体繁殖出来的。有1000多种微生物生活在人类的皮肤表面，它们以油脂和死皮细胞为食。当你触摸东西时，你的手可能会沾染上微生物。如果微生物感染（进入）伤口，它们就会大量繁殖并引发令人疼痛的溃疡。

## 运作原理

能够使人体致病的病原体**主要有5类**，其中最常见的是细菌和病毒。

**细菌**是微小的单细胞生物，在地球上几乎随处可见。

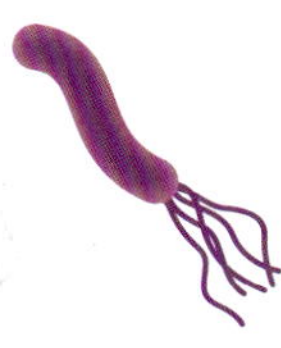

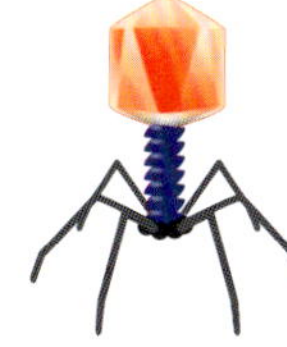

**病毒**是极小的寄生物，可以攻占细胞，迫使细胞制造更多的病毒副本。

**多细胞寄生虫**是最大的一类病原体，包括蠕虫和虱子等。

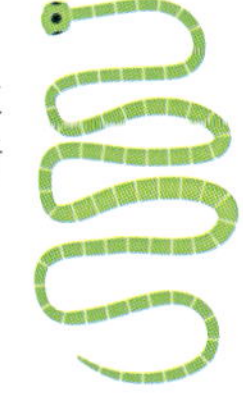

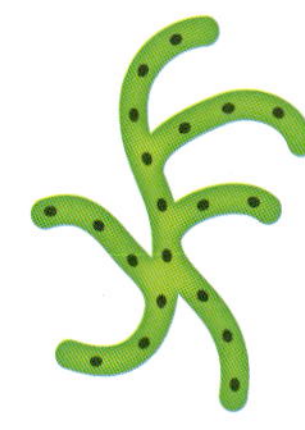

**真菌**是一类单细胞或多细胞微生物，以寄生或腐生等方式吸取营养。例如，酵母菌就是单细胞真菌。

**原生动物**是单细胞微生物，其行为像微小的动物一样。疟疾就是由原生动物引发的。

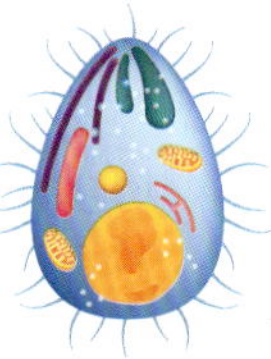

# 细菌有多小？

细菌细胞

**细菌是地球上最常见**的生命形式，它们无处不在，你的体表和体内也有细菌存在。人体内的细菌细胞比体细胞还多，但不足你体重的1%。细菌太小了，无法用肉眼看到，不过你肯定闻到过它们，因为它们是使人体散发最强烈、最难闻气味的罪魁祸首。

**细菌是如此之小，以至于一个针尖上可以容纳几百个细菌。**

知识快读

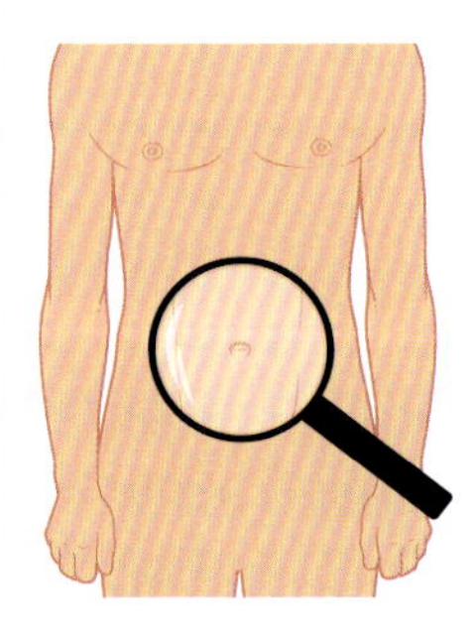

**细菌遍布**你的皮肤，但最喜欢黑暗、潮湿的缝隙。美国科学家对60个人的肚脐取样，发现了2368种细菌，其中大部分是新发现的种类。

**一平茶匙**的大便里有大约5000亿个细菌。细菌遍布你的肠道，帮助分解食物，释放维生素和其他营养物质。

观察细菌要借助**高倍显微镜**。大肠杆菌是人类肠道中最常见的细菌，宽度仅有0.0005毫米。一根头发都有大肠杆菌的200倍粗。尽管如此，大肠杆菌的繁殖速度却很快，平均每20分钟就会分裂一次。如果没有任何不利情况出现，一个细菌在24小时内就能产生$5 \times 10^{21}$个后代。

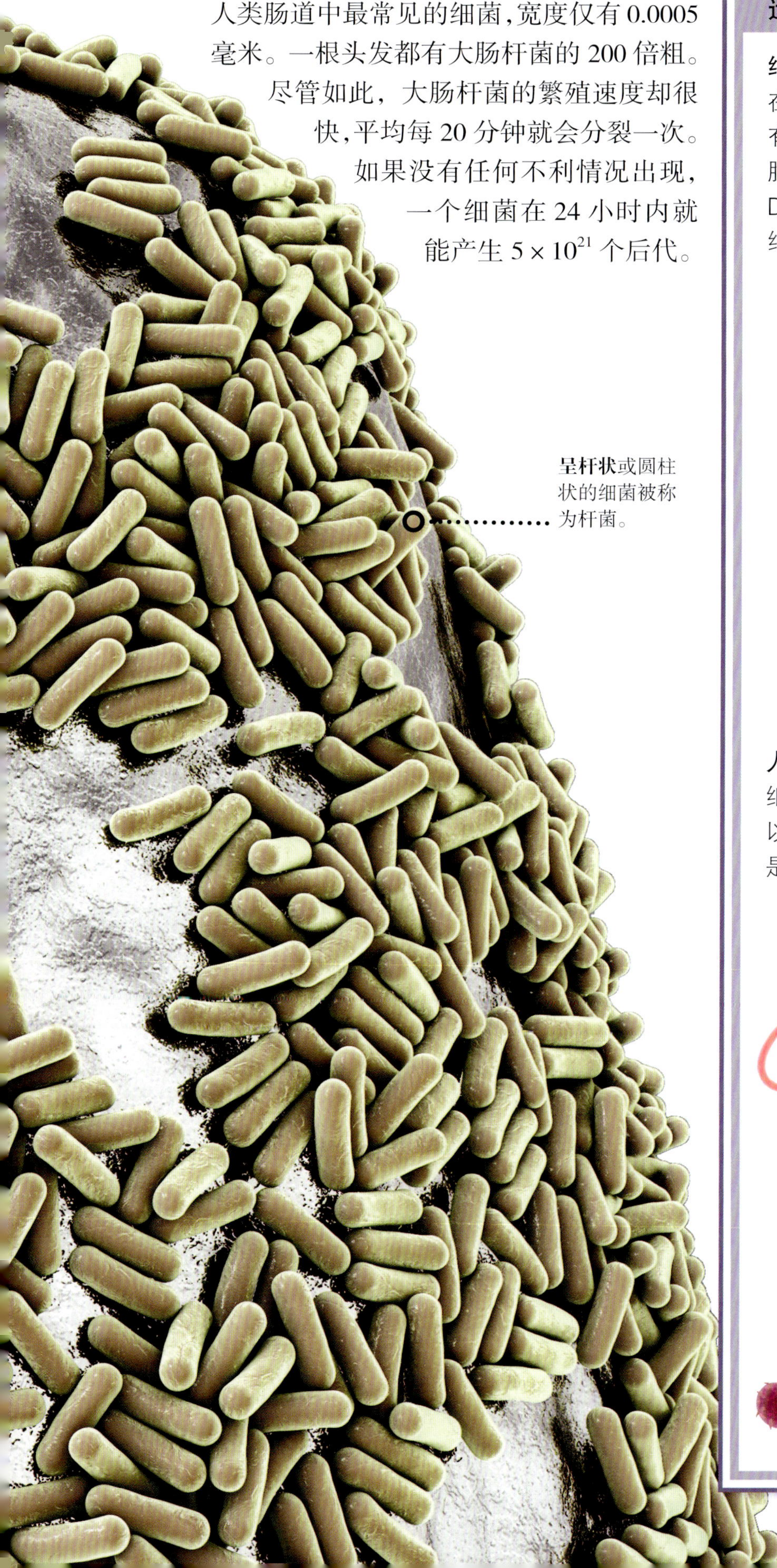

**呈杆状**或圆柱状的细菌被称为杆菌。

## 运作原理

**细菌是单细胞**生物。细菌的典型结构是在细胞壁外有一层保护性的荚膜，有些有细小的菌毛或鞭毛来帮助其游动。细胞内有携带细菌基因的、纠缠在一起的DNA。与动物和植物的细胞不同，细菌细胞没有细胞核。

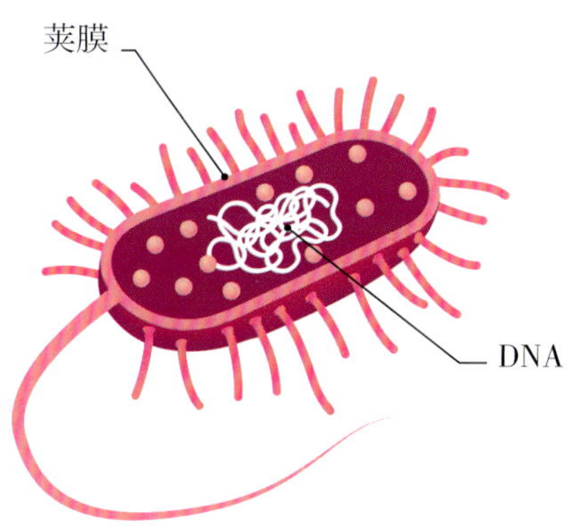


**人类的大便**大部分是细菌和水，其中的细菌称为粪杆菌。某些类型的粪杆菌可以在人与人之间传播并引发疾病，这就是你上完厕所要洗手的原因。

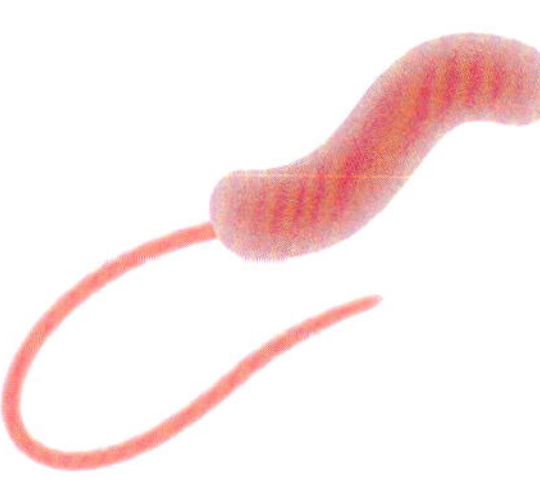

每年约有10万人死于**霍乱弧菌**。

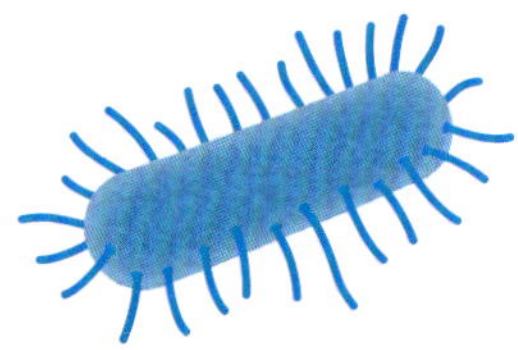

每年约有20万人死于**沙门菌**。

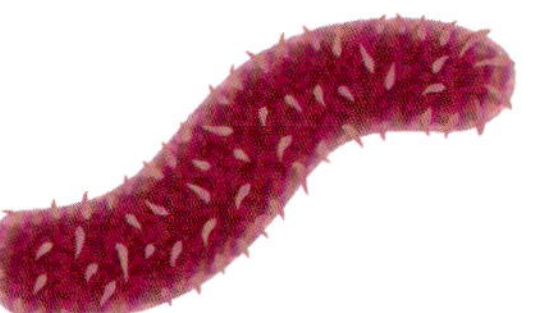

每年有20多万人死于**志贺氏菌**。

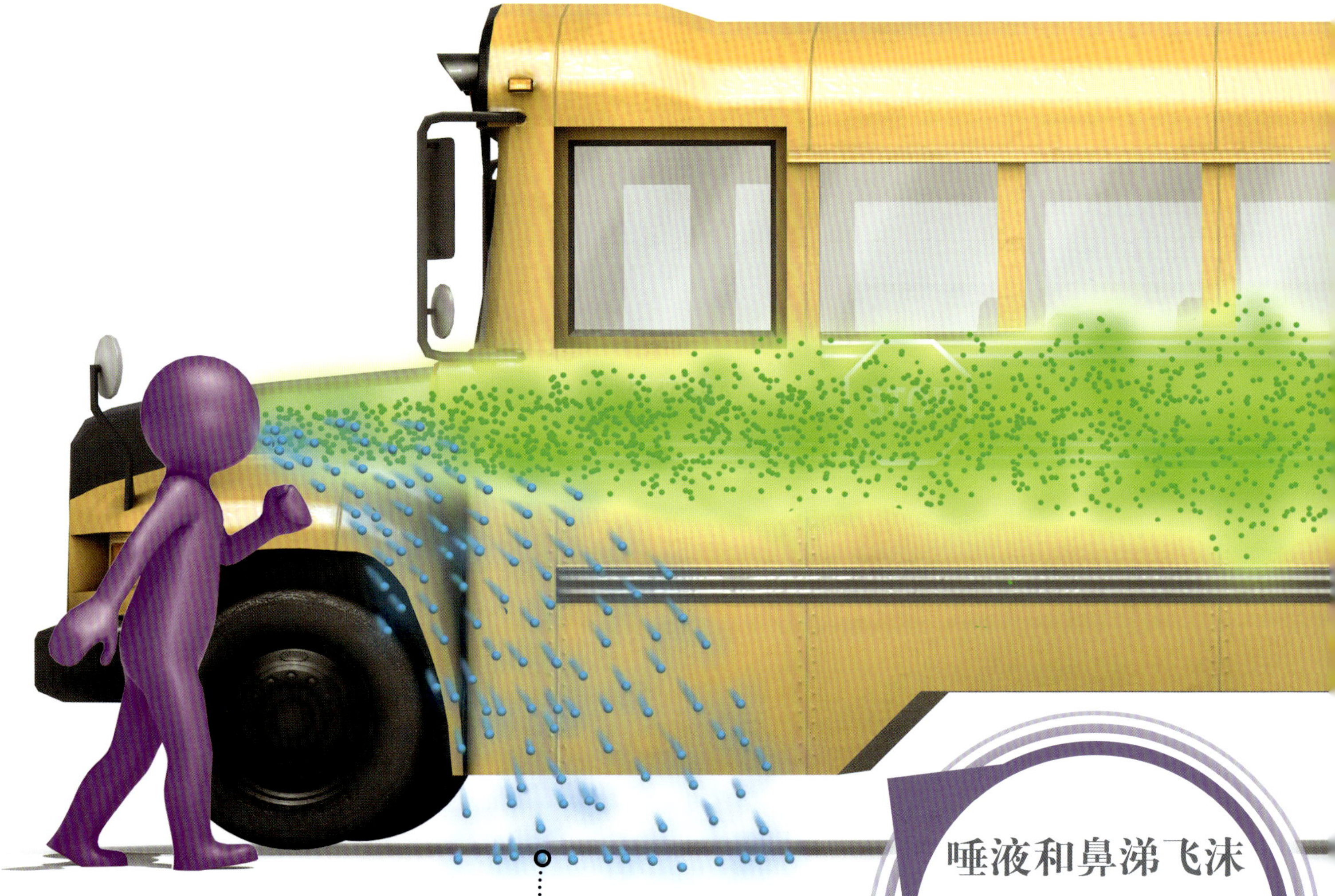

**当你咳嗽或打喷嚏时**，较大的鼻涕团会很快落到地上，飞行不超过2米。然而，微小的液滴却会继续向前飘移，在静止的空气中可以飞行8米，如果有微风助力，它们还能飞得更远。

咳嗽或打喷嚏产生的**大团飞沫**会落在2米之内。

**唾液和鼻涕飞沫可以飞8米，相当于一辆美国校车的长度。**

## 运作原理

**咳嗽和打喷嚏**并不是传染性病菌在人与人之间传播的唯一途径。

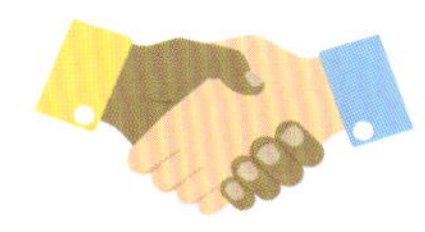

**直接接触**传播是指病菌通过人与人之间的碰触进行传播。

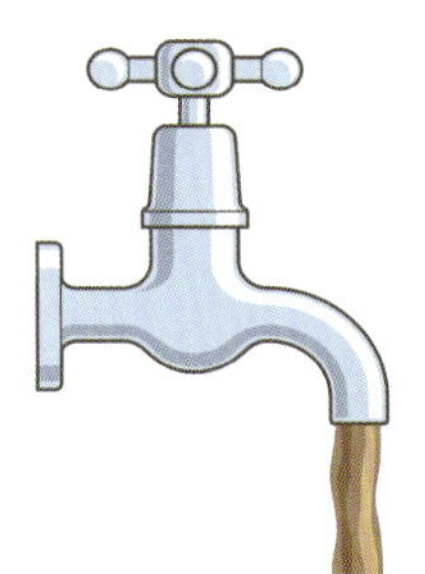

**被污染的水**可以传播消化系统疾病。

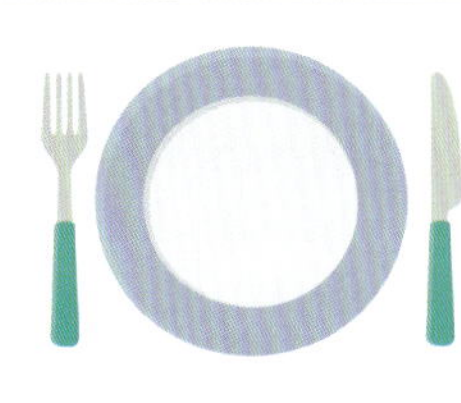

没有加工好的**食物**会引发细菌性疾病。

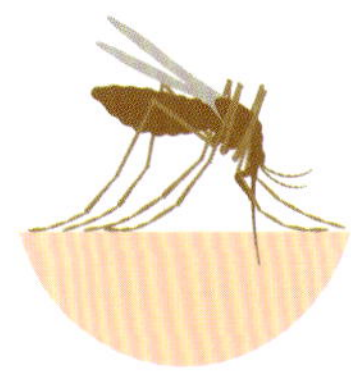

**介体**是指携带病菌的生物。某些类型的蚊子就属于介体，因为它们携带致人发生疟疾的病原体。

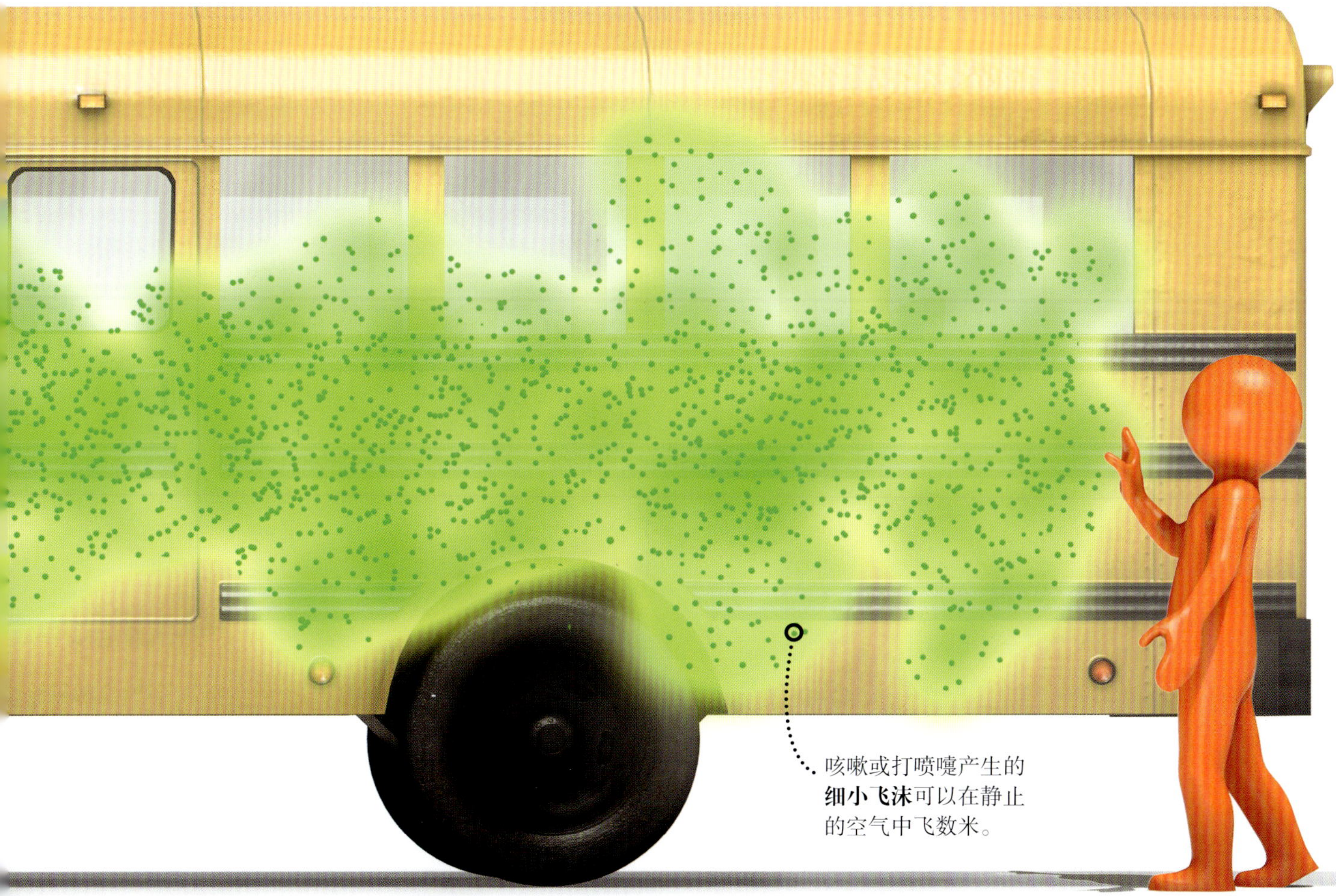

咳嗽或打喷嚏产生的**细小飞沫**可以在静止的空气中飞数米。

# 喷嚏飞沫能飞多远？

引发疾病的**微生物**以很多种方式在人与人之间传播，其中最常见的伎俩是让人咳嗽和打喷嚏。一声咳嗽或一个喷嚏可以让多达4万个唾液和鼻涕飞沫在空气中飞扬，其中往往携带了病菌。麻疹、流行性腮腺炎、水痘、肺结核、流感、新型冠状病毒感染和普通感冒都是通过上述方式传播的，所以咳嗽和打喷嚏时一定要使用纸巾！

## 知识快读

通过高速摄像机**捕捉咳嗽和打喷嚏**，科学家们发现，飞沫从口鼻喷出时，速度可达108千米/时。

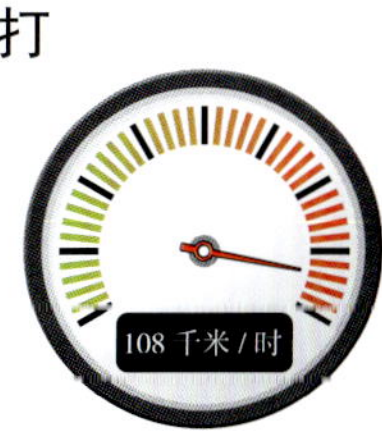


**即使是正常讲话**，也会将细小的液滴喷射到空气中，而后被另一个人吸入。好在讲话时传播的病菌数量很少，人类的免疫系统很容易就能消灭它们。

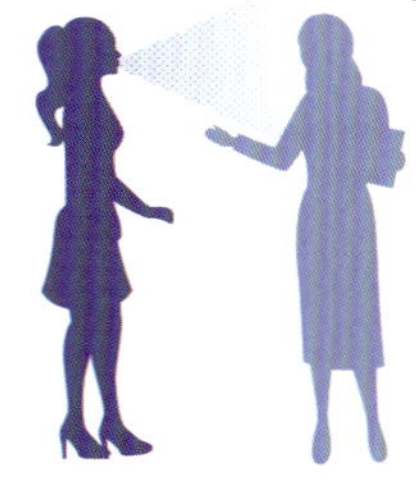

# 到底是怎么样的？

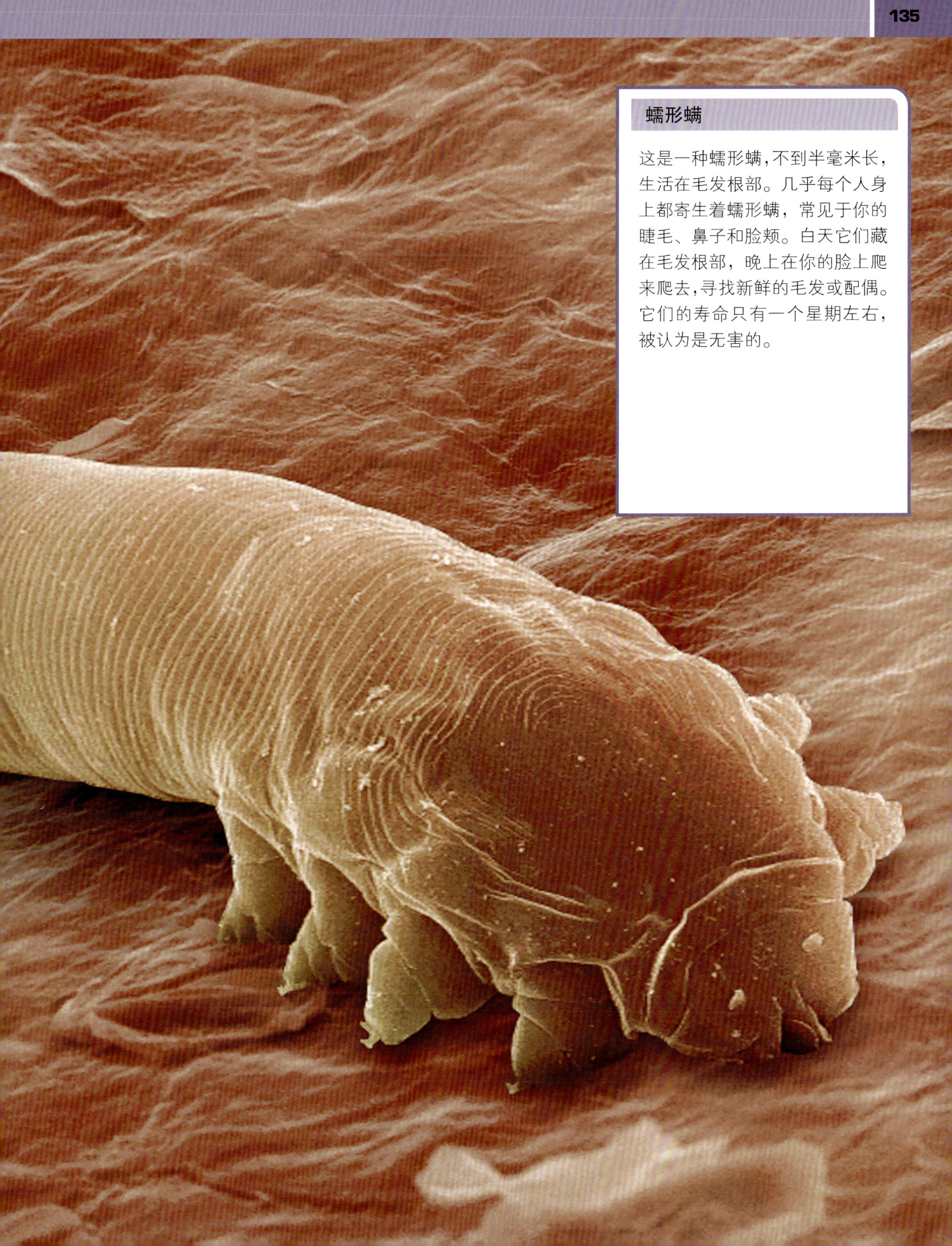

## 蠕形螨

这是一种蠕形螨，不到半毫米长，生活在毛发根部。几乎每个人身上都寄生着蠕形螨，常见于你的睫毛、鼻子和脸颊。白天它们藏在毛发根部，晚上在你的脸上爬来爬去，寻找新鲜的毛发或配偶。它们的寿命只有一个星期左右，被认为是无害的。

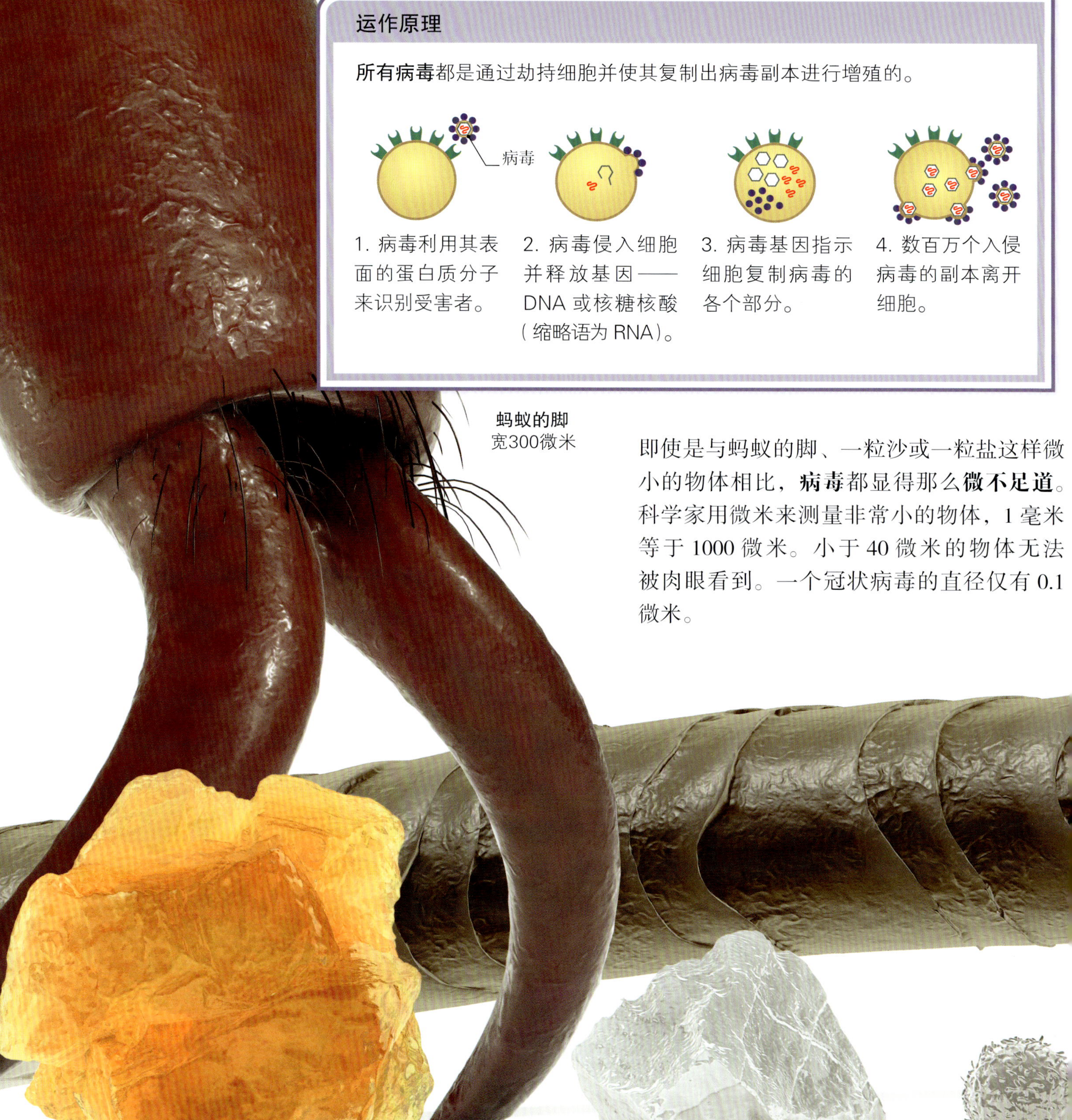


## 运作原理

**所有病毒**都是通过劫持细胞并使其复制出病毒副本进行增殖的。

1. 病毒利用其表面的蛋白质分子来识别受害者。
2. 病毒侵入细胞并释放基因——DNA 或核糖核酸（缩略语为 RNA）。
3. 病毒基因指示细胞复制病毒的各个部分。
4. 数百万个入侵病毒的副本离开细胞。

**蚂蚁的脚**
宽300微米

即使是与蚂蚁的脚、一粒沙或一粒盐这样微小的物体相比，**病毒**都显得那么**微不足道**。科学家用微米来测量非常小的物体，1 毫米等于 1000 微米。小于 40 微米的物体无法被肉眼看到。一个冠状病毒的直径仅有 0.1 微米。

**沙粒**
120微米

**盐粒**
60微米

**白细胞**
25微米

# 病毒有多小？

**病毒是如此之小**，以至于这样一个圆点“.”里可以装下4亿个病毒。它们是地球上最小的生物，仅由蛋白质外壳和一团基因组成。它们不但十分微小，结构还极其简单，以至于大多数科学家都不认为它们是有生命的。即便如此，病毒也完全有能力进行增殖。它们通过入侵并接管我们的细胞，然后迫使细胞复制出数以百万计的病毒副本来实现这一目的。

## 知识快读

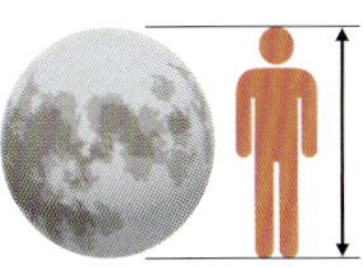

**如果将冠状病毒**放大到足球大小，那么等比例放大后的人体就和月球差不多高。

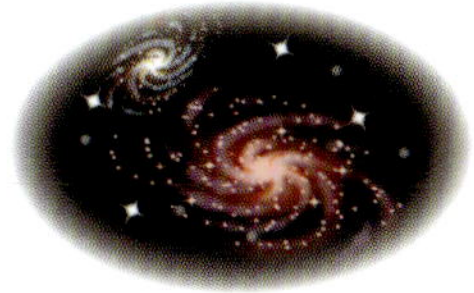

**科学家估计**，地球上的病毒数量为 $10^{31}$ 个。如果把它们首尾相连，总长能达到1亿光年，相当于银河系直径的800多倍。

**人类头发的直径大约是冠状病毒的1200倍。**

人类的头发
直径120微米

**冠状病毒**呈球状，表面被刺突蛋白覆盖，它们利用这些刺突蛋白附着并进入人体细胞。病毒内部是储存在RNA分子上的病毒基因。

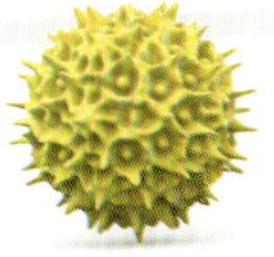

花粉
15微米

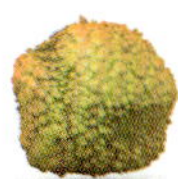

尘埃
10微米

咳嗽飞沫
7微米

细菌
2微米

冠状病毒
0.1微米

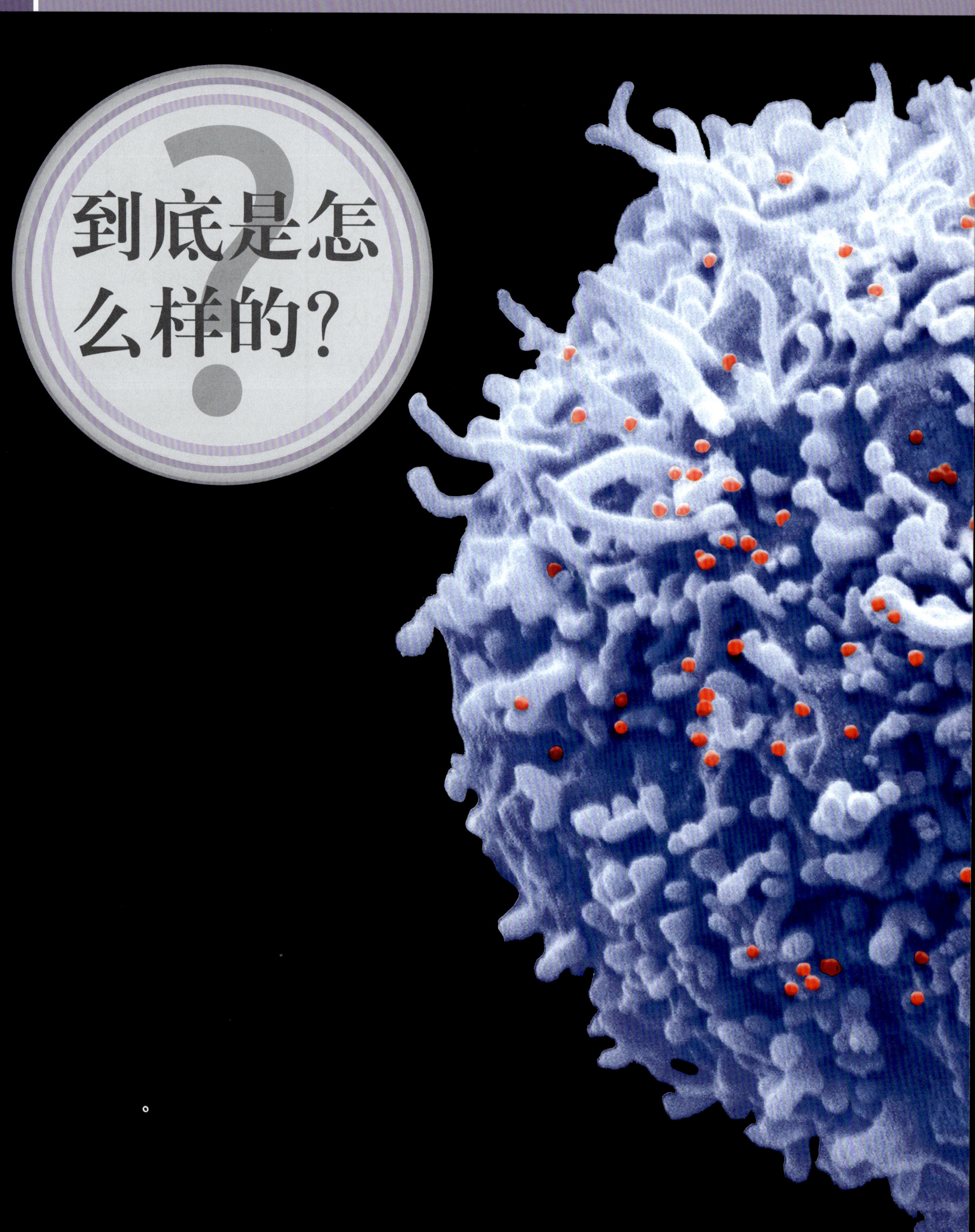
到底是怎
么样的？

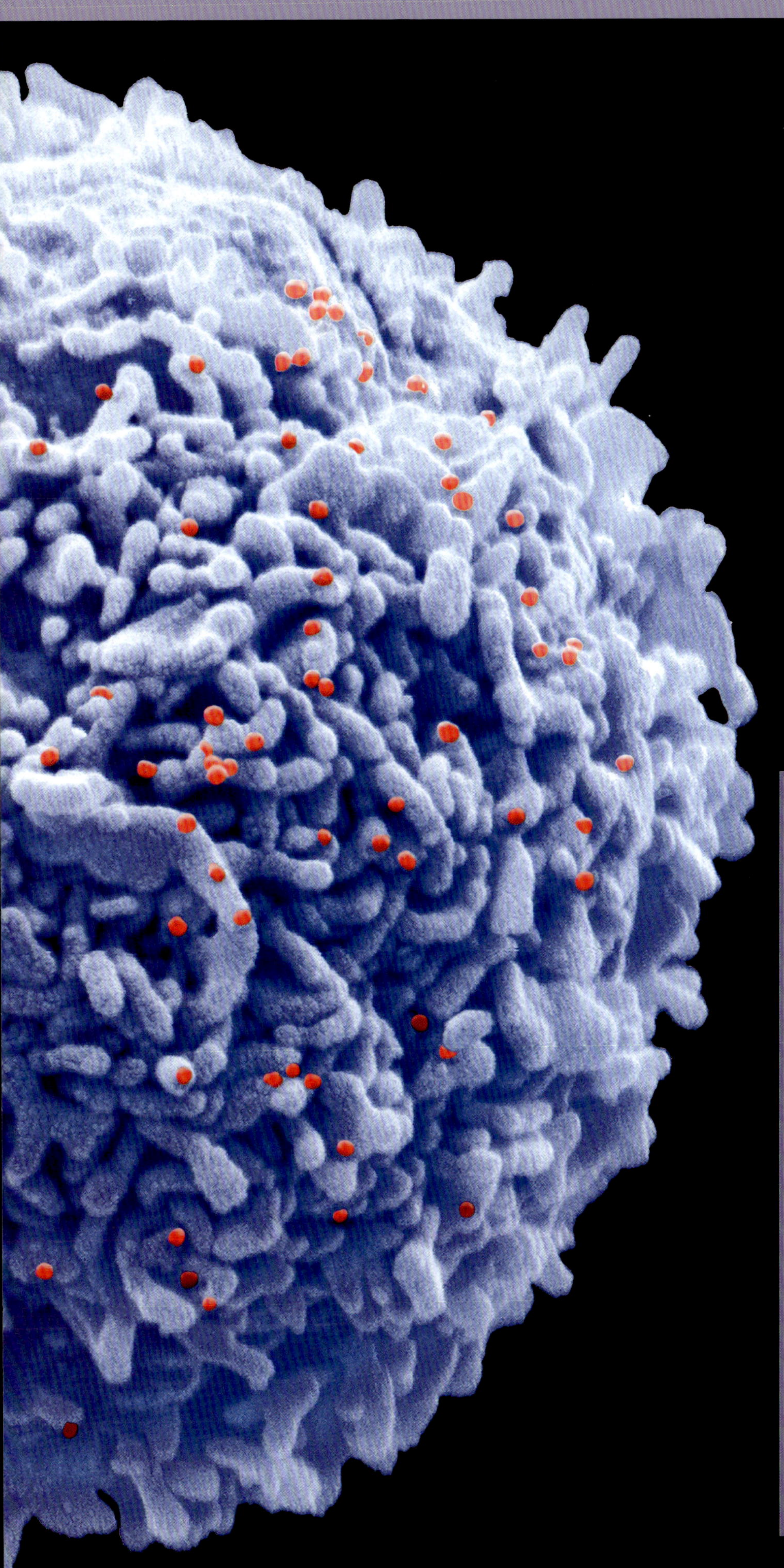

## 病毒

这张显微镜图像中的红色斑点，就是正在攻击人体细胞的病毒。由病毒引发的一些常见疾病包括水痘、麻疹、新型冠状病毒感染和艾滋病等。它们不具有细胞结构，因此只能通过入侵并劫持我们的细胞来增殖。图上的病毒被称为人类免疫缺陷病毒（缩略语为 HIV），它们可以引发致命疾病艾滋病（全称为获得性免疫缺陷综合征，缩略语为 AIDS）。这种病毒之所以如此危险，其中一个原因是它以人类免疫系统的细胞为目标，破坏人体的防御系统。

# 脚为什么会有**臭味**？

**哪儿来的臭奶酪味？**可能是你的脚！脚臭很正常，是由寄生于闷在鞋子里的汗湿皮肤上的细菌引起的。随着年龄的增长，你身体的其他部位开始分泌一种细菌喜欢的乳状液，它会使你变得更难闻。如果你想防止脚臭，有一个简单的方法——使双脚保持干燥，因为没有水分，皮肤细菌就无法繁殖。

引起脚臭的细菌和用于**制造奶酪**的细菌是同一类。

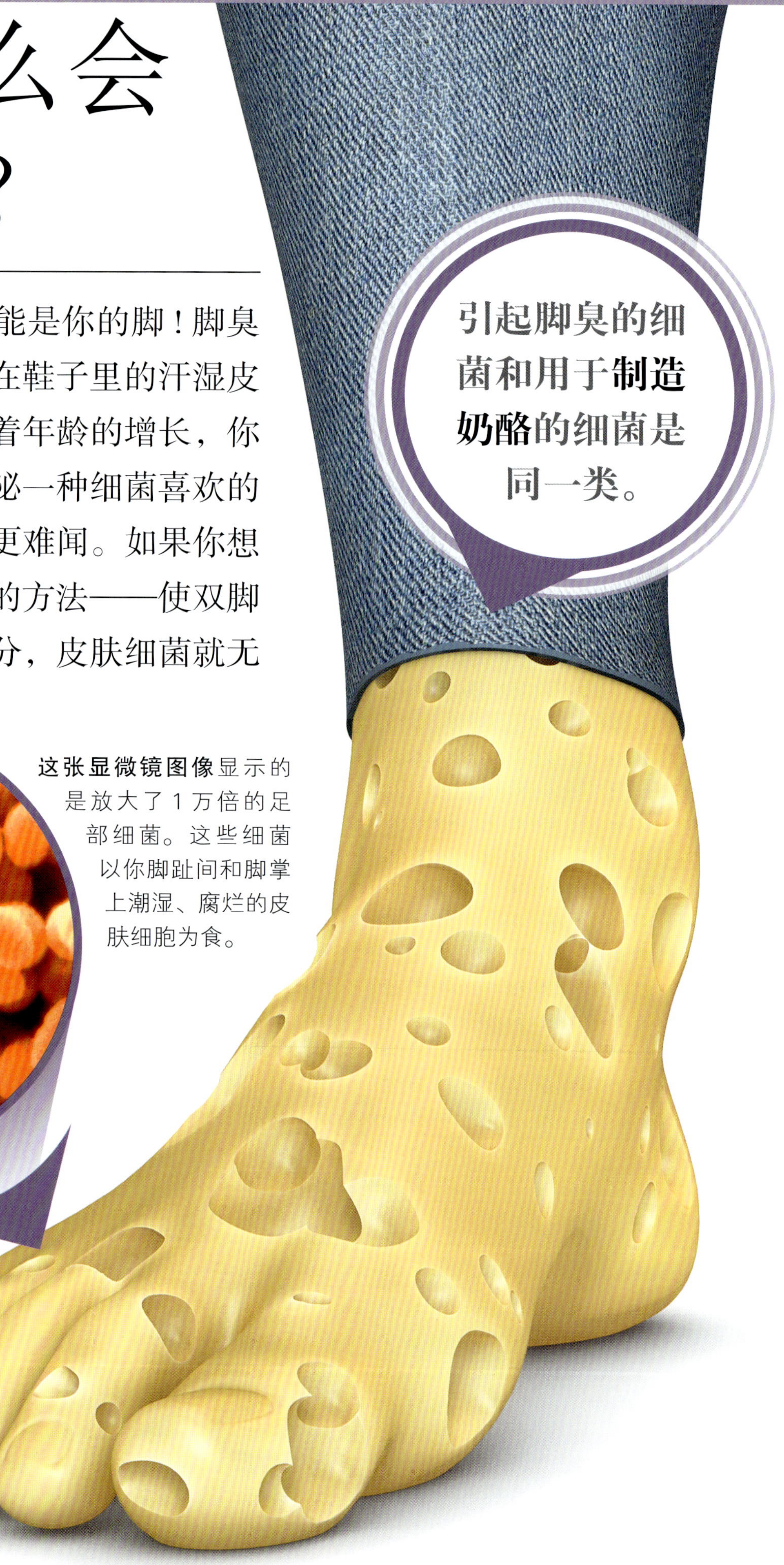

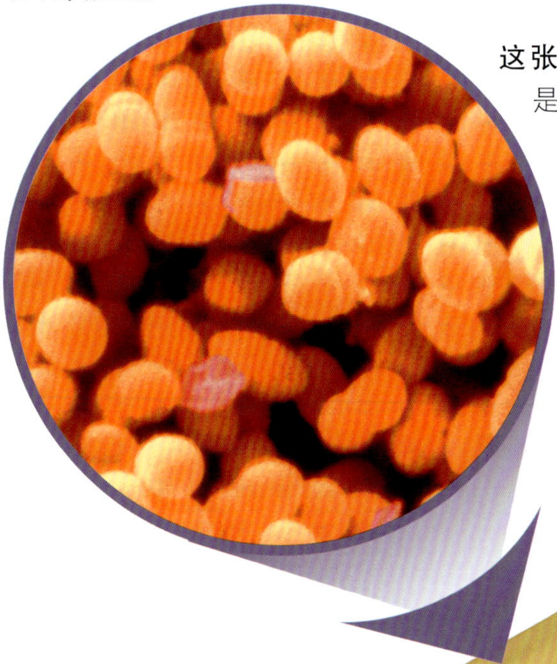

**这张显微镜图像**显示的是放大了 1 万倍的足部细菌。这些细菌以你脚趾间和脚掌上潮湿、腐烂的皮肤细胞为食。

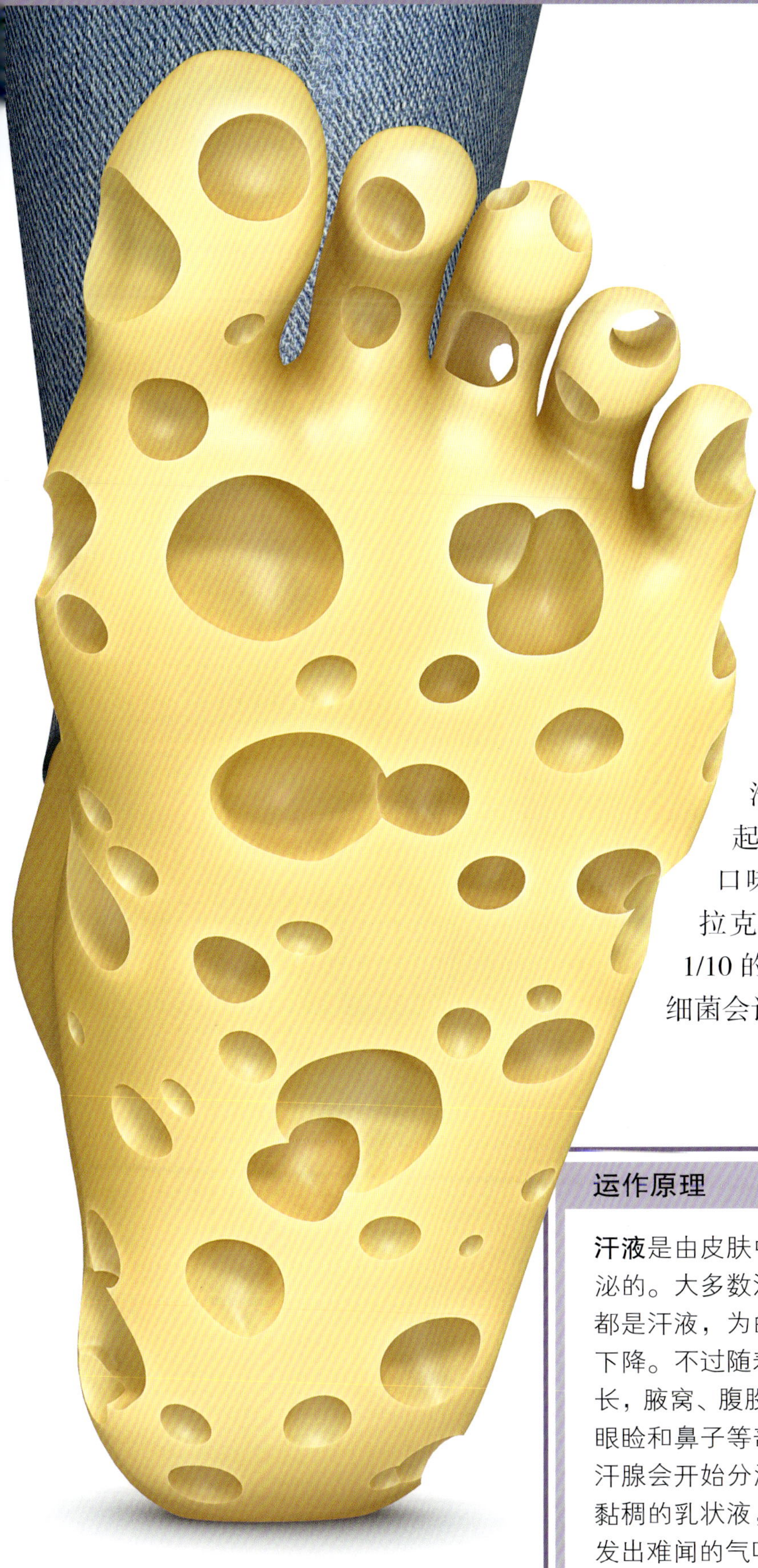

## 知识快读

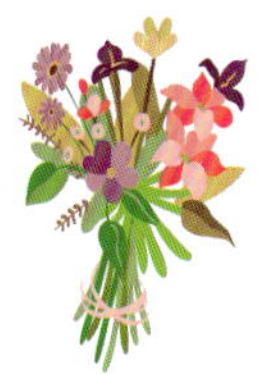

15 世纪开始流行通过**携带花束**来遮盖难闻的气味。

以人血为食的**蚊子**对脚汗的气味很敏感。

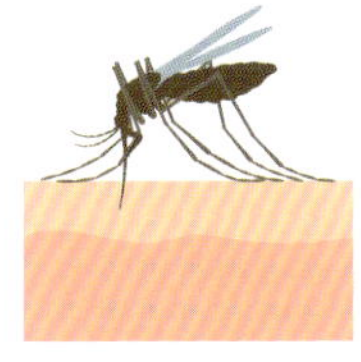

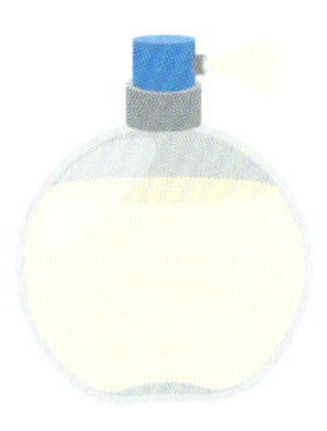

**香水**通常被用来遮盖体味。最昂贵的香水含有龙涎香——一种在鲸鱼排泄物中发现的有臭味的蜡质物。

汗脚的**臭奶酪味**是由短杆菌引起的，这类细菌也被用来制作重口味奶酪，比如威斯康星砖奶酪、拉克雷特奶酪和林堡奶酪。大约有1/10 的倒霉蛋会感染皮肤球菌，这种细菌会让脚闻起来像臭鸡蛋一样。

## 运作原理

**汗液**是由皮肤中的腺体分泌的。大多数汗腺分泌的都是汗液，为的是使体温下降。不过随着年龄的增长，腋窝、腹股沟、耳道、眼睑和鼻子等部位的特殊汗腺会开始分泌一种较为黏稠的乳状液，让身体散发出难闻的气味。

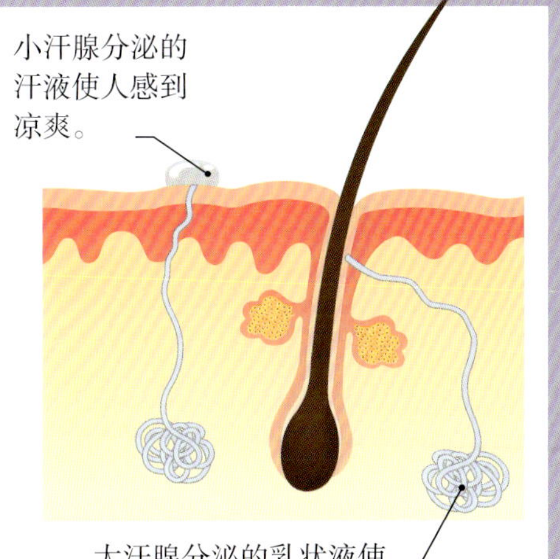

# 到底是怎么样的？

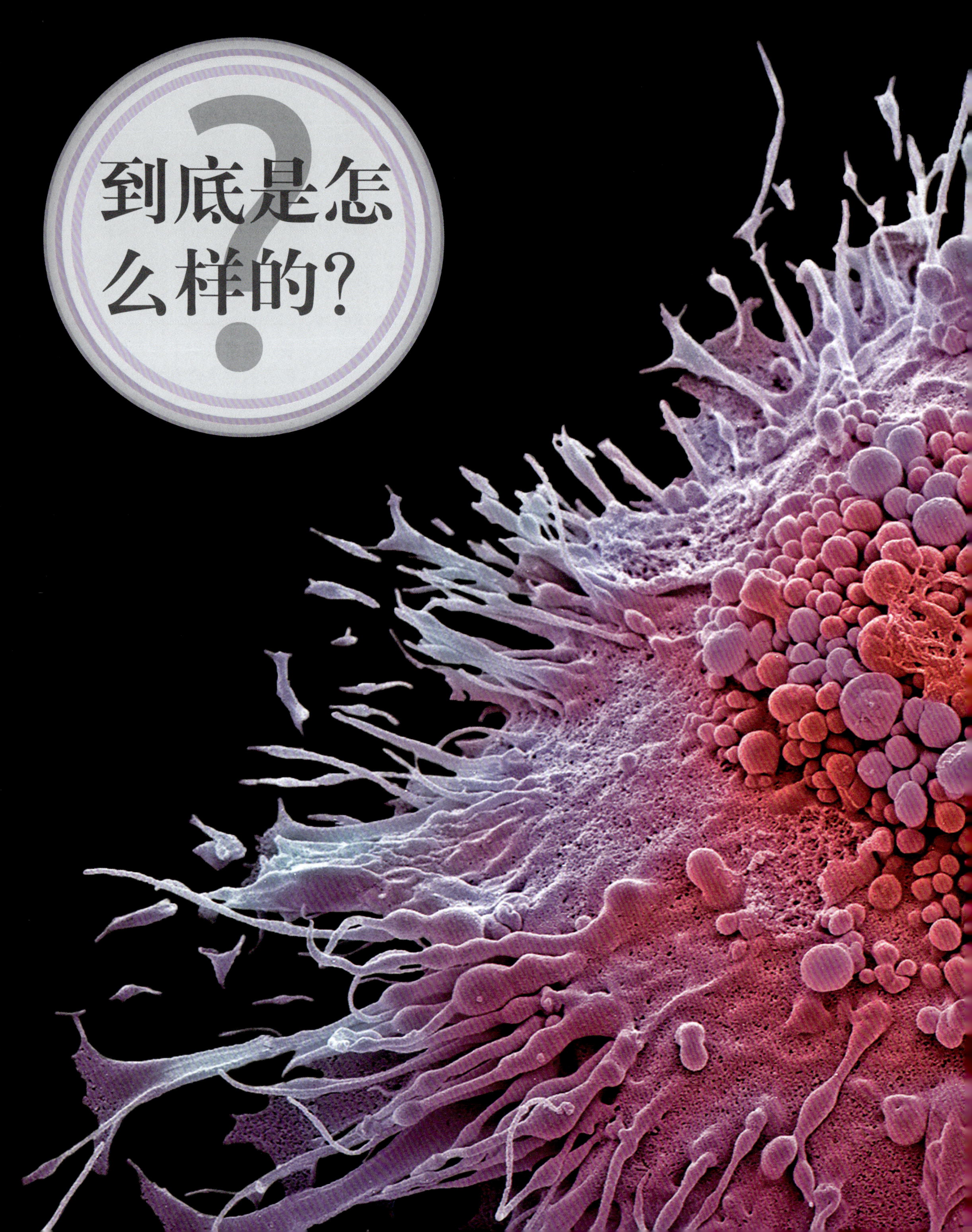

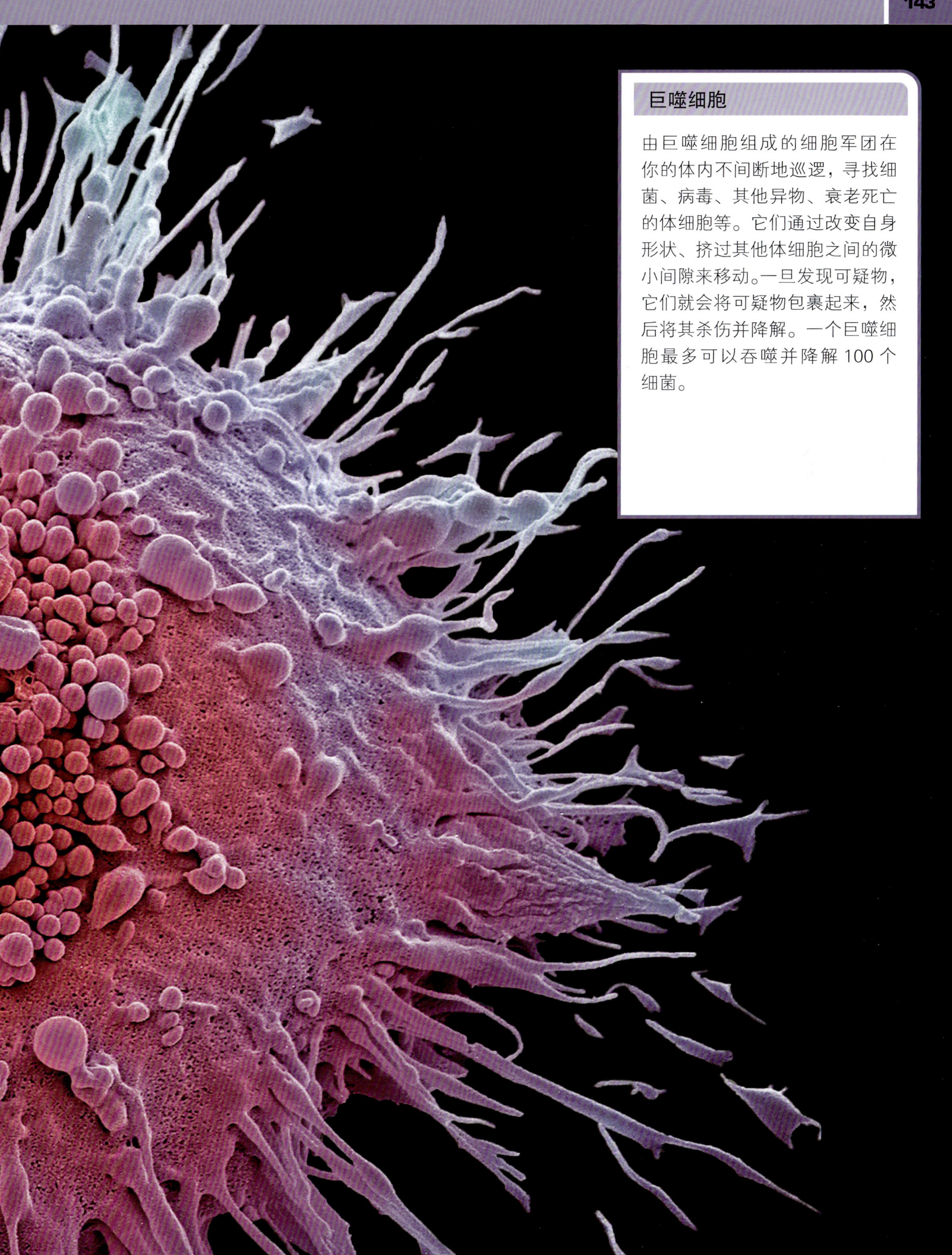

## 巨噬细胞

由巨噬细胞组成的细胞军团在你的体内不间断地巡逻，寻找细菌、病毒、其他异物、衰老死亡的体细胞等。它们通过改变自身形状、挤过其他体细胞之间的微小间隙来移动。一旦发现可疑物，它们就会将可疑物包裹起来，然后将其杀伤并降解。一个巨噬细胞最多可以吞噬并降解 100 个细菌。

# 免疫系统的相关事实

## 身体屏障

**病菌**要进入你的身体并不容易，因为你的身体中有**很多重屏障**，可以捕获并消灭病菌。

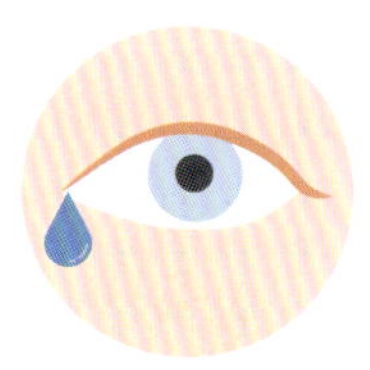

**泪水**中含有一种物质，可以撕裂并杀死细菌。

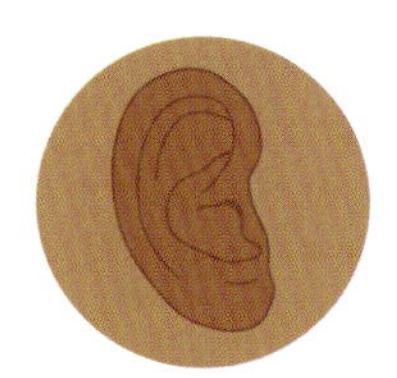

外耳道内的**耳垢**有助于清理灰尘和病菌。

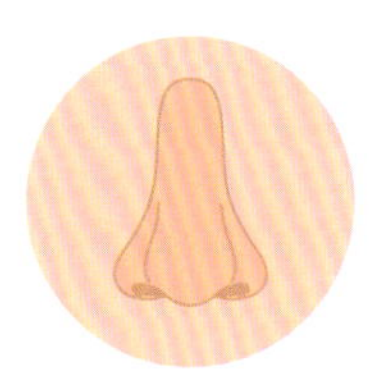

**黏液**是一种黏稠的液体，可以捕捉你吞咽或吸入的细菌。

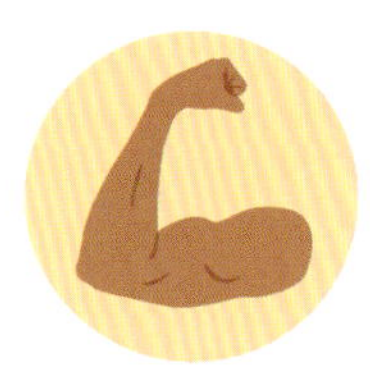

**皮肤**形成厚厚的防水层，使病菌无法穿过。

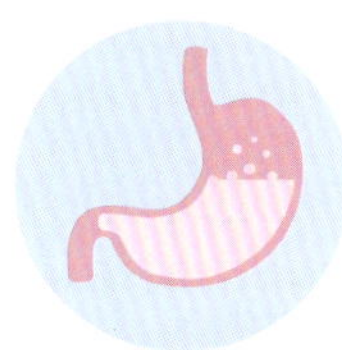

胃部产生的**胃酸**能杀死吞入体内的病菌。

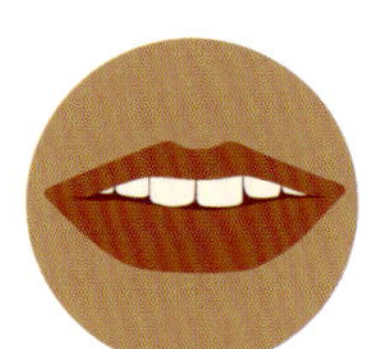

**唾液**中的化学物质可以消灭口腔中的病菌。

## 攻击并摧毁

如果病菌**侵入**你的身体，你的**免疫系统**就会展开攻击。防御性的**白细胞**从血管渗出，在发现病菌的地方聚集，形成脓液。这些细胞中有许多是**巨噬细胞**，它们会吞噬并降解病原体或受损的体细胞。

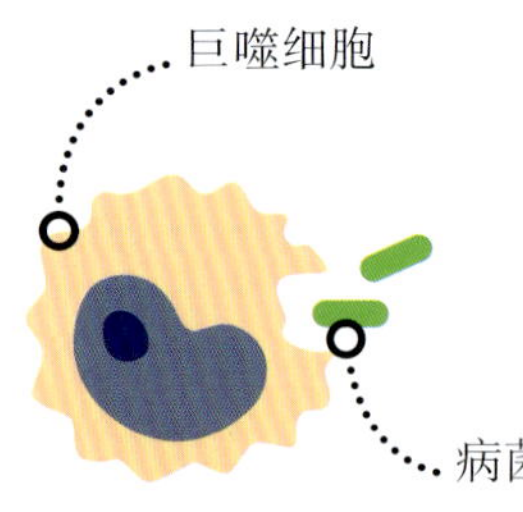


1. **巨噬细胞**把**病菌**识别为异物，并将病菌**包裹**起来。

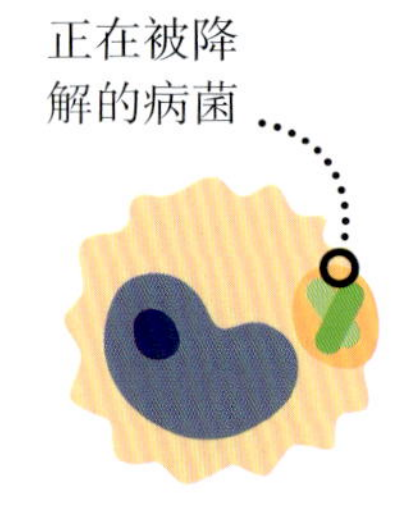


2. 病菌被困于巨噬细胞内，并被**强大的化学物质**降解。

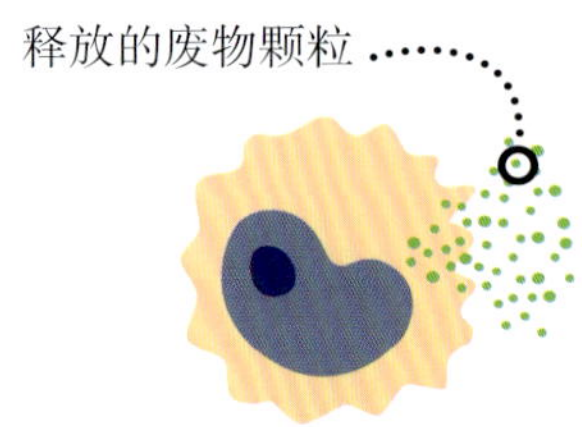


3. 无害的**废物**被释放，巨噬细胞继续搜寻入**侵者**。

## 免疫力

一种被称为**记忆细胞**的特殊白细胞会记住感染过你的病菌。如果同样的病菌再次侵入你的身体，记忆细胞会迅速产生免疫反应，你的身体会制造大量防御性化学物质，即**抗体**来杀死入侵者。疫苗是以人为的方式使人体获得免疫力，由**改性病菌**制成，这些病菌是无害的，但可以触发记忆细胞的产生。

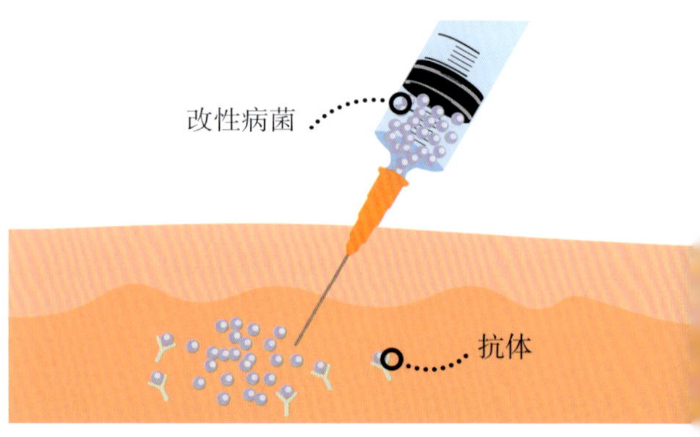

# 过敏症

有时，人类的免疫系统会**过度反应**，去**攻击**那些无害的物质而不是病菌，导致**过敏症**。受影响的身体部分会出现肿胀或敏感。非常**严重的过敏反应**是危险的，因为它可能影响**心肺**。以下是一些常见的过敏症。

动物皮毛过敏
花生过敏
花粉过敏（花粉症）
灰尘过敏
虫咬性过敏
抗生素过敏

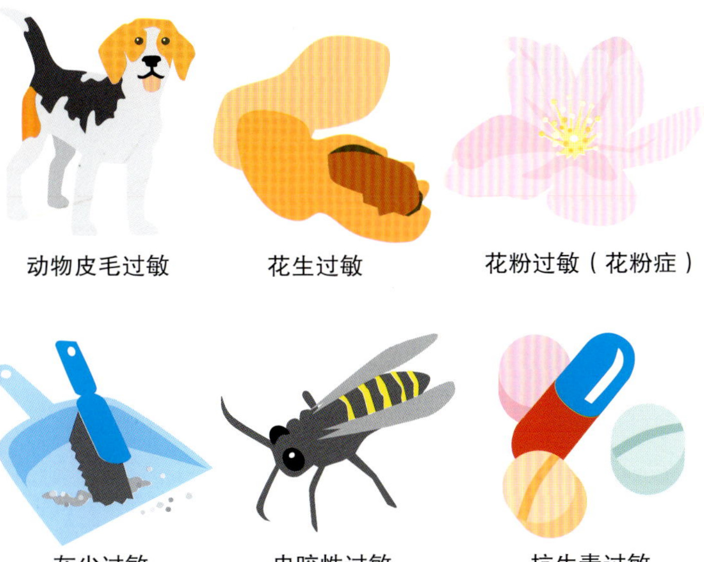

# 流行病

有些病菌可以迅速传播，导致**大批人被感染**，这种传染病被称为**流行病**。如果流行病在世界各地蔓延且发病率远超流行水平，就是**大流行**。

五大流行病

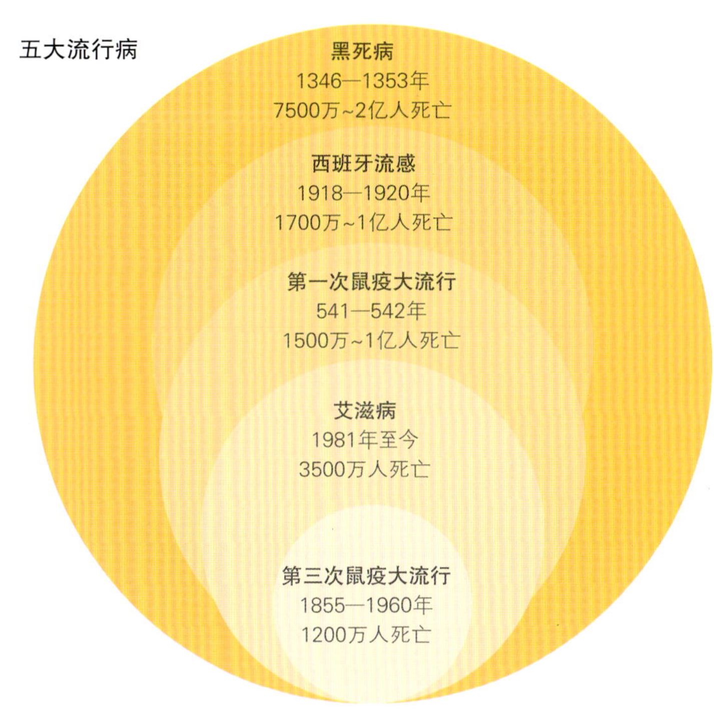


# 可怕的寄生虫

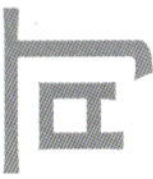

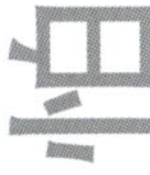

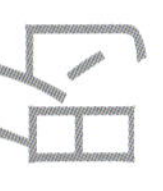

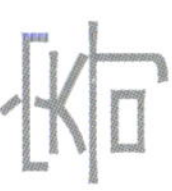

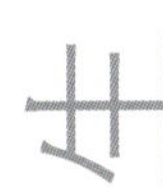

**寄生虫**是生活在其他生物的体表或体内，从中摄取营养以维持生命的微小生物。许多寄生于人体的寄生虫对人体基本没有危害，但有些却会引发**可怕的疾病**。

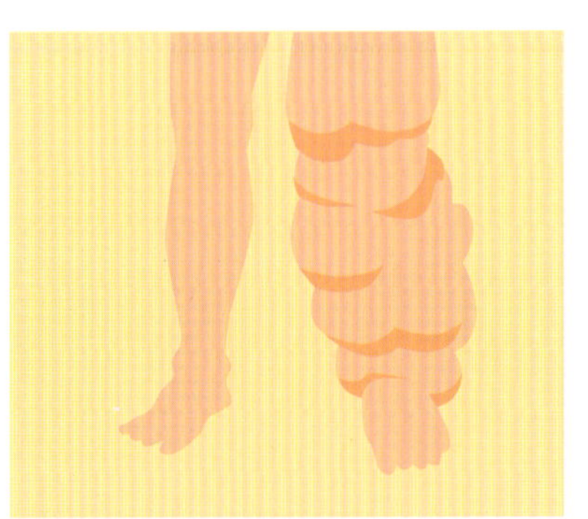

**丝虫**通过昆虫叮咬传播。这些微小的线虫可以在人体内存活多年，并可能导致下肢水肿**如象腿**。

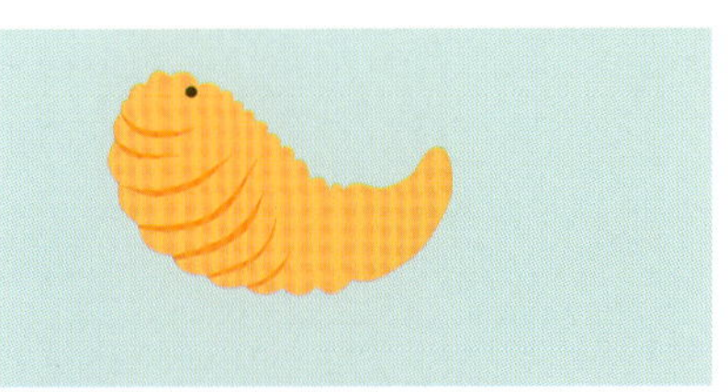

**马蝇**把卵产在雌蚊的肚腹部，蚊子在**吸食人血**时将马蝇卵留在人的皮肤上。卵孵化后，蛆虫会**钻入叮咬处**，以人体的血肉为食。

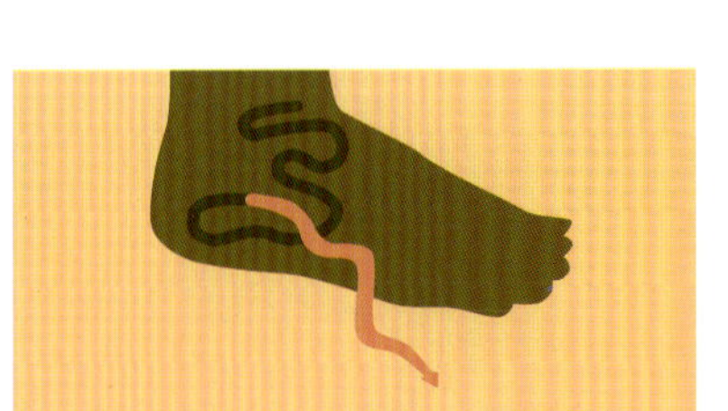

**麦地那龙线虫**通过污水传播。在人体内寄生数月后，**雌虫**冲破水疱，排出幼虫。

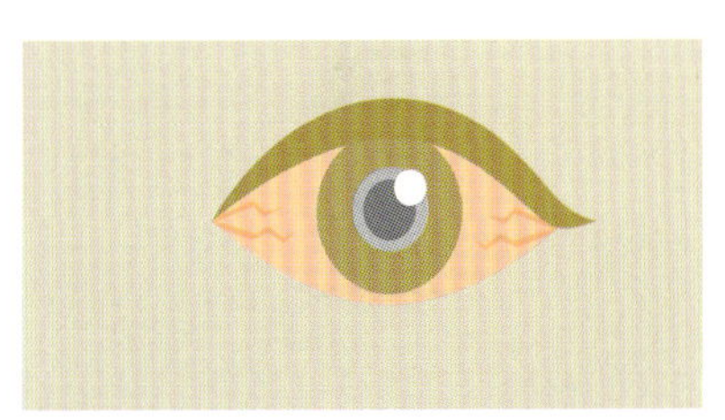

**棘阿米巴原虫**是一种单细胞生物，可以通过**被污染的隐形眼镜**感染人眼，可能在角膜上留下瘢痕，导致视力下降，甚至**失明**。

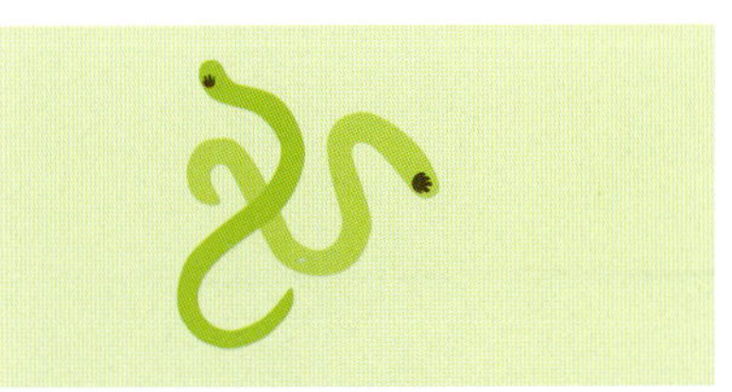

**钩虫**可以感染那些在混有**人类粪便**的土壤上赤脚行走的人。它们最终会到达人类的**小肠**内，并在那里产卵。

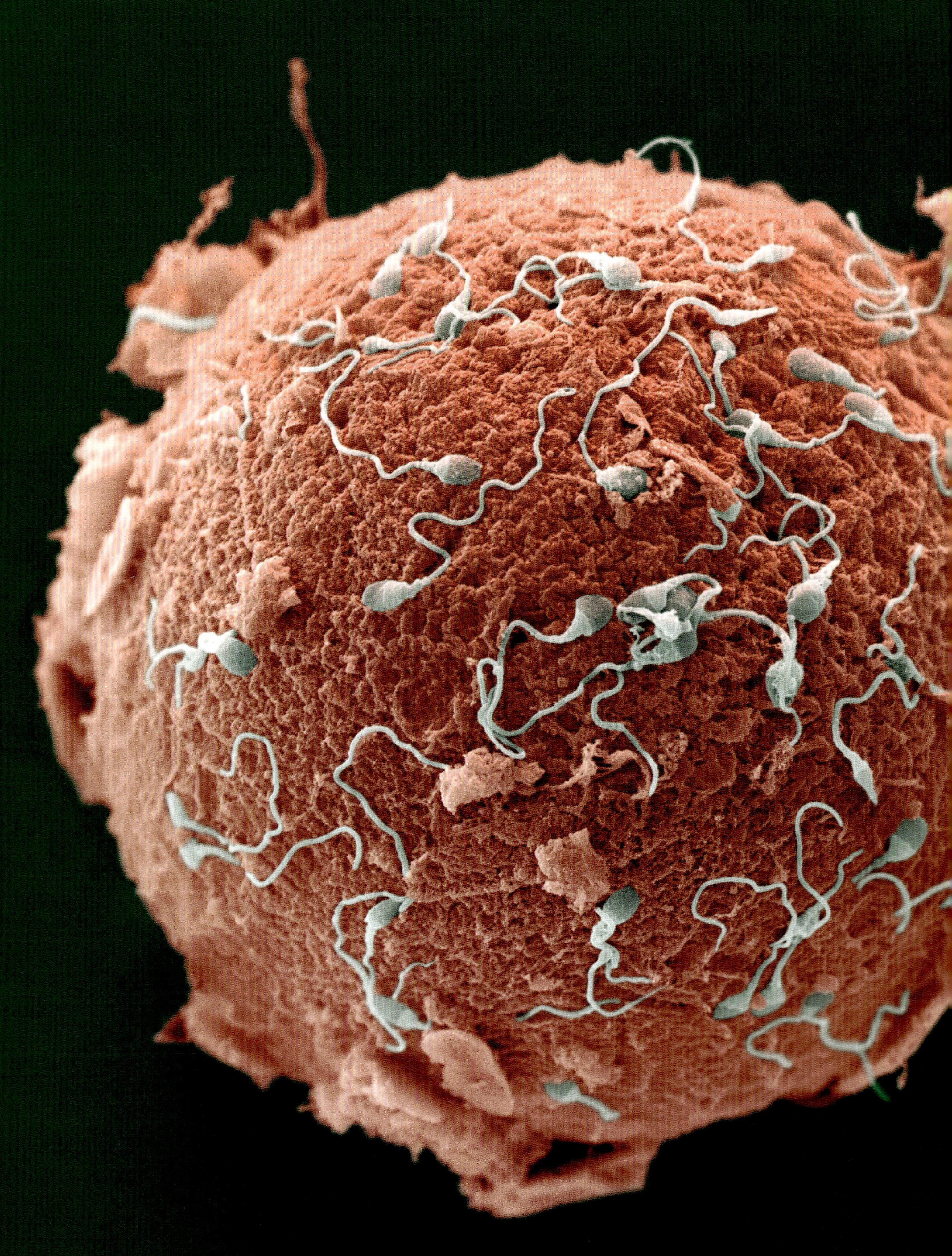

# 生命周期

你的生命始于你出生前的大约9个月。起初你仅是一个还没有句号大的单个细胞，但随着时间的推移，你会成长并发育成一个由数十万亿个细胞组成的复杂生命体。

精子与卵子结合后，**一个新生命就出现了**。这一过程被称为受精，通常发生在母体内。精子的数量很庞大。成千上万的精子争先恐后地寻找卵子并进入其中，但通常只有一个精子能成功。

# 胎儿有多大？

**人类新生命**在刚形成时只是一个仅有0.1毫米宽的细胞。在接下来的数周里，这个微小的生命会成长为拥有两三万亿个细胞的胎儿。8周内的新生命被称为胚胎，这时它的大部分器官已经形成，但大小还不及你的拇指。自第9周起到出生前，新生命被称为胎儿。在准备好进入外部世界之前，胎儿还要在母亲体内成长7个月左右的时间。

## 运作原理

**胎儿**在母亲身体内**发育**的部位称为子宫。这个肌肉腔内充满了液体，以帮助减缓对胎儿的碰撞和颠簸。当受精卵在子宫内着床后，子宫内会形成一个叫作胎盘的器官，胎儿通过脐带与胎盘相连，借胎盘与母体进行物质交换。

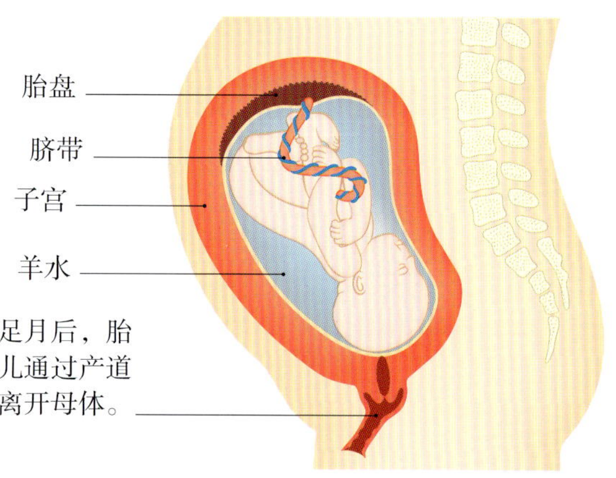


一个月大的人类胚胎大约只有一个**苹果籽**那么大。

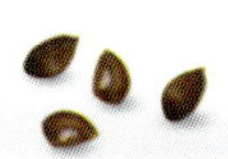

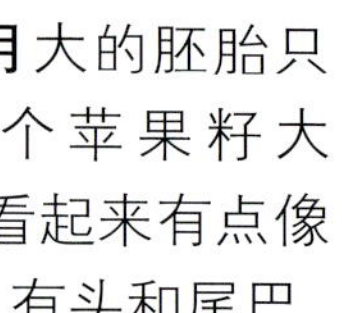

**1个月**大的胚胎只有一个苹果籽大小，看起来有点像蝌蚪，有头和尾巴，还没有长出四肢。

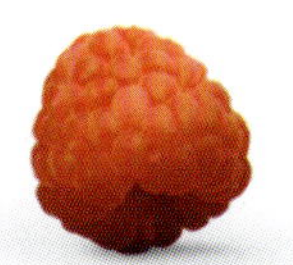

**2个月**大时，胚胎长到覆盆子那么大，已长出四肢，手脚有蹼，口腔、舌和牙齿正在发育。

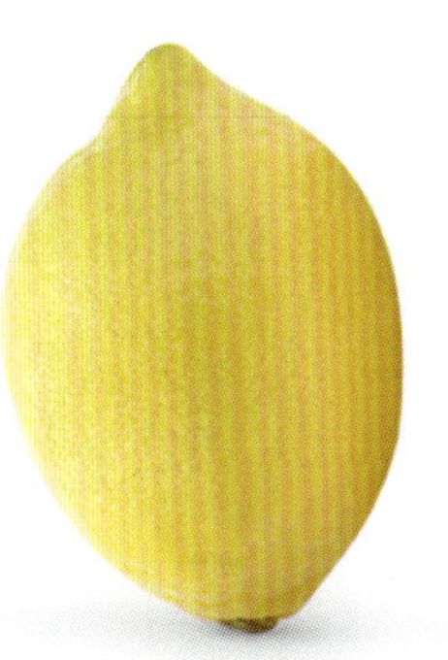

**3个月**大的胎儿有柠檬那么大，可以做到开合手指，吮拇指。

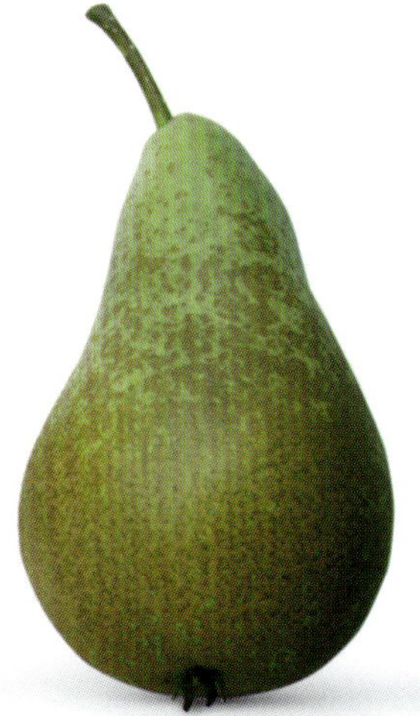

**4个月**大的胎儿有梨那么大，能够活动四肢，长出了头发，并且能听到声音。

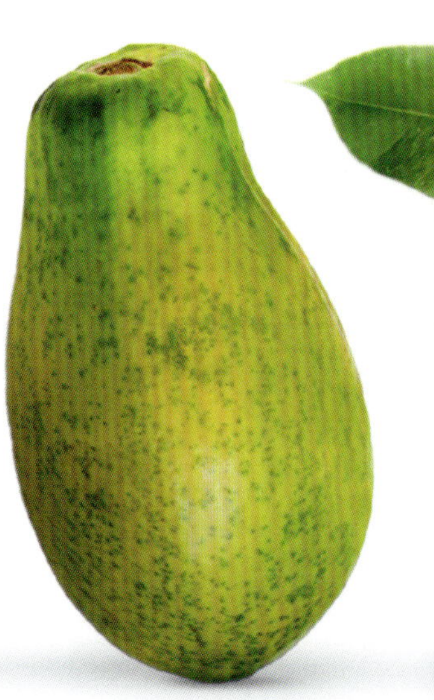

**5个月**大的胎儿有木瓜那么大，开始看上去像婴儿了。他的眼睛能感受到明暗，但仍是闭着的。

## 知识快读

**胎儿能尝到**母亲吃下食物的味道。尝到甜味时，他们会大口喝下羊水。

---

自有记录以来，**人类最长的孕期**为375天。

375

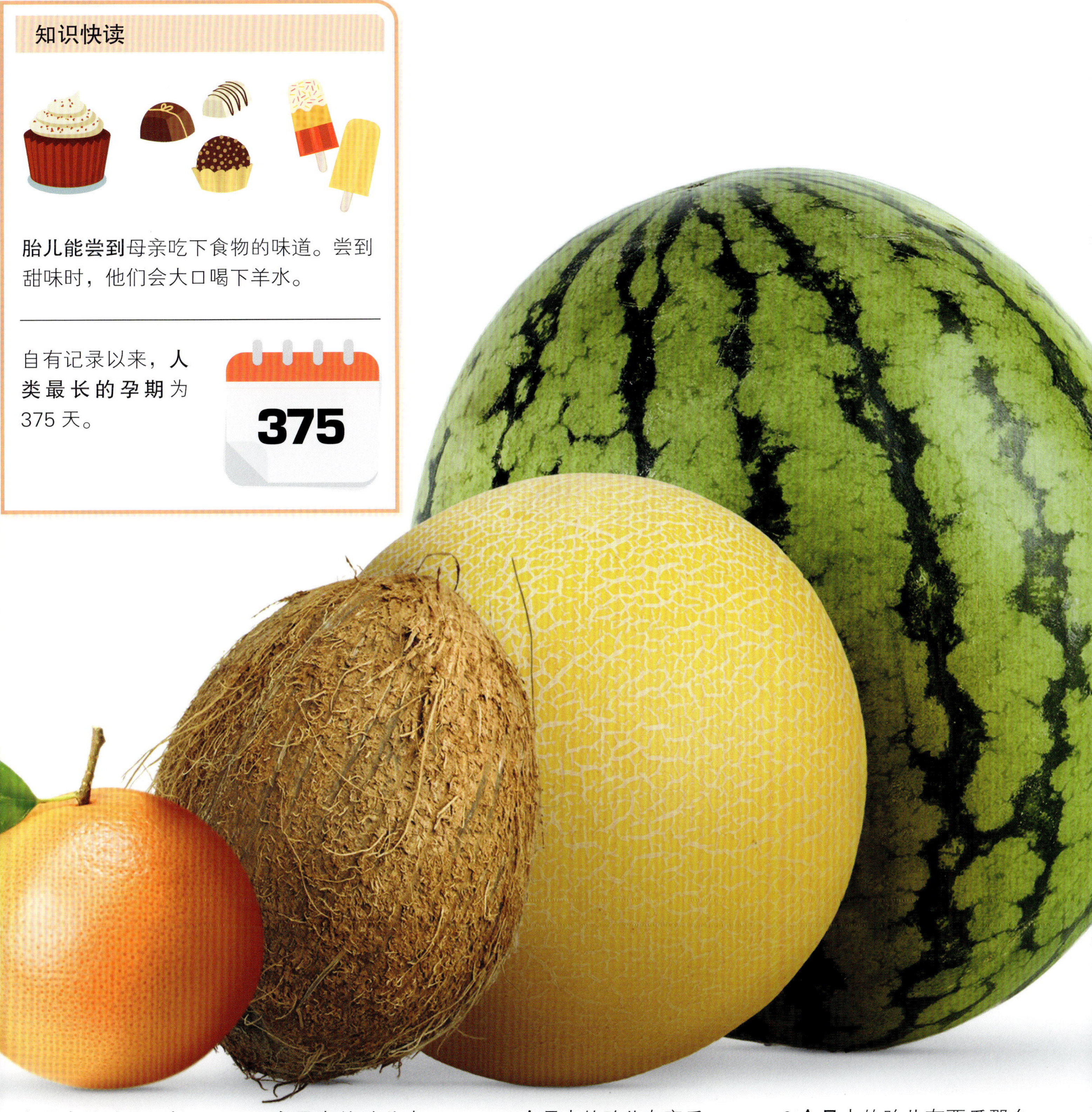

**6个月**大的胎儿已长到大个葡萄柚那么大，可以吞咽周围的液体，肺部开始练习呼吸运动。

**7个月**大的胎儿有椰子那么大，能识别母亲的声音，但大部分时间都在睡觉和做梦。

**8个月**大的胎儿有蜜瓜那么大，所有的器官都在工作。这时，胎儿在子宫内的活动空间已经很小了。

**9个月**大的胎儿有西瓜那么大，已经准备好去到外面的世界了。虽然这时肺部已经发育成熟，但直到胎儿出生后才第一次呼吸空气。

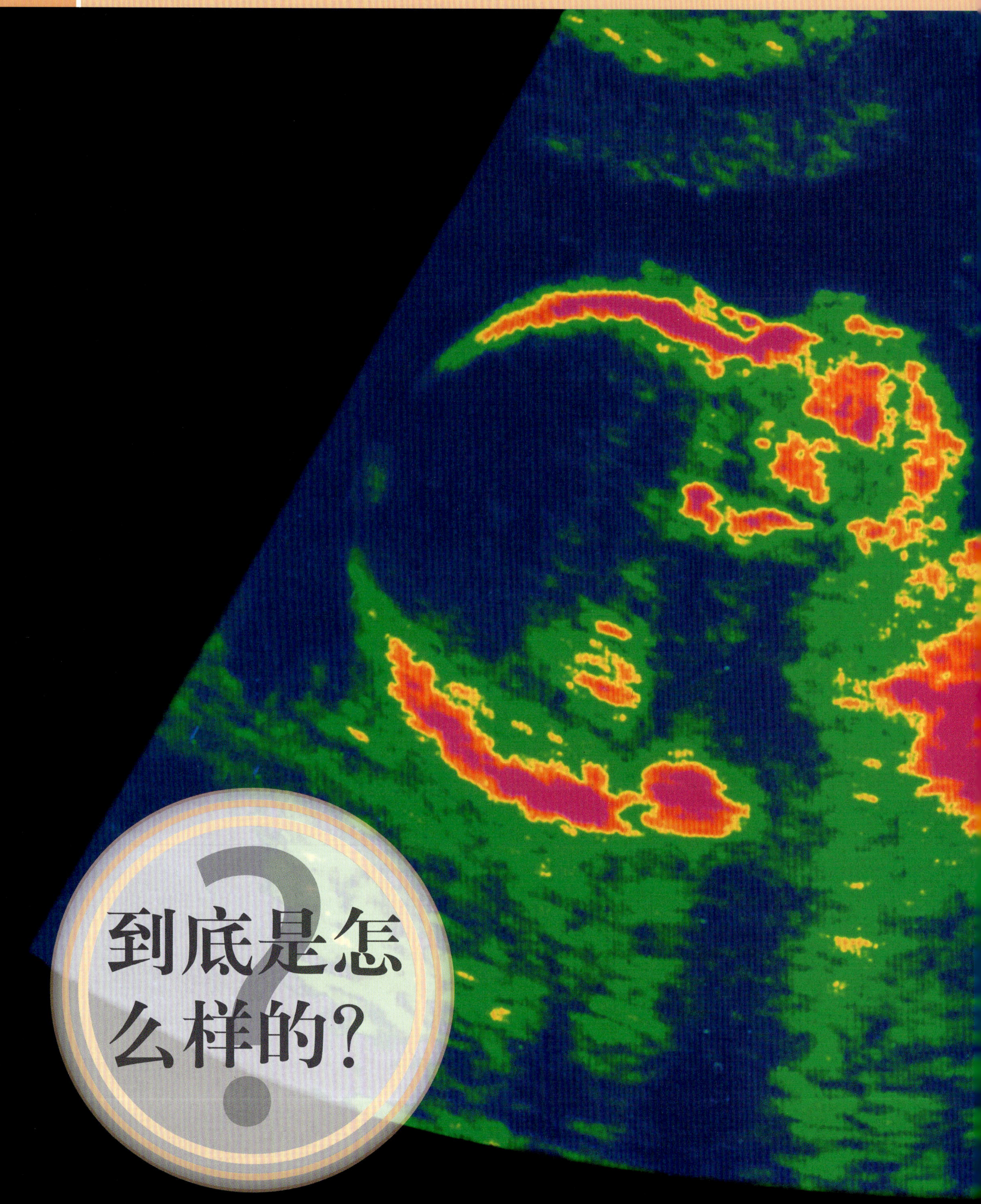

# 到底是怎么样的？

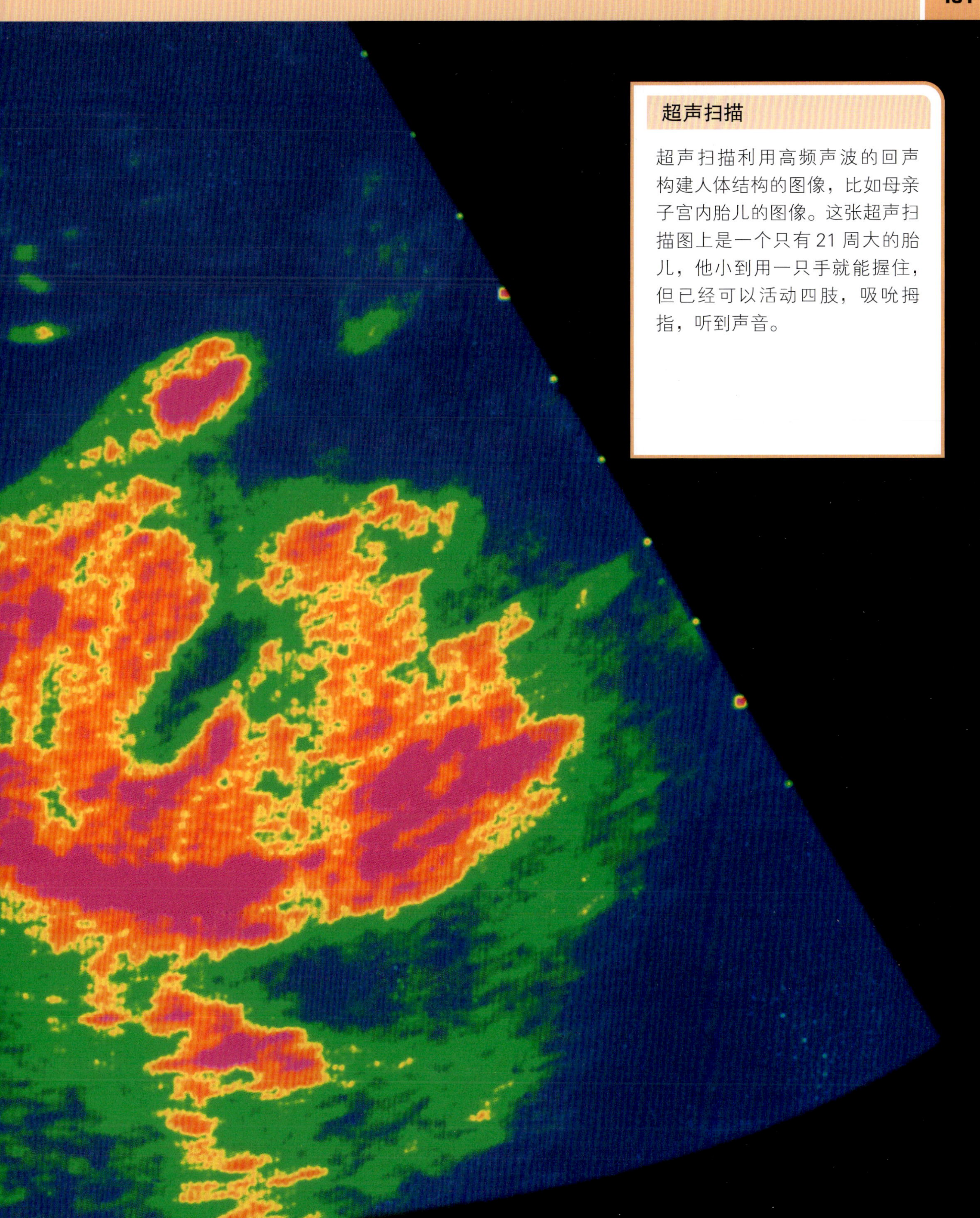

## 超声扫描

超声扫描利用高频声波的回声构建人体结构的图像，比如母亲子宫内胎儿的图像。这张超声扫描图上是一个只有 21 周大的胎儿，他小到用一只手就能握住，但已经可以活动四肢，吸吮拇指，听到声音。

# 你有多少 DNA？

**DNA 是一种神奇的分子**，储存着你所有的基因——构建和运行你身体所需的指令。你的每个细胞核中都有 2 米长的 DNA，身体里的 DNA 总长约有 600 亿千米。你的基因以“四字母”密码的形式储存在 DNA 分子链中。

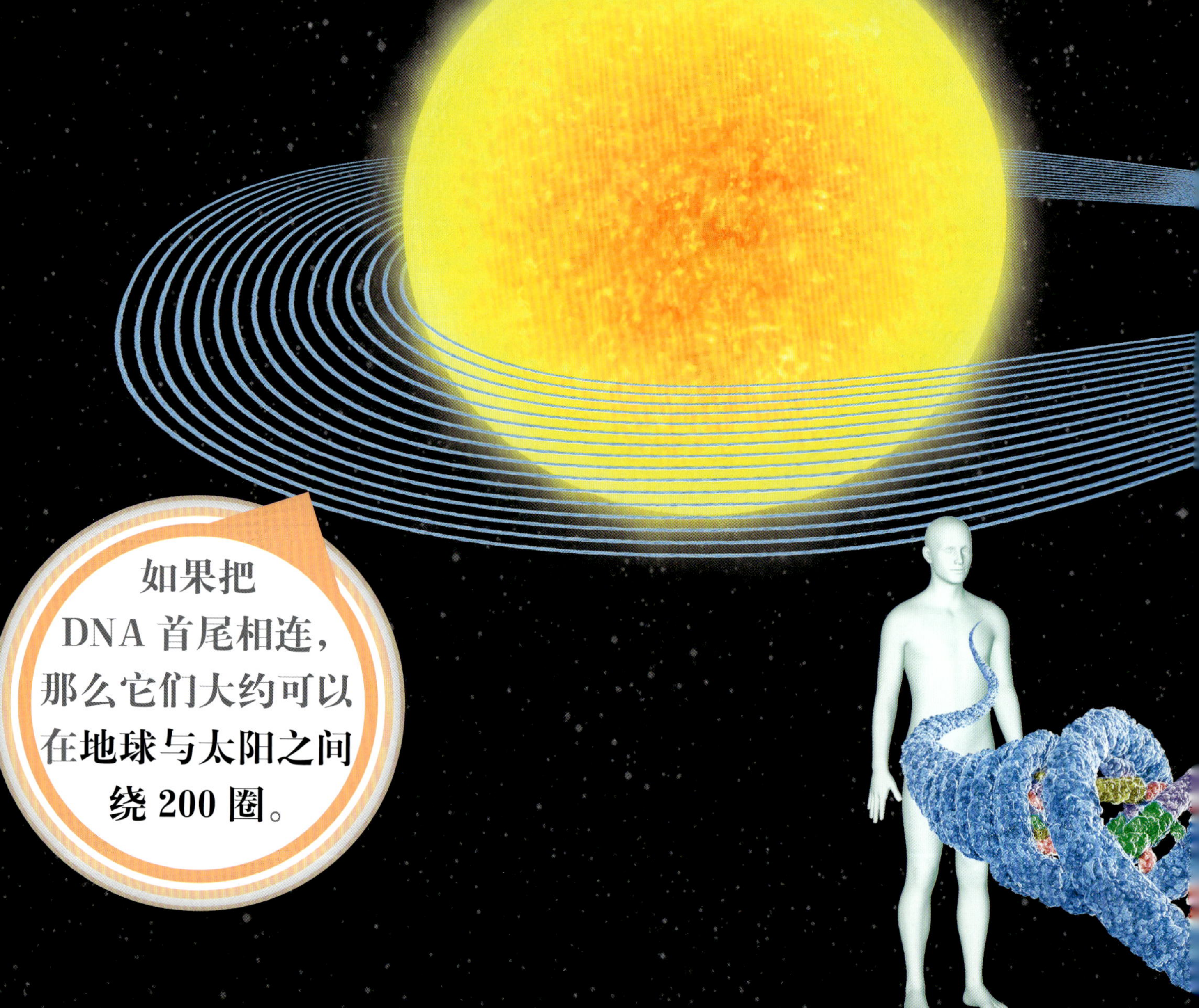

**如果把 DNA 首尾相连，那么它们大约可以在地球与太阳之间绕 200 圈。**

## 运作原理

**染色体是 DNA 的载体**，被储存在细胞核内。人类细胞有 46 条染色体，其他生物则有不同数量的染色体，比如狗的细胞有 78 条染色体、豌豆的细胞有 14 条染色体。

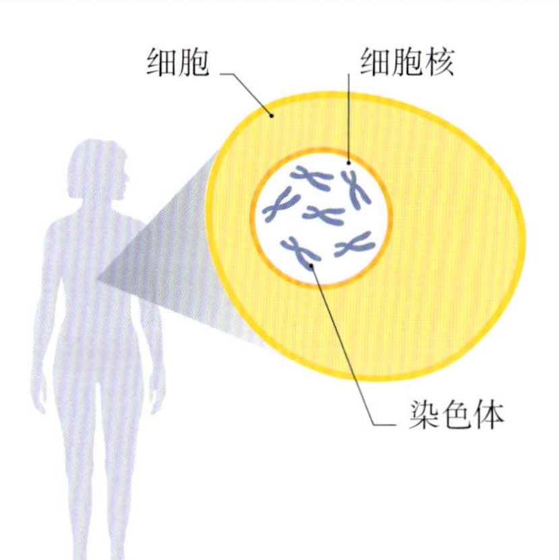


DNA 中的碱基**由 4 个字母代表**，分别是 A（腺嘌呤）、C（胞嘧啶）、T（胸腺嘧啶）和 G（鸟嘌呤）。一个基因可能有多达 200 万个碱基。

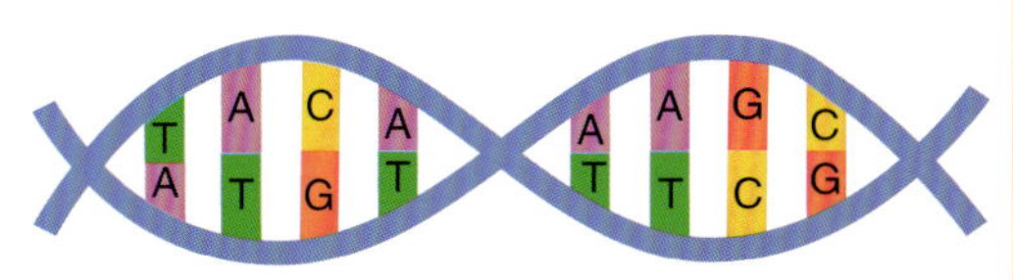


**DNA 的结构像一个螺旋形的梯子**，梯子上的横档由碱基两两成对构成，图上用 4 种颜色表示不同的碱基。碱基序列形成密码，就像只用 4 个字母写成的一本很厚的书。密码的不同片段构成了我们所说的基因，你总共有大约 2 万个基因。

**DNA** 是生命的基本分子。

## 知识快读

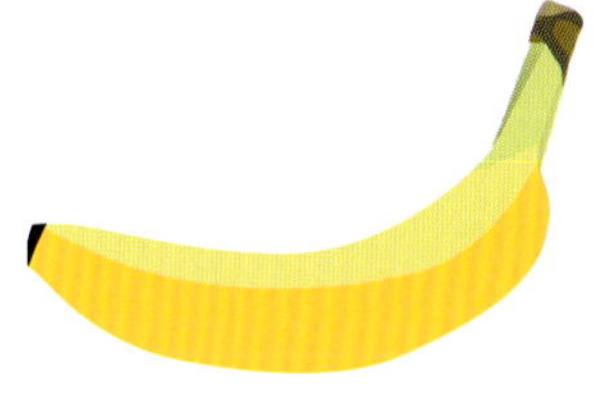

**你几乎是半个“香蕉人”！** 你的 DNA 序列与香蕉树的相似度大约为 50%，与苍蝇的为 60%，与老鼠的为 75%。这是因为地球上所有的物种都有一个共同的祖先。

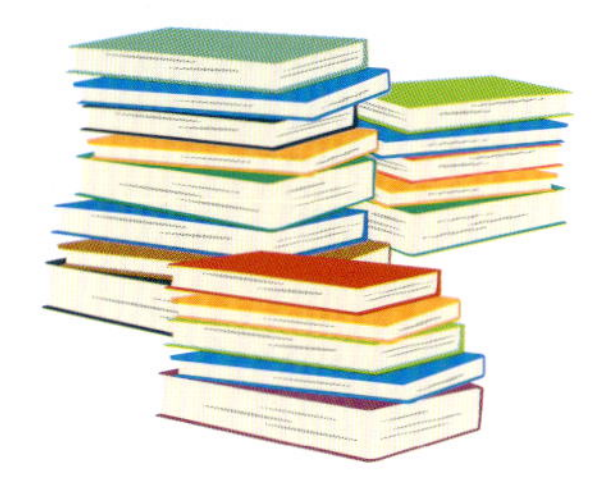

你的整套基因（基因组）**打印出来**能填满 26.2 万张纸，相当于 175 本非常厚且很无聊的巨著的体量。

# 生殖的相关事实

## 有性生殖

有性生殖使后代能够获得**父母双方**的遗传基因。遗传基因分别由**精子和卵子**携带。精子和卵子经过受精作用融合后形成的细胞叫作受精卵。受精卵不断进行**细胞分裂和分化**，逐渐发育成**胚胎**。通过有性生殖产生的后代具有**较大的变异性**和较强的生活力。

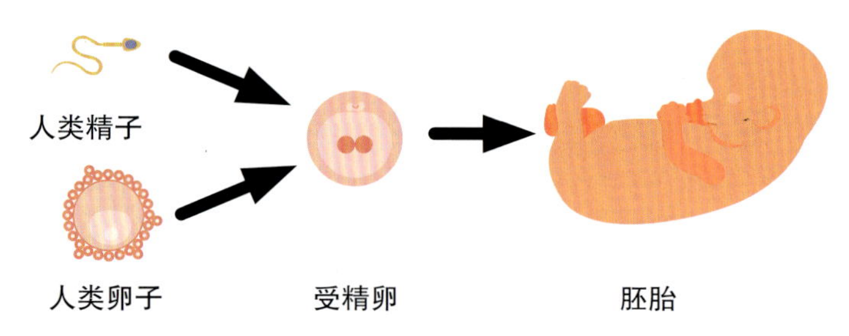


## 无性生殖

无性生殖是**由母体直接产生**后代个体的生殖方式，一些动物和许多植物进行无性生殖。无性生殖的后代可称为**克隆体**，其基因与亲代的**完全相同**。

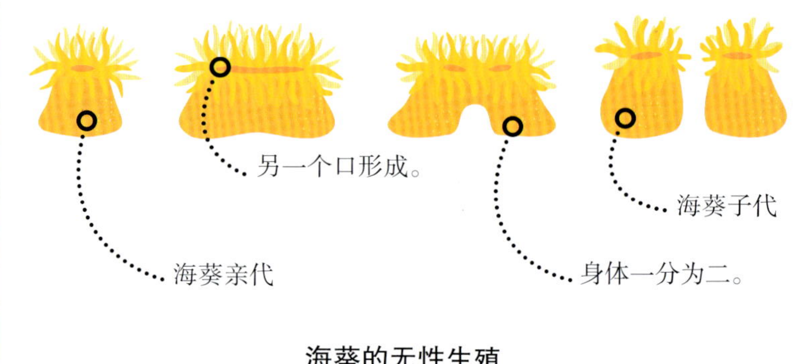


海葵的无性生殖

# 在子宫内

人类**卵子**在**受精**后会发育成一个小细胞团，细胞团在母亲的**子宫壁**上着床，并在那里发育成一个胎儿。

1. 精子和卵子融合，**形成受精卵**。

2. 受精卵**分裂成 2 个细胞**，然后是 4 个、8 个，以此类推。

3. **细胞持续分裂**，形成一团细胞，形状像一个浆果。

4. 细胞团发育成胚泡，而后**附着在子宫壁上**，通过子宫获取营养，最终发育成胎儿。

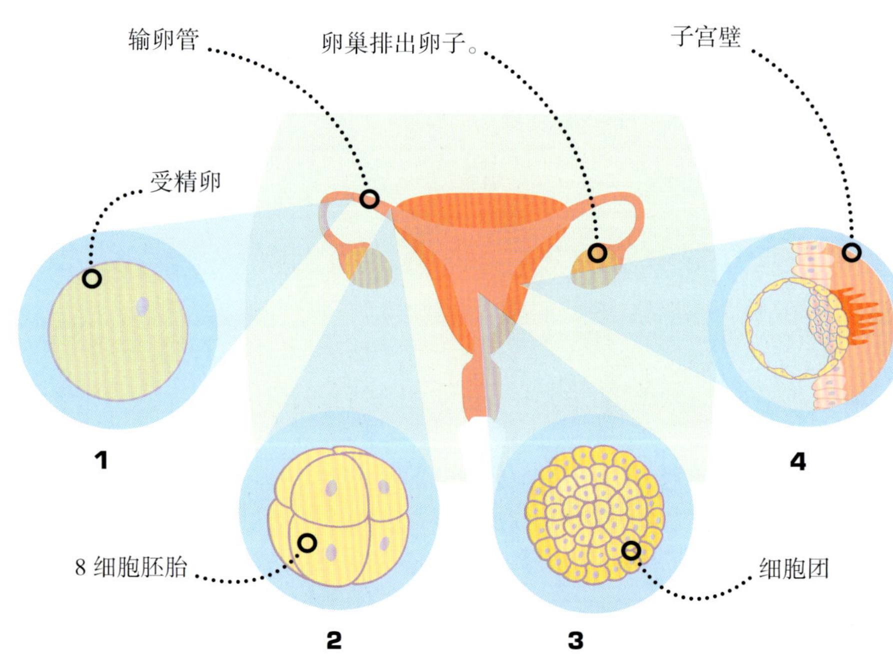

# 是男孩还是女孩？

你的大部分**身体特征**取决于父母遗传给你的基因。基因储存在**46条染色体**中，每个细胞核内都有染色体。人类有两种**性染色体**，即X和Y染色体，它们决定你的性别。女性有两条X染色体，而男性有一条X染色体和一条Y染色体。

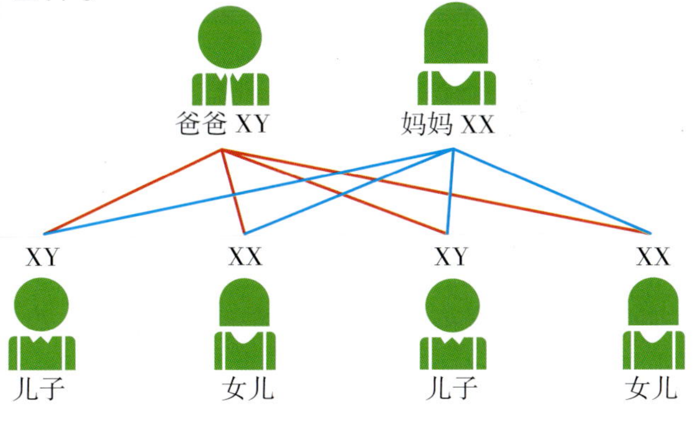


# 身高突增期

你在**十几岁**时长得最快。这段时间被称为身高突增期，你的**脑部**会大量分泌**生长激素**，使骨骼拉长，身高猛增。女孩通常比男孩更早进入**身高突增期**。

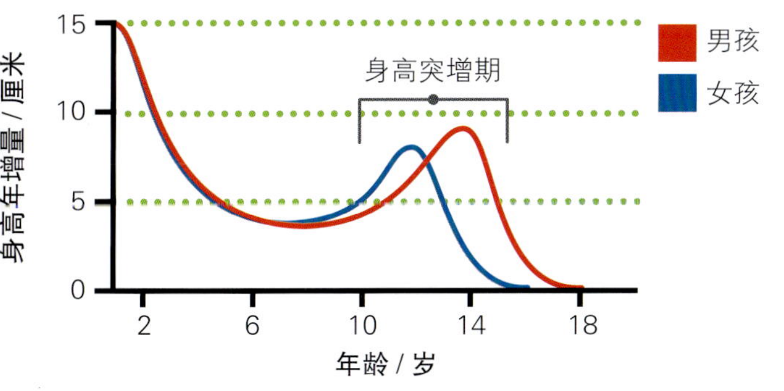


# 变态发育

**人类**出生后，要依次经历婴儿期、幼儿期、童年中期、**青少年期**，才能步入成年期。有些动物会经历被称为**变态**的变化更加剧烈的成长发育过程。

两栖动物的生命周期
卵
青蛙将卵产在水中。每颗卵都有厚厚的胶质保护层。
蝌蚪
卵孵化成有尾巴的蝌蚪。蝌蚪有鳃，可在水下呼吸。
成长
蝌蚪长出腿，鳃消失。它们开始在水面上大口呼吸空气。
幼蛙
前腿出现，尾巴变短。幼蛙离开水。
成年青蛙
青蛙呼吸空气并在陆地上活动，但在池塘中繁殖。
昆虫的生命周期
卵
蝴蝶把卵产在叶子背面。幼虫从中孵化。
毛虫
蝴蝶的幼虫称为毛虫。毛虫会一刻不停地吃叶子。
成长
毛虫在成长过程中会多次蜕皮。
蛹
毛虫进入称为蛹的过渡虫态。此时它们不动不食，身体内部正在经历巨大变化。
成年蝴蝶
长翅膀的成虫从蛹中钻出后，就不再生长了。

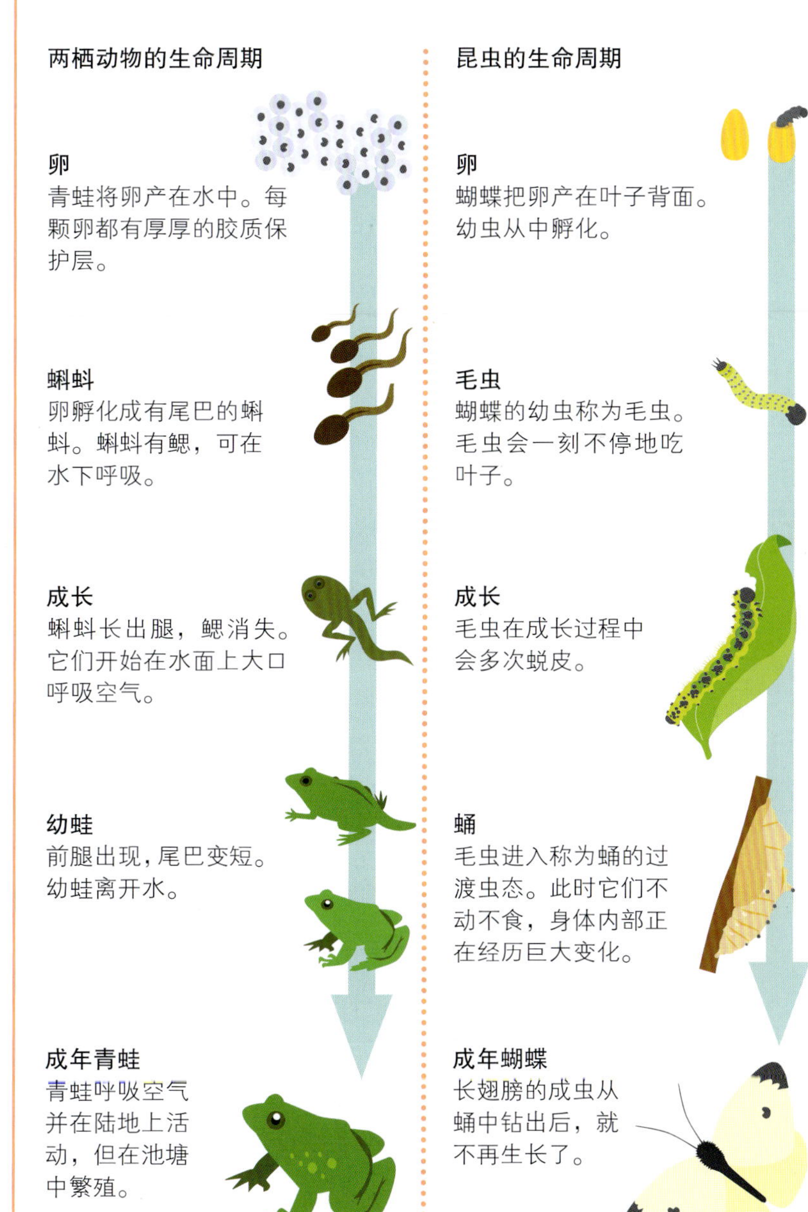

# 孕育宝宝

有些动物的**孕期**比人类的**长得多**。这意味着它们的宝宝一出生就**发育完善**，在野外有最大的**生存**机会。

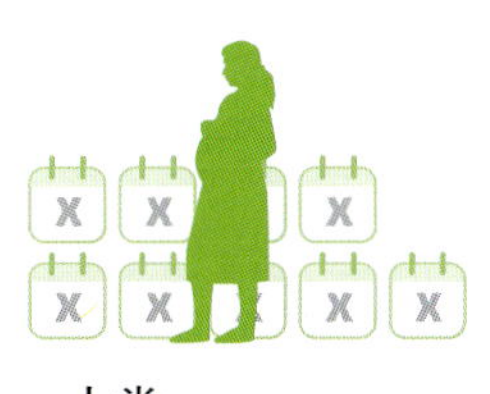

**人类**
孕期9个月

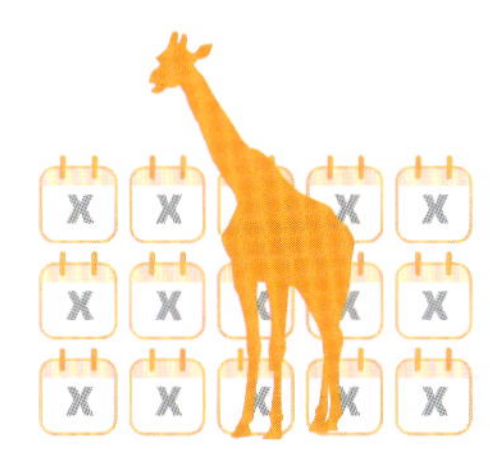

**长颈鹿**
孕期15个月

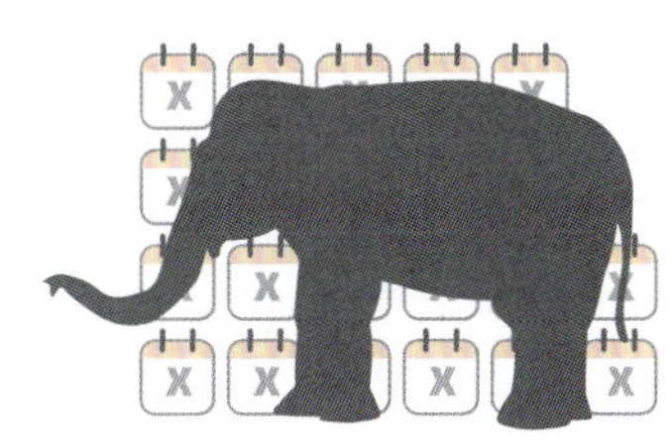

**大象**
孕期22个月

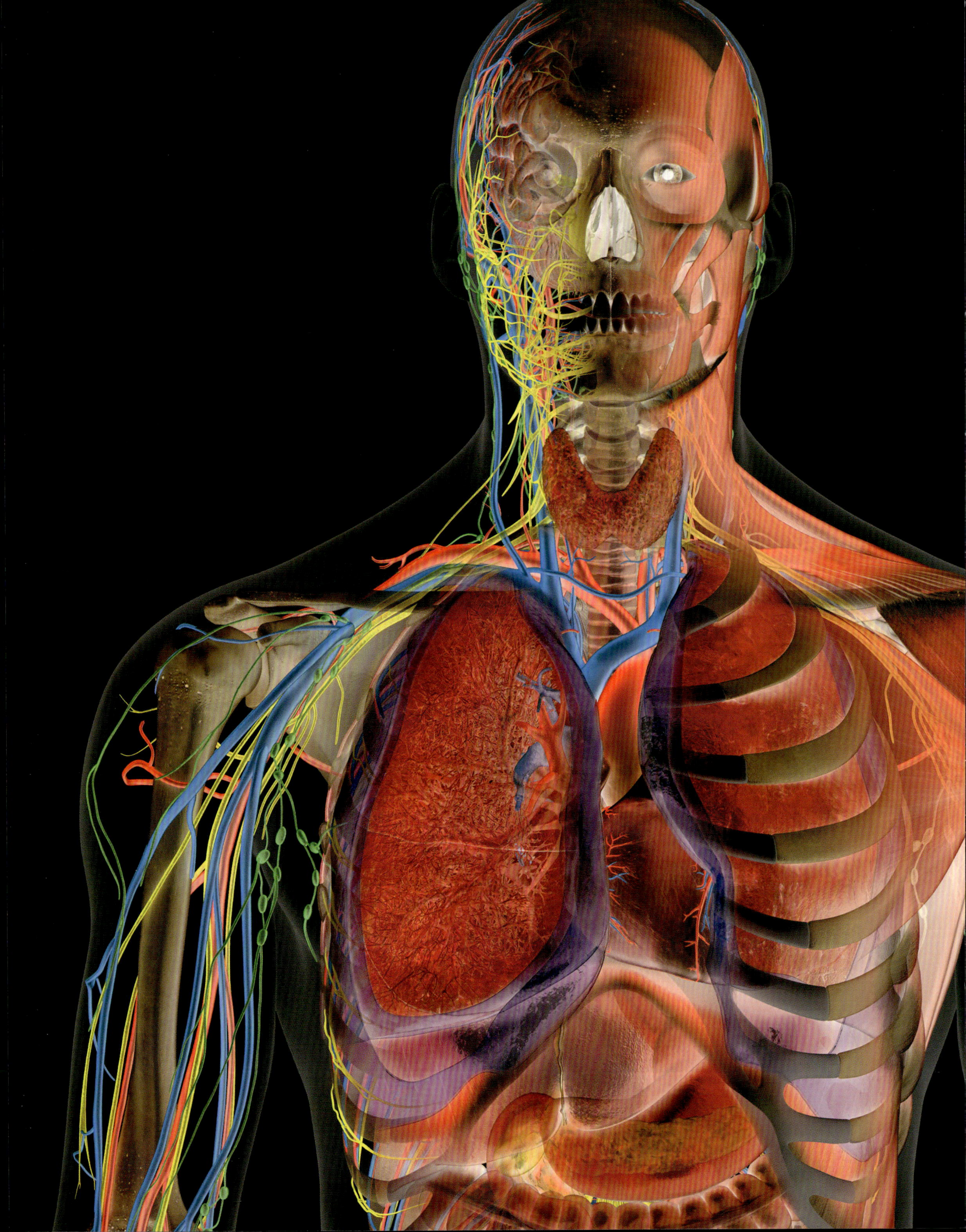

# 人体系统

你的身体是一台复杂的机器，包括许多不同的部件——从微小的细胞到心和脑等主要器官。器官构建人体系统，协作完成诸如消化、运动等复杂的任务。

**人体各系统**相互联系，互相协调，共同完成生命活动。例如，运动系统（由骨、关节与肌组成）由循环系统提供能量，受神经系统的控制。

# 运动系统：骨和关节

**构成你的运动系统的坚硬骨骼**不仅支撑着你的身体，赋予其形状，还负责包围和保护脑与心等重要的柔软器官。一些骨还有助于生产血细胞。

**骨与骨之间的间接连结**称为关节。关节都是灵活的，通常具有较大的活动性，比如肘关节和膝关节。而骨与骨之间的直接连结则较为牢固，不活动或只可少许活动，比如颅骨的连结。

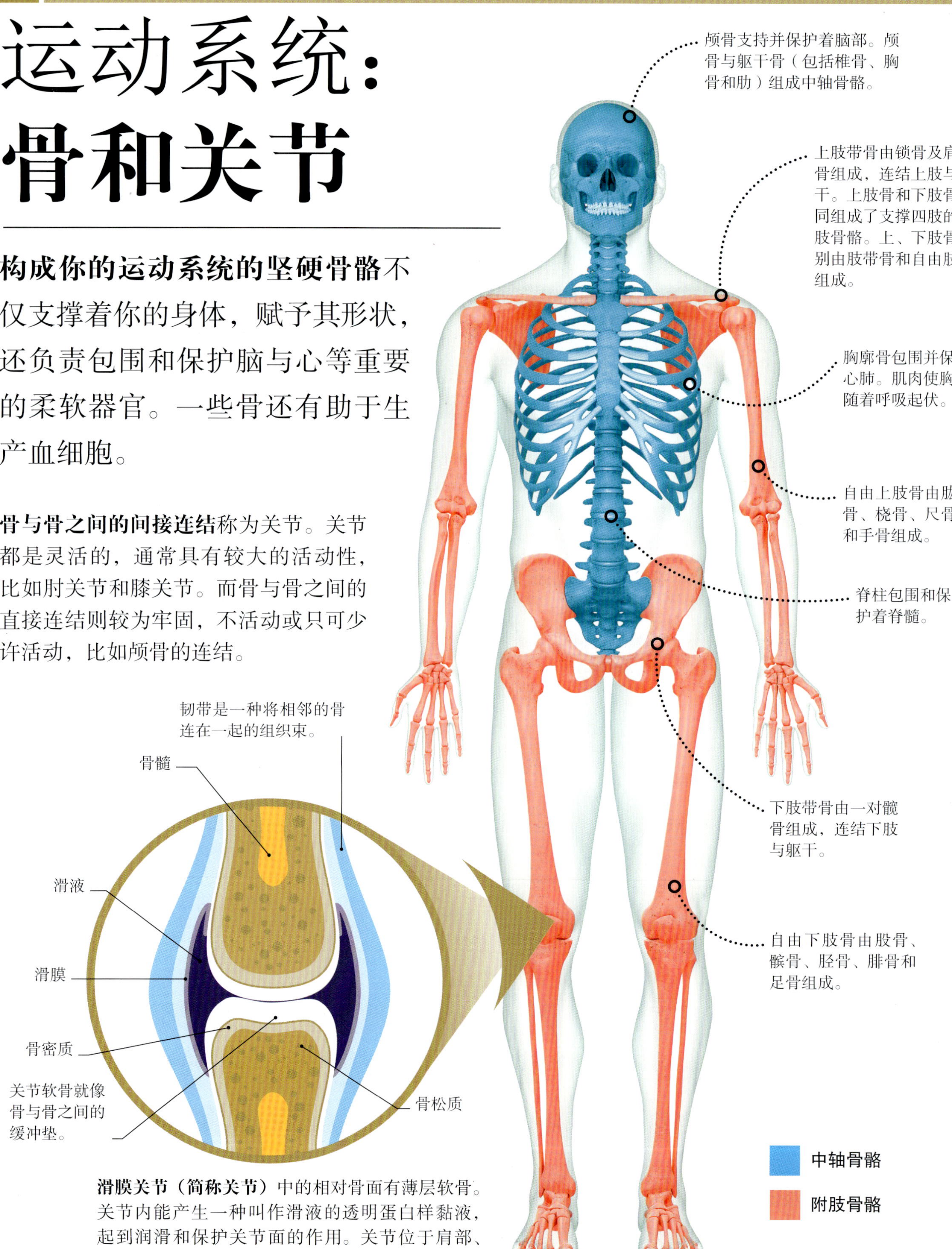


**滑膜关节（简称关节）**中的相对骨面有薄层软骨。关节内能产生一种叫作滑液的透明蛋白样黏液，起到润滑和保护关节面的作用。关节位于肩部、臀部、膝盖、肘部，以及手指和脚趾。

# 运动系统：肌

**肌**是运动系统的一部分，我们身体的每一个动作都是由肌完成的。它们通过收缩和舒张自身来牵动其他身体部位活动。一部分肌可以带动骨；一部分肌可以挤压器官壁，比如心肌。

**骨骼肌多数附着于**骨骼，又称随意肌，因为你可以有意识地控制它们。构成重要器官的肌位于身体更深处，不直接受你的意志控制就能自动工作，属于不随意肌。

胸肌是众多帮助手臂做绕肩运动的肌之一。它们收缩，使手臂旋转或向前摆动。

腹肌支撑脊柱和上半身。它们收缩，带动脊柱前屈。

前臂肌收缩，拉动贯穿手部的肌腱，使手指弯曲。

位于大腿前侧的股四头肌收缩，使腿伸直。大腿后群肌收缩，使膝盖弯曲。

肌腱为主要由平行致密的胶原纤维束构成的强韧结构。肌多借肌腱附着于骨骼。

## 肌肉的类型

**肌根据结构与功能**的不同，分为骨骼肌、平滑肌和心肌。骨骼肌能够带动骨骼活动；平滑肌收缩使中空性器官运动和变形，如肠道；心肌使心脏保持跳动。

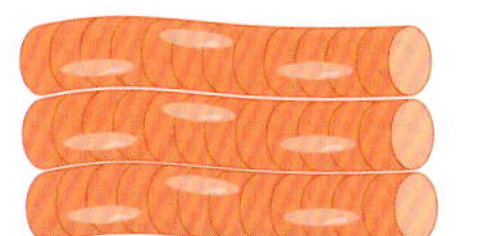

**骨骼肌**细胞为有横纹、无分支的圆柱形细胞。

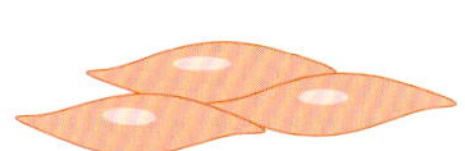

**平滑肌**细胞呈长梭形，无横纹，无分支。

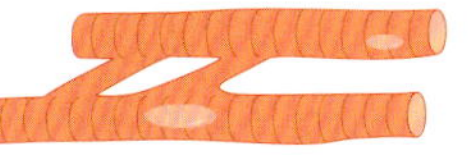

**心肌**构成了心壁的主要部分。心肌细胞有横纹且有分支。

# 心血管系统

心血管系统是由心和血管组成的一个完全封闭的血液循环管道。**血液**通过血管向你身体的各个部位**输送**氧和**营养物质**并带走废物。血液一直在流动，因为心脏是这个循环系统的动力中心。心脏挤压血液，将血液泵入血管。

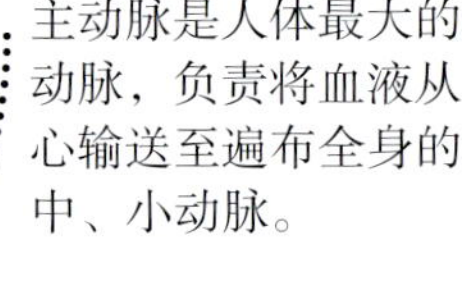


**心脏将血液泵送**至体细胞，为它们提供营养物质和氧，这种富含氧的血液沿动脉（红色部分）流动。携带细胞所产生废物的血液经静脉（蓝色部分）流回心脏。

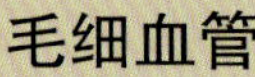

## 毛细血管

**动脉与**数十亿条微小的毛细血管**相连**，通过毛细血管将氧和营养物质最终输送至细胞。毛细血管另一端与静脉相连，这样就能使携带废物的血液返回心。

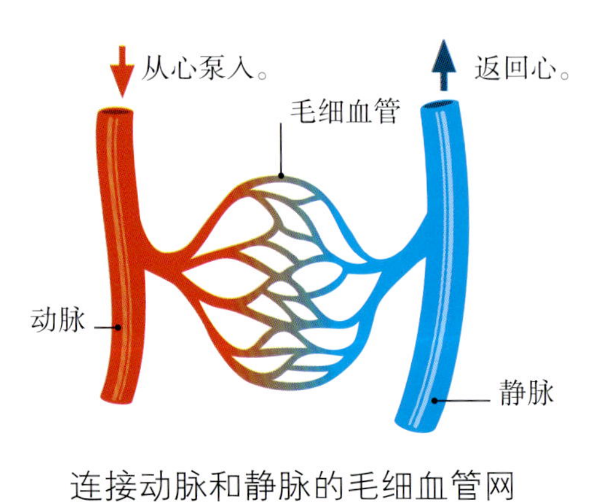


连接动脉和静脉的毛细血管网

# 淋巴系统

**血液和身体组织中的液体**会进入细胞间的微小空间。你的淋巴系统——由淋巴管道、淋巴组织和淋巴器官组成——负责收集这些液体，将其作为淋巴带回血液。淋巴系统还有助于制造抵御感染的细胞。

**淋巴**最后进入静脉。具有免疫活性的白细胞在淋巴系统的淋巴结中产生和定居，这种白细胞叫作淋巴细胞。

全身各处的淋巴管汇合成两条淋巴导管，分别注入左、右静脉角，使淋巴混入血液。

胸腺是淋巴细胞培育的地方。

脾是人体最大的淋巴器官，可以产生和储存白细胞，以备不时之需。

沿肠道排列的淋巴结群，有助于消灭食物中的有害微生物。

淋巴结是淋巴细胞产生和定居的器官。它们通过滤过淋巴系统内的淋巴，来清除所有可能引起人体感染的东西。

骨髓能产生淋巴细胞。

## 收集淋巴

**血液受到来自心脏的压力**，其中的一部分液体被挤出毛细血管，进入组织间隙，形成组织液。小部分组织液进入毛细淋巴管，形成淋巴。淋巴管中的瓣膜使淋巴朝一个方向流动。

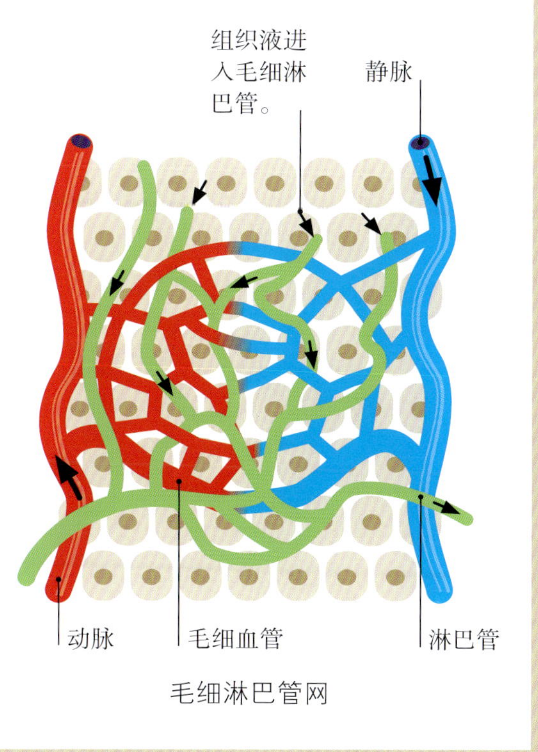

毛细淋巴管网

# 消化系统

**你的身体需要营养物质**来成长并为细胞提供能量，消化系统通过分解食物来释放其中的营养物质。食物通过消化系统时会被液化，使营养物质能够被血液吸收。

食管将吞咽的食物运送到胃。

胃搅磨食物，直到其变成食糜，准备进入下一阶段的消化系统。胃部的腺体通过分泌酶来消化蛋白质。

肝分泌胆汁，帮助分解脂肪。此外它还具有其他许多功能，比如调节血糖、解毒等。

小肠中的消化液可以消化并吸收食物中的大部分营养物质。

大肠吸收水分和一部分无机盐后，剩余未吸收的食物会形成大便离开人体。

**消化系统**包括消化管和消化腺两部分。消化管是从口腔延伸到肛门的连续管道。其管壁上的肌肉用于搅拌和移动食物。位于消化管内外的消化腺分泌消化液，对食物进行化学性消化。血管负责将被消化、吸收的营养物质运送至全身各处。

## 吸收营养物质

**小肠内有**许许多多微小的指状突起，即小肠绒毛。它们的存在大大地增加了吸收面积，将已消化食物中的营养物质吸收到血液和淋巴中。

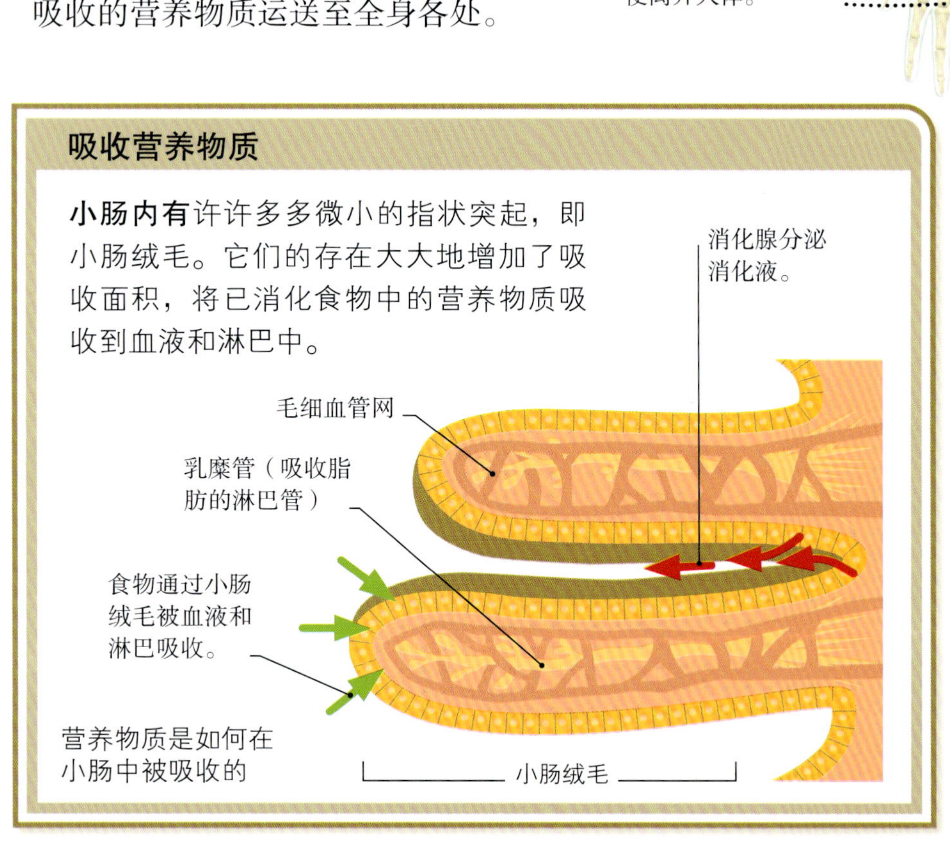


营养物质是如何在小肠中被吸收的

# 呼吸系统

**当你使用呼吸系统**（由呼吸道和肺组成）**呼吸**空气时，空气中的氧气会进入你的身体，而二氧化碳则被呼出体外。你的体细胞释放糖分中的能量时需要用到氧，这个过程称为呼吸作用。二氧化碳是呼吸作用产生的废物。

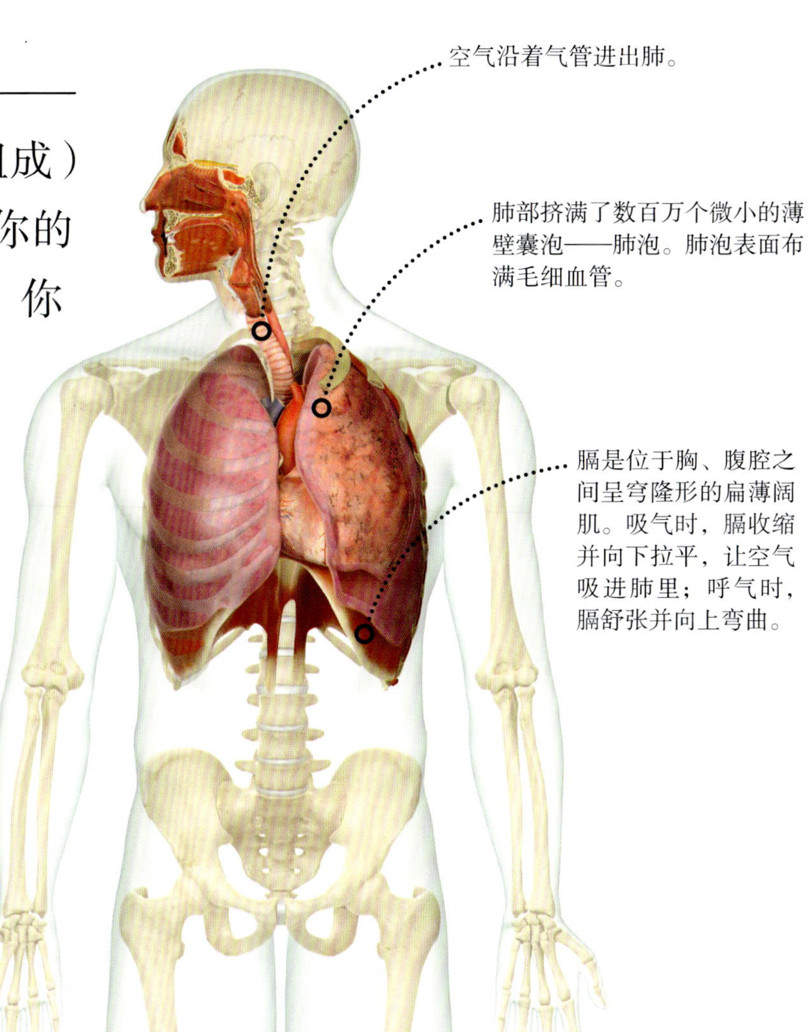


**起自鼻的呼吸道**将空气导入位于胸腔内的肺。经过多次反复分支，呼吸道分成无数细支气管，这些细支气管的末端膨大成半球状囊泡，这些囊泡叫作肺泡。肺泡的数量巨大，有效增加了气体交换面积。

## 气体交换

**肺部的肺泡**和毛细血管壁之间仅有一个细胞的厚度，使得气体在它们之间能够轻松通过。

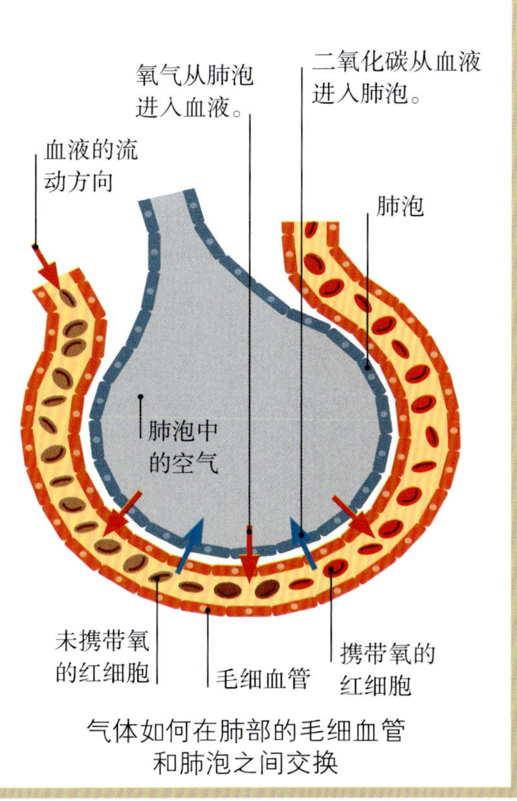


气体如何在肺部的毛细血管和肺泡之间交换

# 泌尿系统

**在执行不同的任务时**，细胞会产生有毒的废物，其中包括一种叫作尿素的化学物质。泌尿系统由肾、输尿管、膀胱和尿道组成，可以将尿素以尿液的形式排出体内。

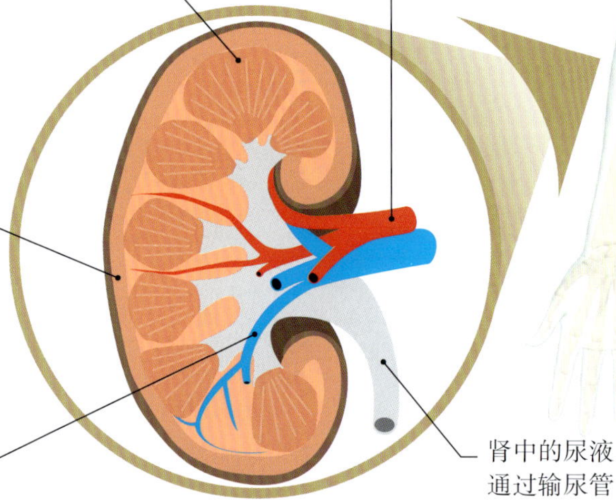

**肾制造的尿量**由脑部分泌的一种激素控制。肾通过改变尿液的含水量，保持身体的体液平衡。

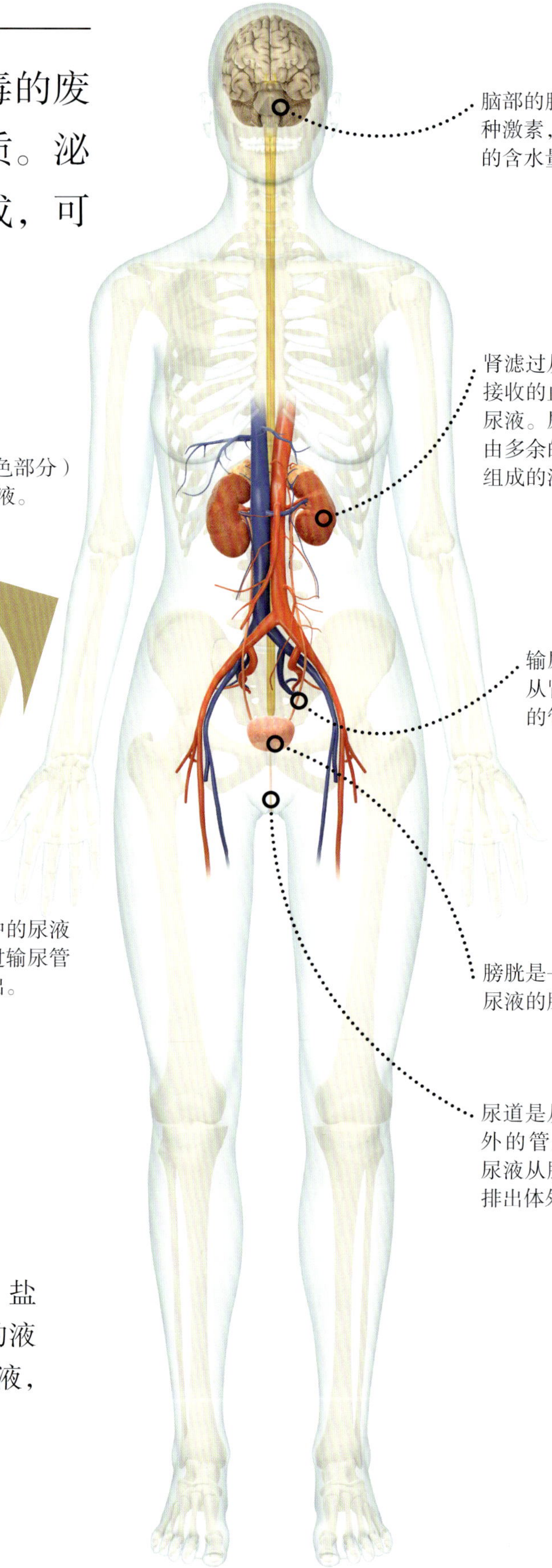

**血液流经**肾时被净化，含有营养物质、盐分和衰老细胞的代谢产物等化学物质的液体进入肾。对身体有用的物质会返回血液，而废物如尿素和多余的水则形成尿液。

# 生殖系统

**生殖系统中的生殖腺**产生生殖细胞，即精子和卵子。在有性生殖过程中，卵子和精子通过受精结合在一起，形成受精卵。在女性的生殖系统中，还有一部分用来孕育胎儿和哺育婴儿。

**进入青春期后，人体的生殖系统迅速发育。**这时，生殖腺已经能够产生生殖细胞，女性能够怀孕。被称为女性生殖腺的卵巢每月排出一次卵子。其实在女性出生时，所有的卵子就已存在于她们的卵巢中，只是还未成熟。

## 产生精子

**男性的生殖腺**睾丸，从青春期开始不断产生精子。精子在性交时进入女性的生殖系统。

输精管是一条管道，负责将精子从附睾运送到射精管中。
前列腺分泌出一种液体——精液的主要成分，可以滋养精子。
睾丸是产生精子的男性生殖腺。
在性交时，阴茎会进入阴道。

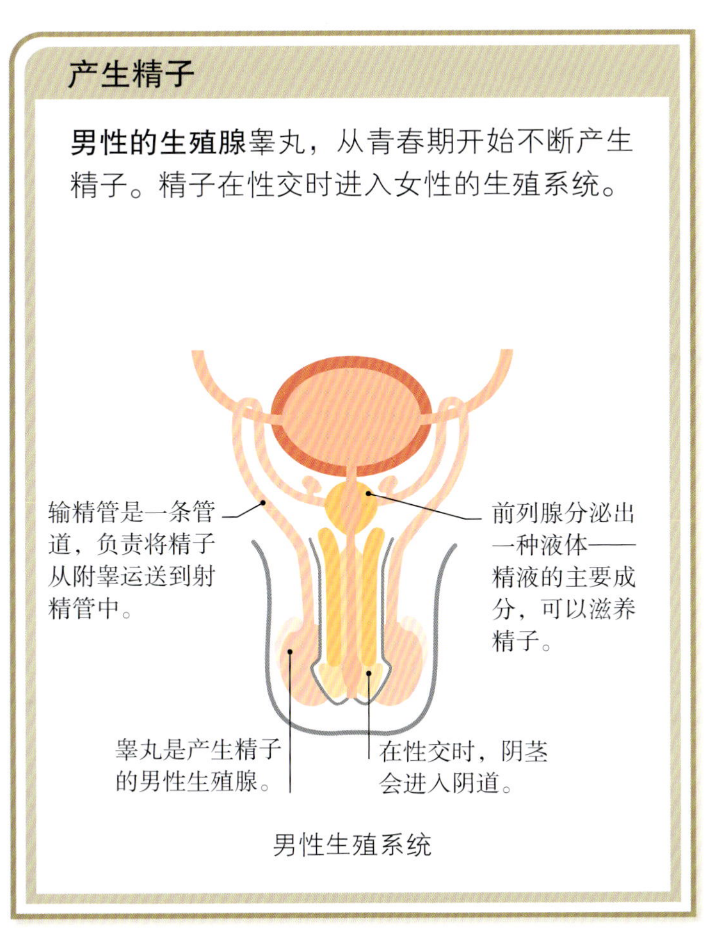

男性生殖系统

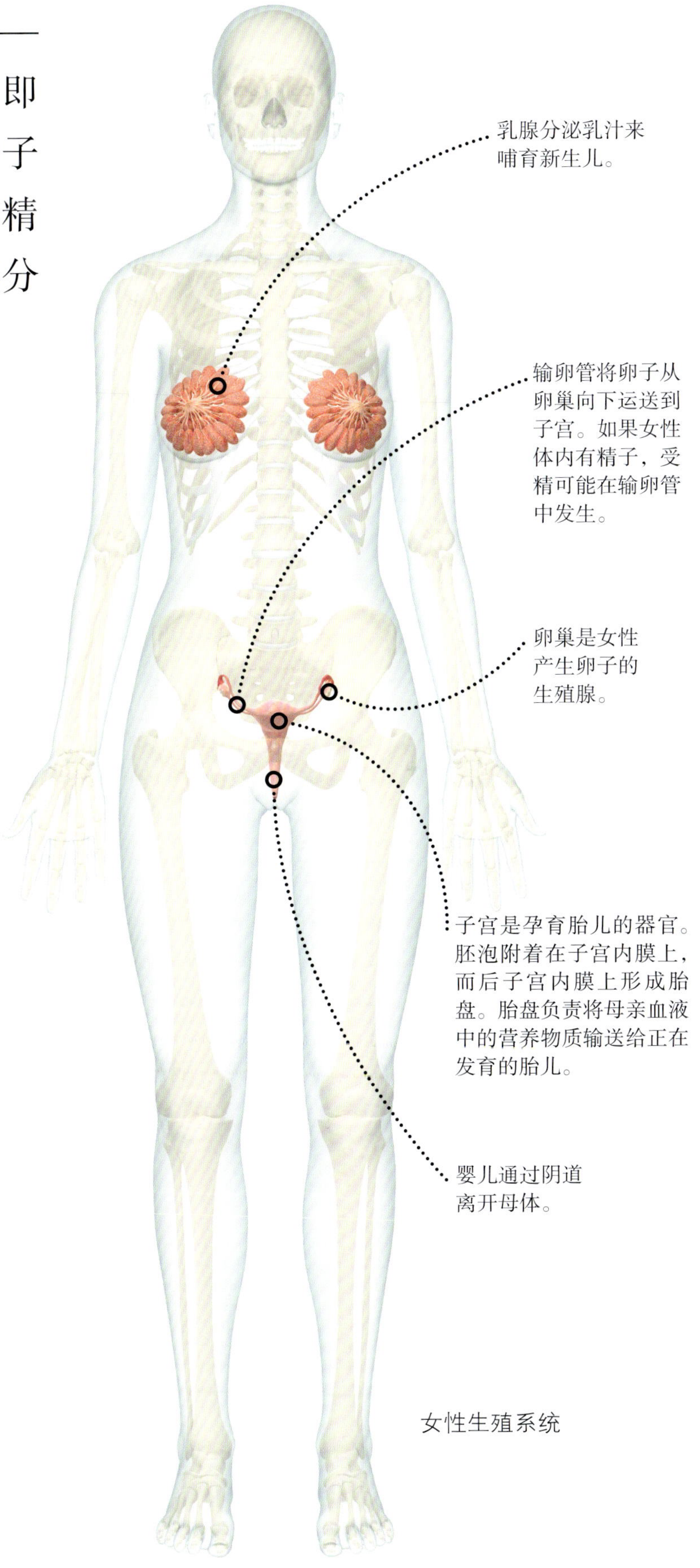

乳腺分泌乳汁来哺育新生儿。
输卵管将卵子从卵巢向下运送到子宫。如果女性体内有精子，受精可能在输卵管中发生。
卵巢是女性产生卵子的生殖腺。
子宫是孕育胎儿的器官。胚泡附着在子宫内膜上，而后子宫内膜上形成胎盘。胎盘负责将母亲血液中的营养物质输送给正在发育的胎儿。
婴儿通过阴道离开母体。

女性生殖系统

# 神经系统

**你的身体之所以能够**对周围环境快速**做出反应**，是因为神经系统可以激发高速电信号，即神经冲动。这些信号沿着像电缆一样的神经网络传导，帮助感觉器官与脑、肌沟通。

**神经冲动从**感觉器官沿着神经**传导**，这些神经与中枢神经系统相连。中枢神经系统包括脑和脊髓。其他神经冲动则从中枢神经系统向肌和腺体传导。

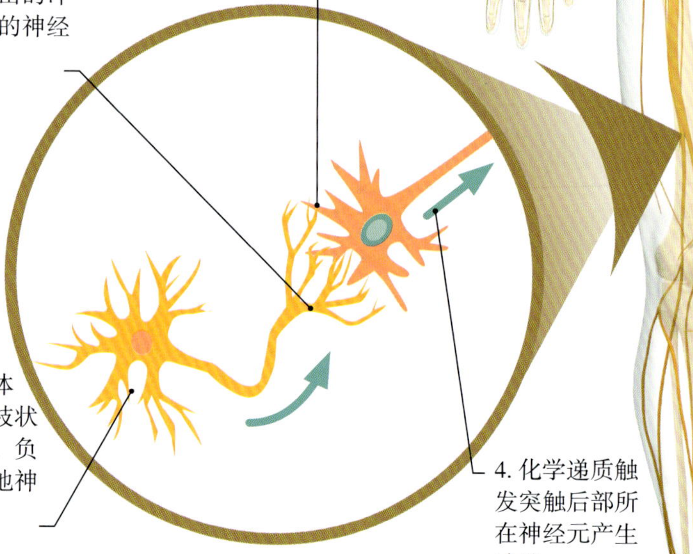

3. 突触前部释放化学递质，以传导冲动。

2. 由胞体发出的一条细长突起叫作轴突，负责将胞体发出的冲动传递给其他的神经元或细胞。

1. 神经元的胞体向外伸出的树枝状突起叫作树突，负责接收来自其他神经元的信息。

4. 化学递质触发突触后部所在神经元产生冲动。

**神经元**是神经系统的主要细胞成分。神经元并不直接相连，彼此之间存在细小的间隙。为了传导神经冲动，突触前部会向突触后部释放化学递质。

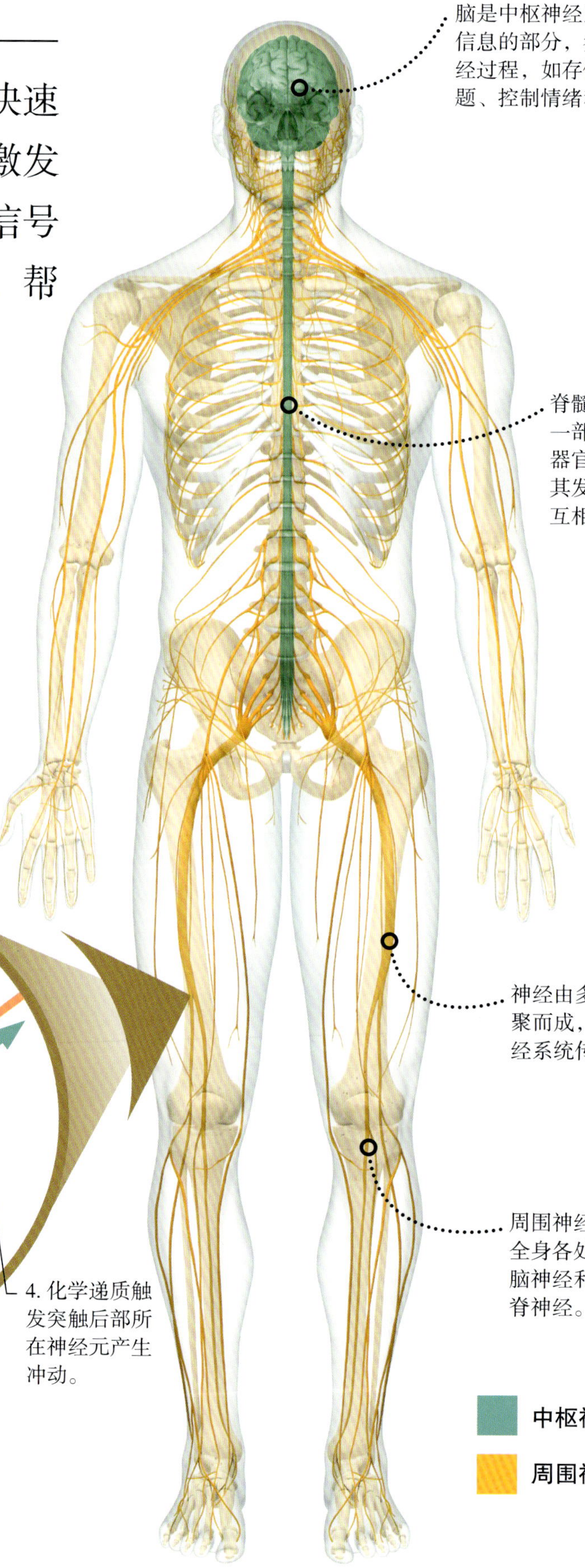

脑是中枢神经系统中负责协调信息的部分，参与最复杂的神经过程，如存储记忆、解决问题、控制情绪和行为等。

脊髓是中枢神经系统的一部分，接收来自感觉器官的神经冲动，并将其发送给肌。它还与脑互相传导神经冲动。

神经由多束神经纤维汇聚而成，负责与中枢神经系统传导电脉冲。

周围神经系统是指遍布全身各处、与脑相连的脑神经和与脊髓相连的脊神经。

中枢神经系统

周围神经系统

# 内分泌系统

**内分泌系统**由内分泌腺、内分泌组织和内分泌细胞组成。内分泌腺分泌的化学物质叫作激素，激素随血液流动，对许多不同的器官和细胞会产生强大的影响。内分泌系统与神经系统、免疫系统相互调节、沟通信息，形成免疫 – 神经 – 内分泌网络。

**内分泌腺**存在于身体的许多不同部位。它们分泌的激素通过血液运送至全身，但每种激素只有在到达特定的组织或器官时才会发挥作用。

垂体就在大脑下方，其释放的许多种激素能够影响其他内分泌腺的功能。因此，垂体被称为内分泌腺之王。

甲状腺分泌的一种激素能够控制身体新陈代谢和能量释放的速度，促进生长发育。

每个肾的上方都有一个肾上腺。肾上腺分泌的激素能够调节许多重要的代谢过程，其中包括身体应对压力的方式。

胰是一个大型腺体，它分泌的激素能够调节血糖浓度。

生殖腺（包括男性的睾丸和女性的卵巢）产生的性激素，能够激发青春期第二性征的出现。

## 分泌激素

**内分泌腺有**产生激素分子的细胞群。这些分子进入血液后，会被带到身体的其他部位。

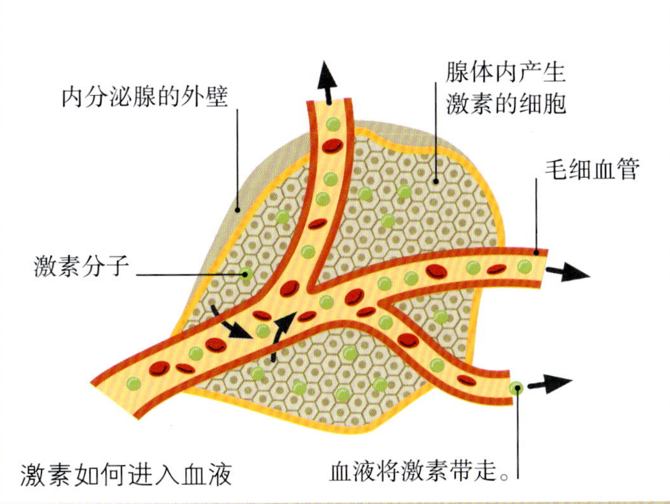


激素如何进入血液

# 词汇表

**DNA**

脱氧核糖核酸。DNA是存在于细胞核内的长链聚合物，包含被称为基因的密码指令。基因控制细胞的运作，以及身体的生长和发育。

**MRI**

磁共振成像，是一种利用磁场、无线电波和计算机来生成人体内部图像的扫描技术。

**X射线**

一种看不见的高频电磁辐射，用于生成骨骼和牙齿的图像。

**氨基酸**

人体用来制造蛋白质的简单分子。食物中的蛋白质被消化系统分解成氨基酸才能被人体吸收。

**白细胞**

一种对抗病菌的血细胞，是免疫系统的重要组成部分。

**胞体**

神经元的核心部分，包含细胞核。

**病毒**

一类靠侵入细胞并在其内部完成自我复制的结构简单的微生物。病毒会引起普通感冒、麻疹和流感等传染病。

**病原体**

能够使人生病的各类微生物的通称。细菌和病毒都属于病原体。

**超声扫描**

一种利用高频声波来显示身体内部结构的图像技术。

**大便**

主要由细菌、水和未消化的食物组成。

**蛋白质**

帮助身体生成新细胞的重要营养物质。肉、蛋、鱼和奶酪等食物都含有丰富的蛋白质。

**动脉**

将血液从心脏输送到身体各组织的血管。

**发烧**

体温升高超出正常范围（36.3～37.2℃）的现象。

**反射**

神经系统对刺激产生的快速的非自主性反应，如眨眼反射。

**肺**

呼吸系统中最重要的器官。肺占据了胸腔的大部分空间。

**肺泡**

是肺的主要组成部分，由单层细胞构成的囊泡状结构。氧通过肺泡进入血液，二氧化碳离开血液后进入肺泡，再被呼出体外。

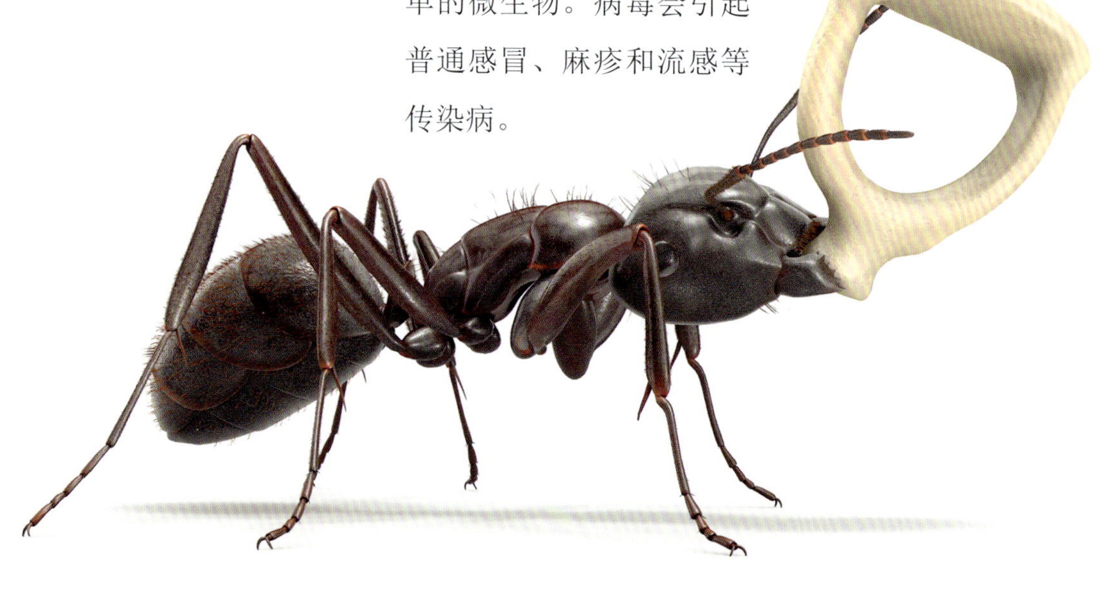

**分子**

由一个以上原子通过强化学键连在一起。

**腹**

躯干的一部分，位于胸部和盆部之间。

**钙**

用于形成骨骼和牙齿的一种矿物质。钙也可促进肌肉运动。

**感染**

病菌侵入人体并生长繁殖引起的病理反应及对机体造成的损害。

**感受器**

感受光、声音、运动或其他刺激的神经元或神经元的一部分。

**杠杆**

围绕一个固定点转动的机械装置，如门把手。有些骨的工作方式就像杠杆一样。

**膈**

位于胸、腹腔之间呈穹隆形的扁薄阔肌，在呼吸过程中起着关键作用。

**股骨**

位于髋关节和膝关节之间的管状骨，同时也是人体内最长、最大的骨。

**骨**

主要由矿物质钙构成的、坚硬的身体部分。成年人通常情况下有206块骨。

**骨骼肌**

又叫随意肌、横纹肌，是运动系统的动力部分，多数附着在骨骼上，通过牵动骨骼来活动身体。

**关节**

全称滑膜关节，是骨与骨之间的间接连结。关节如膝关节或肘关节，相对骨面互相分离，其间有含滑液的腔隙，周围借结缔组织相连，具有较大的活动性。

**过敏**

身体免疫系统对花粉等通常情况下无害的物质的过度反应。

**汗液**

由皮肤中的腺体分泌的一种水样液体。汗液蒸发可以使身体降温。

**毫毛**

覆盖大部分身体的非常细小、柔软的毛。

**黑色素**

由皮肤、毛发和眼睛产生的影响其颜色的一种深棕色色素。

**红细胞**

一种呈双凹圆盘状的血细胞，负责将肺部吸入的氧输送至全身。

**虹膜**

眼睛有颜色的部分。虹膜肌肉控制瞳孔的扩大和收缩。

**喉**

与气管相连，既是呼吸的管道，又是发声的器官。

**滑液**

关节囊内的液体，能润滑和保护关节面。

**化合物**

由两种或两种以上元素形成的纯净物。

**肌**

通过收缩自身来带动骨骼或内部器官的身体组成部分。

**肌腱**

连接肌和骨的、主要由平行致密的胶原纤维束构成的坚韧结构。

**肌纤维**

肌细胞。

**基因**

控制身体发育和运作方式的指令。基因由父母传递给孩子。

**基因组**

一个人所具有的DNA的总和。

**激素**
一种由特殊组织或腺体产生后释放到血液中的化学物质，可以调控身体其他部位的运作。

**疾病**
生理上或心理上发生的不正常的状态。由病菌感染引起的疾病叫作传染病。

**脊髓**
位于椎管内，主要由神经元构成的长圆柱状结构。脊髓连接脑和身体其他部分。

**脊柱**
由多个椎骨借椎间盘、关节及韧带紧密相连而成，构成人体的中轴。

**尖牙**
刺穿食物的牙齿。

**角蛋白**
一种坚韧、防水的蛋白质，是构成毛发、指甲和表皮的重要成分。

**精子**
男性生殖细胞，由睾丸产生。

**静脉**
将血液从身体组织导回心脏的血管。

**巨噬细胞**
白细胞的一种，负责吞噬并消灭病菌、癌细胞、死去的体细胞和伤口碎片等。

**抗体**
由人体制造的物质，能够附着在病菌表面，以便白细胞识别并消灭病菌。

**抗原**
进入人体的异物，比如病菌表面的蛋白质。

**矿物质**
一种天然的固体化学物质，如盐、铁等。人体需要少量的各种矿物质。

**淋巴系统**
循环系统的组成部分，由淋巴管道、淋巴组织和淋巴器官组成。主要功能是引流组织液，清除其中的病菌，而后让淋巴回流到血液。

**淋巴细胞**
专门攻击特定病菌的白细胞。有些淋巴细胞能产生抗体。

**卵巢**
女性生殖腺，是女性体内储存和释放卵子的一对器官。

**卵子**
成熟的女性生殖细胞，可与精子结合成受精卵。

**毛囊**
皮肤上包绕在毛发根部周围的鞘状结构。

**毛细血管**
连接动脉和静脉的微细血管。

**酶**
一种可以加速身体内部化学反应的物质。比如，消化酶可以帮助分解食物分子。

**免疫系统**
由机体中所有起防御疾病作用的细胞、组织和器官等组成。

**磨牙**
用于磨碎食物的牙齿。

**脑**
位于颅腔内，是中枢神经系统的重要器官。

**内耳**
耳朵内部充满液体的部分，具有声音、运动和重力感受器。

**内分泌腺**
没有导管的腺体。由内分泌腺分泌的激素会直接进入周围的血管和淋巴管中，随血液和淋巴输送到全身。

**黏液**
鼻子、喉咙和消化器官内的黏稠液体。

**尿道**
将尿液从膀胱输送到体外的管道。

**脓**

白细胞在感染的伤口处堆积时形成的淡黄色的黏稠液体。

**胚胎**

受精后8周内的人胚。

**盆骨**

由髋骨、骶骨、尾骨及耻骨相连而成的骨环。

**皮脂**

皮脂腺的油脂性分泌物，使头发和皮肤保持油润且防水。

**皮脂腺**

皮肤中的一个腺体，可以分泌一种叫作皮脂的油脂性物质。

**平滑肌**

主要分布在胃、膀胱和肠道等内脏器官和血管上的一种肌组织。

**葡萄糖**

一种可以随血液循环的单糖，是体细胞的主要能量来源。

**气管**

位于喉与气管杈之间的通气管道。

**器官**

由几种不同类型的组织按照一定的方式组合在一起、行使特定生理功能的身体结构，比如心、胃和脑等。

**切牙**

位于口腔前端、用于切割食物的牙齿。

**染色体**

遗传信息的载体。人体的体细胞有46条染色体。

**韧带**

连接相邻两骨之间的非常坚韧的纤维结缔组织束。

**软骨**

坚韧且有弹性的组织，有助于支撑身体的各个部位，使关节活动更加顺滑。

**扫描**

用于显示身体内部软组织和器官的图像技术。

**神经**

连接中枢神经系统和身体其他部位的一束神经元。

**神经冲动**

又称神经兴奋，是沿神经元传导的高速电信号。

**神经元**

又称神经细胞，是专门传导高速电信号的细胞。

**肾上腺素**

一种由位于肾上方的腺体分泌的激素，可以使身体在遇到危险时快速做好应急准备。

**生殖细胞**

由生殖系统产生的单倍体配子。男性和女性的生殖细胞结合后，会生长发育成一个新个体。

**声带**

喉部的两片带状肌肉组织。声带振动产生声音。

**食管**

吞咽的食物进入胃之前所经过的肌性管状器官。

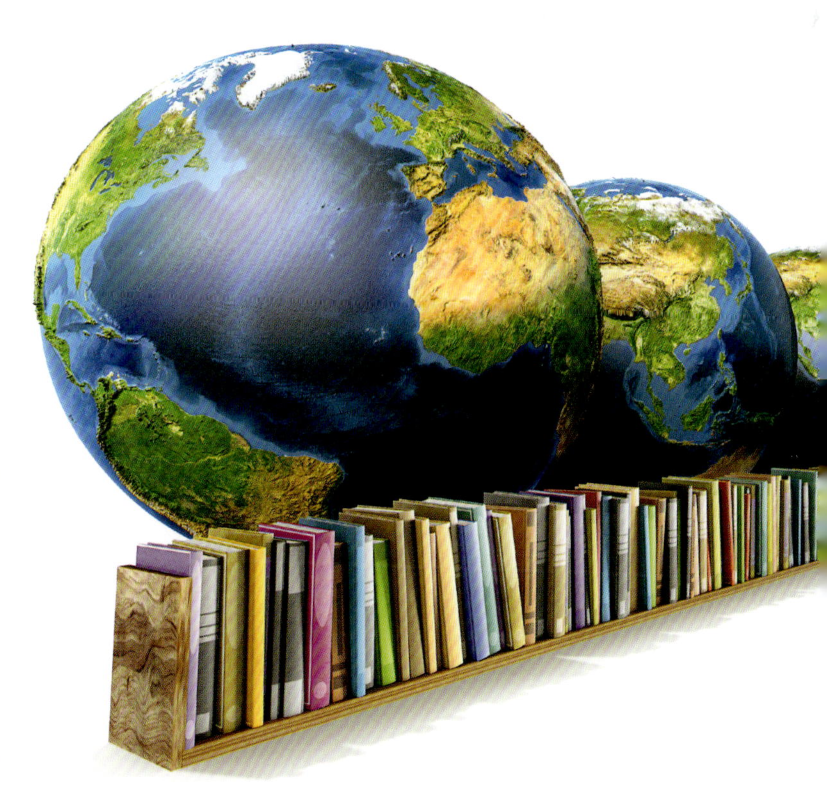

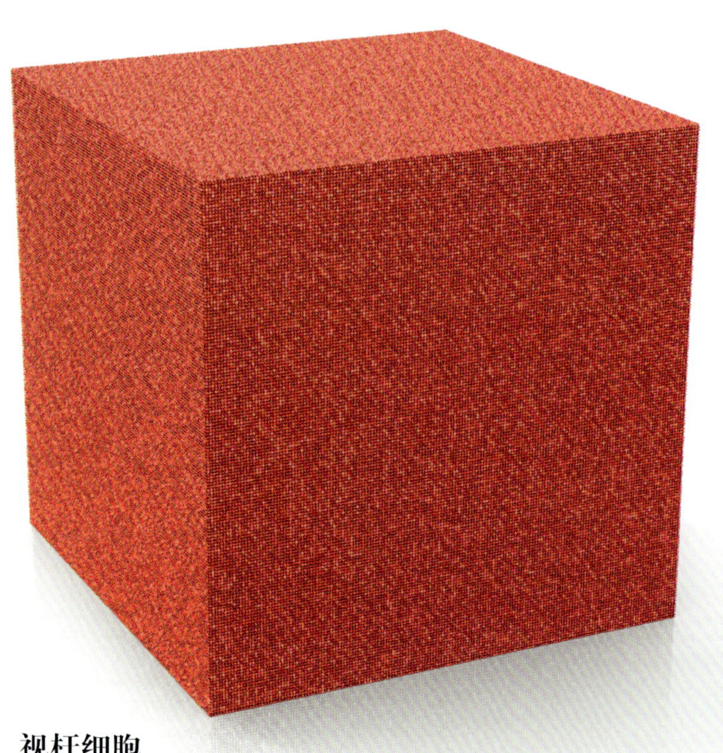

**视杆细胞**

视网膜上的一种感光细胞，能够感受弱光刺激，但不能分辨颜色。

**视网膜**

眼内负责捕捉图像的感光细胞层。

**视锥细胞**

视网膜上负责感受强光和颜色的感光细胞。

**收缩**

肌肉缩短。肌肉收缩带动骨骼运动。

**受精**

精子和卵子结合形成受精卵的过程。

**树突**

从神经元胞体伸出的树枝状突起，负责接收来自其他神经元的电信号。

**锁骨**

水平位于肩部前面的一根细长的骨。

**胎儿**

自受精第9周起至出生前的胎体。

**糖类**

一类食物，包括葡萄糖和淀粉等，能为身体提供能量。

**听小骨**

中耳内的3个小骨，可以将声音引起的空气振动从鼓膜传导至充满液体的内耳。

**瞳孔扩张**

在光线不足的条件下，瞳孔会放大，以便让更多的光线进入眼睛。

**突触**

神经元之间的特化性连接。两个神经元之间实际并不接触。

**唾液**

口腔产生的消化液，有助于品尝、吞咽和消化食物。

**维生素**

从食物中摄取的、维持身体健康所需的微量有机物。

**味蕾**

主要位于舌表面的味觉感受器。味蕾可以感知食物中的某些分子。

**胃液**

分泌到胃内的消化液。

**吸收**

消化的食物通过肠壁进入血液的过程。

**系统**

若干器官组合起来共同完成某种生理功能，构成系统。

**细胞**

生物进行生命活动的最小单位。

**细胞核**

细胞的控制中心，其中包含以DNA形式储存的个人全套基因。

**细胞器**

细胞内负责执行特定任务的微小结构。细胞核是储存DNA的细胞器。

**细菌**

一类十分常见的微生物。有些细菌能够致病，而另一些则有助于维持人体的正常运转。

**纤毛**

细胞表面向外伸出的指状突起。

**腺体**

一组专门生产酶或激素等特定物质的细胞。

**消化**

将食物分解成身体可以吸收和利用的小分子的过程。

**性染色体**

人类的23对染色体中与性别决定有关的1对染色体。男性为XY染色体，女性为XX染色体。

**胸廓骨**

由胸椎、肋骨和胸骨构成的保护胸部内脏的骨骼。

**血管**

血液流通的管道。

**血红蛋白**

红细胞的主要成分。血红蛋白是运输氧的鲜红色特殊蛋白质。

**血浆**

血液中的液体部分。

**血液**

一种含有多种细胞的液体组织。它将氧、盐、营养物质、矿物质和激素运送到全身各处，同时收集废物。

**氧气**

空气的一种组成成分，对生命至关重要。氧气被吸入人体内，而后进入血液被运输到身体各处，细胞需要氧来释放糖类的能量。

**营养物质**

构成食物的基本化学物质。身体通过营养物质获取能量、生长和修复。

**釉质**

覆盖牙齿可见部分的耐磨材料。釉质是人体最坚硬的物质。

**运动神经元**

将中枢神经系统发出的信号传导给身体其他部位的神经元。

**脂肪**

食物中提供大量能量的物质。脂肪通常给人油腻的感觉。

**中枢神经系统**

由脑和脊髓组成的神经系统。

**轴突**

从神经元胞体延伸出的一条细长突起，负责将电信号传向另一个细胞。

**椎骨**

构成脊柱的不规则骨。

**子宫**

孕育胎儿的肌性器官。

**组织**

一些形态和功能相同的细胞和细胞间质构成组织。肌肉属于组织。

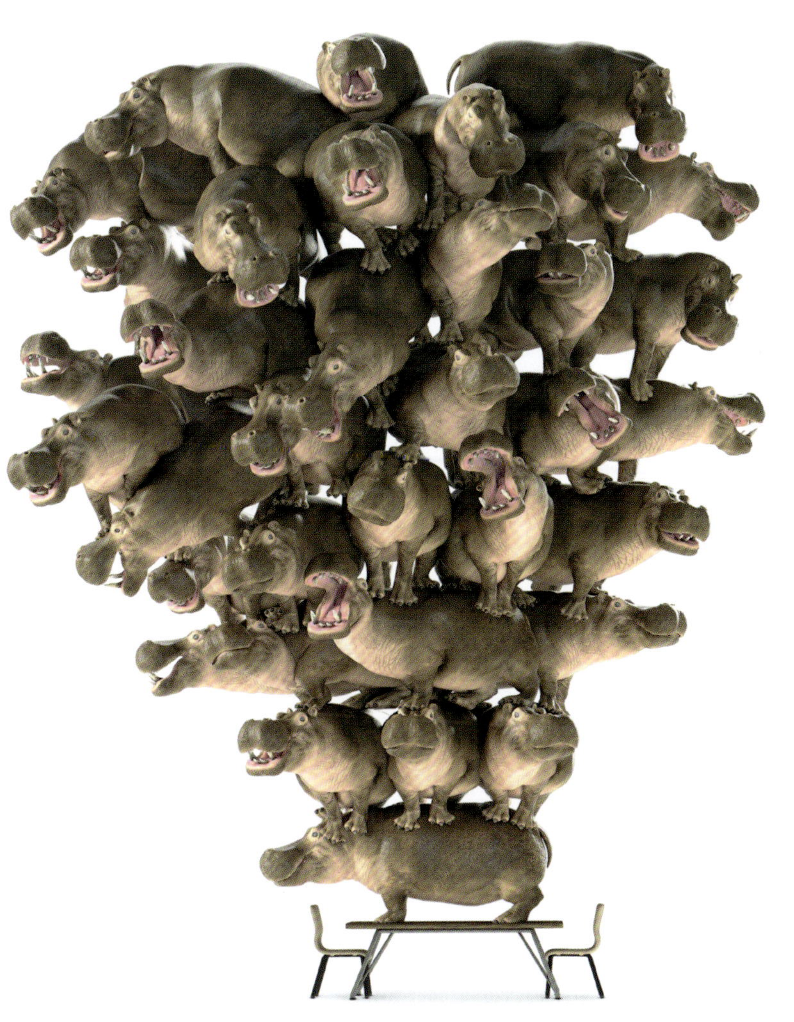

# 索引

# 致谢

The publisher would like to thank the following people for their help with making the book: Anna Pond and Lauren Quinn for design assistance, Victoria Pyke for proofreading, Sarah MacLeod for editorial assistance, Derek Harvey for consultancy, and Helen Peters for the index.

The publisher would like to thank the following for permission to reproduce their images:
(Key: a-above; b-below/bottom; c-centre; f-far; l-left; r-right; t-top)
4 Getty Images: Science Photo Library / Nick Veasey (tc, tr). Science Photo Library: Martin Dohrn (cl); ZEPHYR (crb). 5 Alamy Stock Photo: Science Photo Library / Steve Gschmeissner (c). Dreamstime.com: Akbar Solo (tc); Lev Tsimbler (tl). Science Photo Library: Eye of Science (tr); ZEPHYR (clb). 6-7 Getty Images: Science Photo Library / Nick Veasey. 10-11 TurboSquid: FraP (Empire state reference)/ Dorling Kindersley/ Arran Lewis. 12-13 Science Photo Library: Anne Weston, EM STP, The Francis Crick Institute. 18-19 Science Photo Library: Martin Dohrn. 21 123RF.com: nrey (tr). 22-23 Science Photo Library: Power and Syred. 26 Alamy Stock Photo: Tomasz Formanowski (r). 30-31 Science Photo Library: Steve Gschmeissner. 34-35 Getty Images: Science Photo Library / Nick Veasey. 36-37 Alamy Stock Photo: Science Photo Library (skeleton). 40-41 Science Photo Library: John Durham. 42 Dorling Kindersley: Arran Lewis / Zygote (bl). 43 Science Photo Library: D. Roberts (br). 44-45 Dorling Kindersley: Arran Lewis / Zygote. 46-47 Dorling Kindersley: Arran Lewis / Zygote. 47 Dorling Kindersley: Arran Lewis (tc, cra, crb, br). 48-49 Dorling Kindersley: Arran Lewis / Zygote (c). 52-53 Science Photo Library: Martin Oeggerli. 56-57 Science Photo Library: ZEPHYR. 60 Getty Images: Universal Images Group / BSIP (bl). 61 Alamy Stock Photo: Kiyoshi Takahase Segundo (tc). 66-67 Dreamstime.com: Dawn Balaban. 70-71 Dreamstime.com: Lev Tsimbler. 74-75 Dorling Kindersley: Arran Lewis / Zygote. 76-77 Science Photo Library: Eye of Science. 82-83 Science Photo Library: Steve Gschmeissner. 86-87 Science Photo Library: Eye of Science. 90-91 Getty Images / iStock: DmitriyKazitsyn (c). 96-97 Science Photo Library: ZEPHYR. 98-99 TurboSquid: rescue3dcom (car)/ Dorling Kindersley Images: Arran Lewis. 102-103 Science Photo Library: Steve Gschmeissner. 106-107 Dreamstime.com: Akbar Solo. 110-111 Alamy Stock Photo: mauritius images GmbH / Busse & Yankushev (c). 112-113 Science Photo Library: OMIKRON. 114 Alamy Stock Photo: Tamara Makarova (cl). 115 Shutterstock.com: Andrey Korshenkov (cr). 116-117 Science Photo Library: Susumu Nishinaga. 118 Dreamstime.com: Homydesign (br); Mariia Mastepanova (bc). 118-119 Shutterstock.com: Ruta Production (tongue). 119 Dreamstime.com: Atlasfotoreception (bc); Gresei (bl); Chernetskaya (br). 122-123 Science Photo Library: Eye of Science. 125 Getty Images / iStock: Gal_Istvan (cra). 126-127 Alamy Stock Photo: Science Photo Library / Steve Gschmeissner. 128 Alamy Stock Photo: Science Photo Library / Juan Gaertner (bc). 130-131 Getty Images / iStock: Dr_Microbe. 132-133 TurboSquid: rescue3dcom (bus reference)/ Dorling Kindersley/ Arran Lewis. 134-135 Science Photo Library: Power and Syred. 137 Getty Images / iStock: ktsimage (bc). 138-139 Science Photo Library: Steve Gschmeissner. 140 Science Photo Library: SCIMAT (clb). 142-143 Science Photo Library: Steve Gschmeissner. 146-147 Science Photo Library: Eye of Science. 149 123RF.com: khanisorn chalermchan (cla). 150-151 Science Photo Library: Mehau Kulyk.